中医民间行动 系列图书

U0587699

...T医人沙龙

NESE TRADITIONAL MEDICINE CULTURE SALON

年元月 第七辑

海外中医绝学 专号

中国医药科技出版社

内容提要

　　本书为"田原寻访中医"品牌图书中的一个系列，以中医文化传播人田原女士与国医大师、民间奇医的最新现场访谈为蓝本创编而成，真实、原味，语言通俗易懂。

　　本系列图书将陆续推出怀有绝技、秘方、绝学的传奇中医人，讲出他们用大半辈子的人生、体悟、实践得到的经验精华和生命感悟，旨在为国人身心健康问题、疑难重病的医治问题，提供更多元化的视角和解答；关注中医现状，深入探索中国传统生命文化的精髓，弘扬中医文化，使读者跟随我们一起，发现不一样的中医，发现"中医原来是这样"。

图书在版编目（CIP）数据

中医人沙龙．7，海外中医绝学专号／田原，赵中月主编．－－北京：中国医药科技出版社，2013.2（2024.9重印）

ISBN 978-7-5067-5939-7

Ⅰ.①中… Ⅱ.①田…②赵… Ⅲ.①中医学－临床医学－经验－世界 Ⅳ.①R24

中国版本图书馆 CIP 数据核字 (2013) 第 018116 号

出版　中国医药科技出版社

地址　北京市海淀区文慧园北路甲 22 号

邮编　100082

电话　发行：010-62227427　邮购：010-62236938

网址　www.cmstp.com

规格　710×1020mm $^1/_{16}$

印张　17 $^1/_4$

字数　296 千字

初版　2013 年 2 月第 1 版

印次　2024 年 9 月第 3 次印刷

印刷　大厂回族自治县彩虹印刷有限公司

经销　全国各地新华书店

书号　ISBN 978-7-5067-5939-7

定价　35.00 元

本社图书如存在印装质量问题请与本社联系调换

出品人　吴少祯
策划人　赵中月

主　编　田　原　赵中月

编　委　沈　生　吴　佳
　　　　谢震铨　王　洋

主编热线　010-62261976
主编邮箱　zhzyml@126.com
官方博客　http://blog.sina.com.cn/
　　　　　tianyuanfangtan

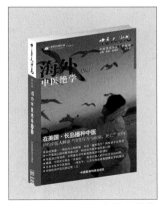

中医人沙龙
第七辑 | 海外中医绝学专号

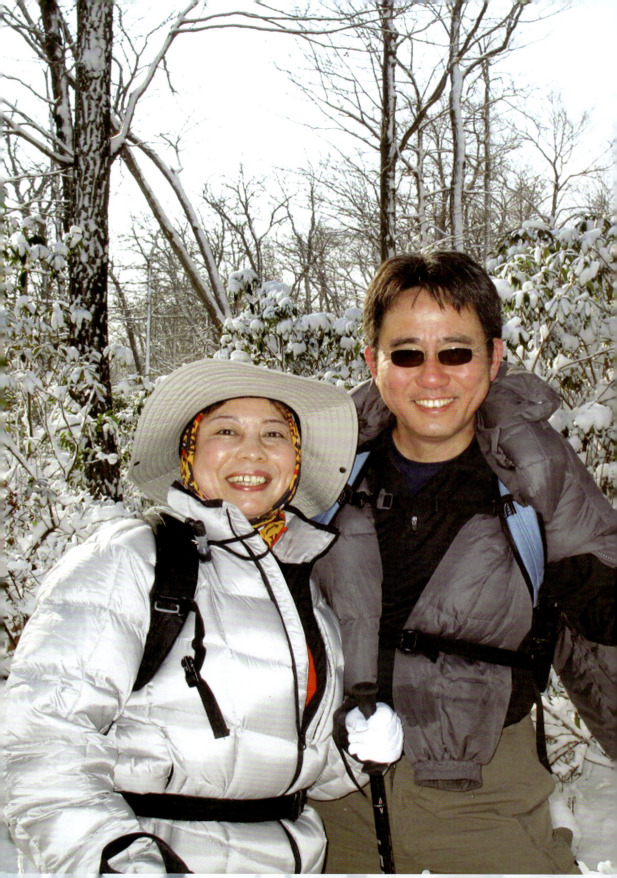

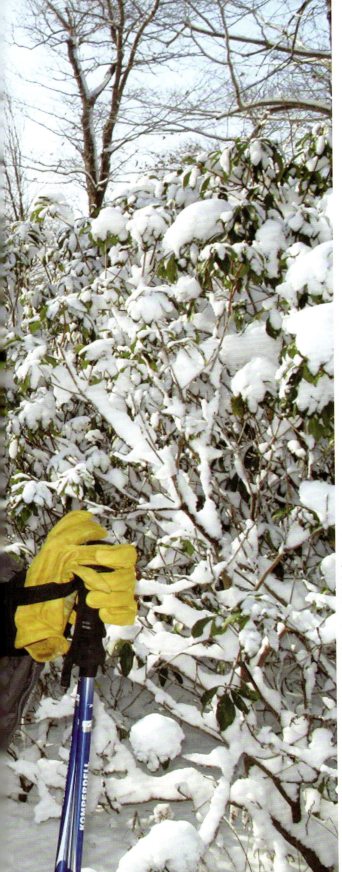

有一次我去做户外长走，走了四天，在野外睡了四夜，那是2009年9月底的最后4天。我睡在很冷的山地上，坑坑洼洼的，自己的呼吸就在帐篷里，结成水滴，被子上都湿的。

清早，远处突然传来鸡叫声，太阳就从树的缝隙里冉冉升起，直射过来，树的叶子上看到的都是"十字"，这个时候我突然间想到一个字，我们"中华"的"华"字，繁体的"華"字，叶子的缝隙里全是"十"字光影。

我开始醒悟，原来我们的"中华"，我不管说文解字上是怎么解释的，当时看了那个象，我心里的感觉就是这样，繁体字的"華"字。

——纽约中医人毛小妹

中医人在海外·毛小妹与丈夫白贵敦中医师在美国

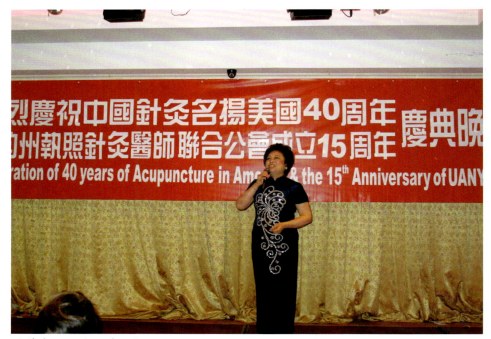

旅美中医人毛小妹医师

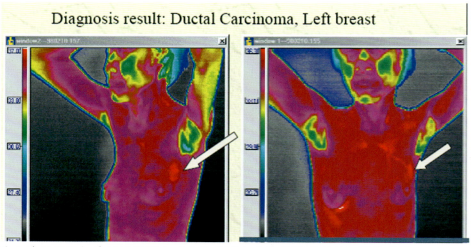

毛小妹医师用红外经络仪测出"人体气滞血瘀处的温度差异"图像截图

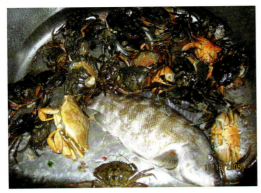

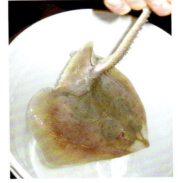

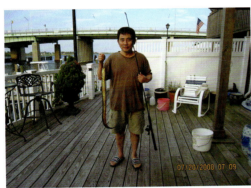

　　我们家就在长岛海湾的水上面，搭有一个木质的大平台，还有栈桥通向水里，我们每天都在栈桥放下绳子，底下栓个铁笼子，螃蟹、鱼、龙虾就自己跑进来。每天下班回来第一件事，就是看看家里有没有什么海货捞上来。

——毛小妹

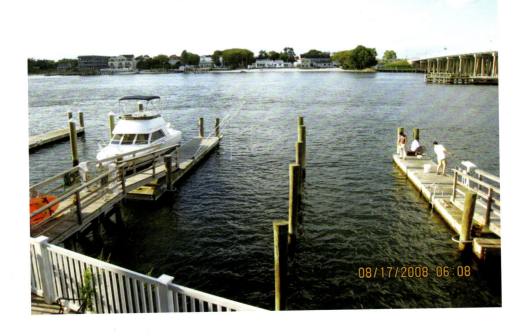

我们住在纽约长岛。纽约很少能找到正南正北的房子，我家是偏东10°不到，从我们家向南走，就是Atlanta Beach（亚特兰大海滩），那个海滩非常干净，涨潮的时候海水会上得很高，退潮的时候你会看到一些礁石，这些礁石基本就作为我定位太阳的标志，两点就可以定一条线了，你就可以找到固定的礁石，以后你每次站在礁石上，就知道你自己的方向，太阳从什么地方出来的。晚上我会看日落后的星星，如果你想看水星，只有在黄昏的一刹那，偶尔能看到，但有时也不能确定是不是它，我用望远镜瞄准过，有一个黑黑的像月牙一样的星星……

　　　　　　　　　　　　——纽约中医人毛小妹

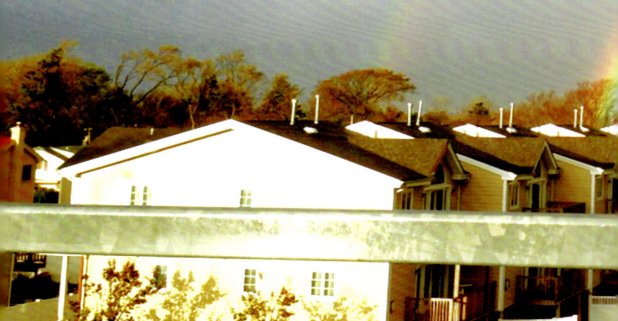

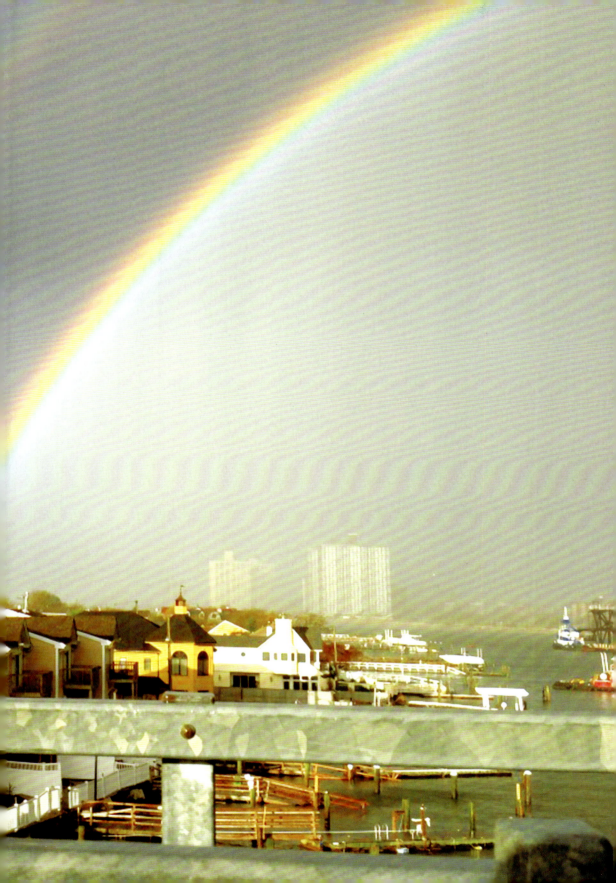

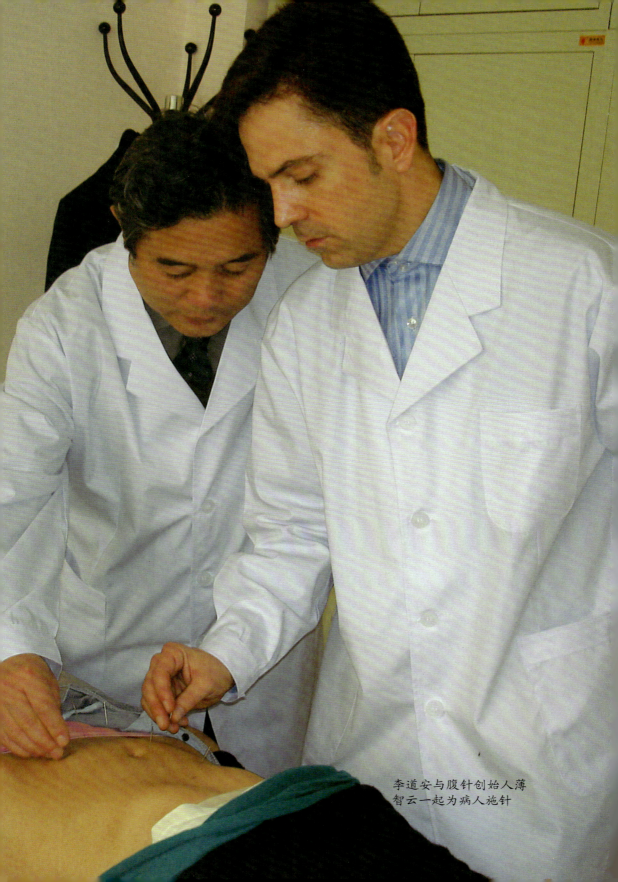

李道安与腹针创始人薄智云一起为病人施针

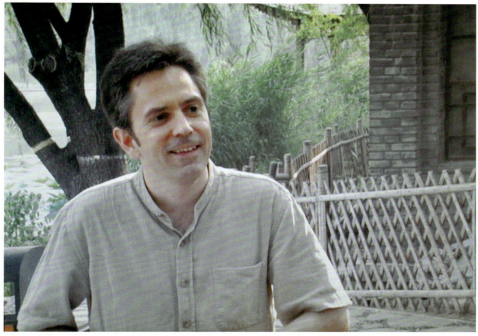

美国学者、中医师李道安在北京接受田原访谈

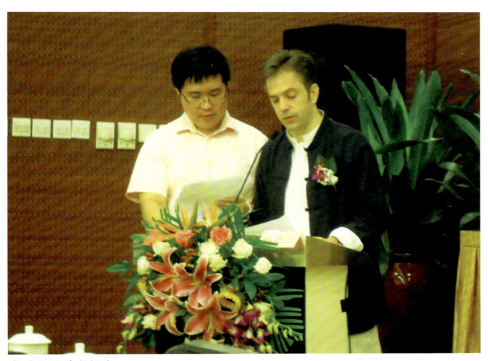

李道安做学术报告

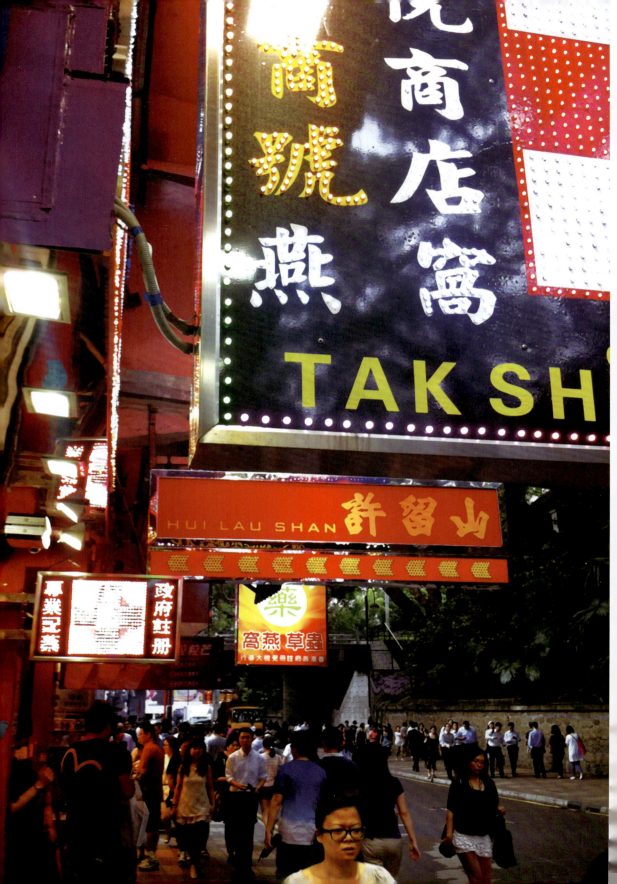

夜幕繁华，香港街头大大小小的药店、海产店也亮起了霓虹。

它们在这座现代、高速、喧闹的岛城中，更像是"图腾"……

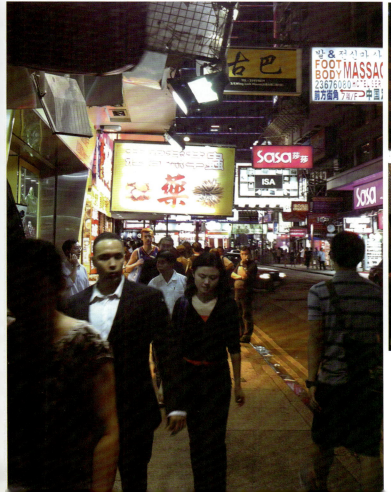
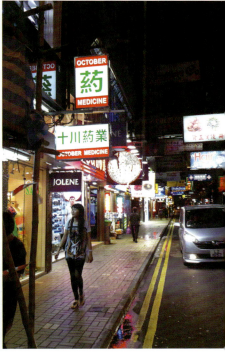

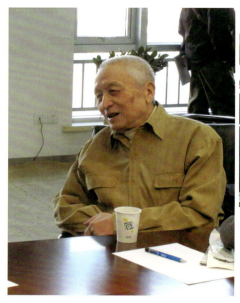

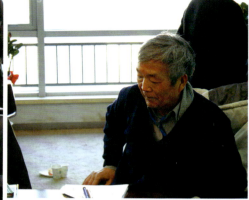

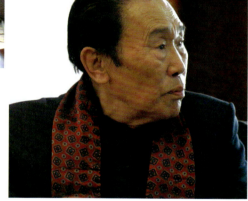

著名历史学家黄宗汉　国家科技部贾谦
"生命文化沙龙"现场　火箭专家许绍程

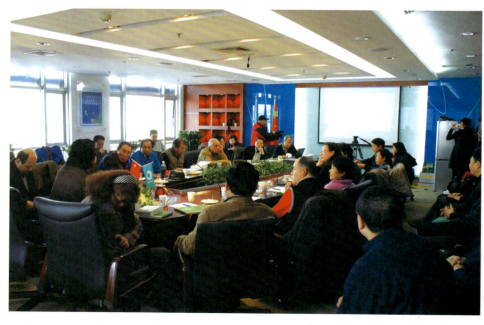

弘扬中医文化　参与民间行动

经过一年的努力，《中医人沙龙》新五卷本，出版面世了。

它们是：第5辑"乡土中医绝学专号"，第6辑"传奇中医绝学专号"，第7辑"海外中医绝学专号"，第8辑"古中医绝学专号"，第9辑"国医大师绝学专号"。

这期间，我们奔波于城乡田野，在中医天地里索隐钩沉，访医间道，有恒久如一的动容，亦有沮丧的"踏空"时刻，但我们能否说：您手中这一书系，展示出了当下中医的真实水平，体现了中医本身所具有的深度、广度和高度？这取决于您的检阅。

谓之"乡土"，欲问自然原址处。这是再往前踏实一步的家园。民间，作为一种文化土壤，中医在这里草长莺飞，蓬勃之势叫人惊喜，尽管一直少有关注，但坚忍的中医人没有离开土地，各自在一方水土中把握着民生疾苦，承传乡俗智识，各有"一招制胜"的绝活儿——驭天火急救脑瘫娃的合江火医，用灵感洞悉杂病的江西土医……他们的学习对象和医理原素，是乡土间的草木虫豸，之间千丝万缕的感应，以及亟待人类识别与珍爱的生命启示。源于此，一种"返本开新"的期望，驱使我们不断深入地走近他们，走进——这养育着国人的必然田野。

谓之"传奇"，则更多成全于岁月，那些沉淀在时人身上的故事，如朝霞珠露，折射着中医在时代间隙里闪耀的醒世风华。我们每每惊叹：原来还可以有这般潇洒硬气的中医人，这般不羁的中医范儿！

这一年里，更多声音漂洋过海，与我们对话，美国、香港、澳门、台湾……一脉是开枝散叶之后的中医游子，当年背井离乡，愈加流恋和谨守家乡风俗仪礼，中医原貌在海外得以保留；一脉是他山之玉，几经磨砺之后，今日还乡，别具异采。

中医最早的发生及原创之萌芽，一直是我们追寻的内核。"通天下一气耳"，"五运六气学说"应运而至，将古中医图谱尽呈眼底。

天道与地理的机密，万物化生的机理，生灵们殊途同归的命运生息，都在"炁"这个原点上相遇了……

一路挂心的，还有令人忧虑的现实：一些高龄的国宝级中医大师，作为不可再生的珍稀资源，他们的经验，他们的医术医道，传承如何？如何传承？

——所谓"绝学"，固然是指"独家绝活儿"，但更蕴涵着一个严肃的现实：风华绝代，亟需关怀，急需抢救。

《中医人沙龙》将陆续推出新的专号，跟踪报导行动成果。我们有两个出发点：一是让更多的人关注中医，关注中医生态，加入到发现中医遗产、探索中医民智的行列中来；二是透过主流之外的"第三只眼"，来对体制内的中医学术和现象进行再发现和再认识。通过这两方面工作，为我们的生活建立新的、更具生态价值的坐标参照系。

本书系不仅仅就"中医"说中医，而是打开视野，探寻中医的整体生态意义。诸如，当下中医药的国情现状如何？在哲学层面上如何看待中医的"道"？作为传统文化的杰出代表——中医的原创性对于文化创新具有何等作用？诸多看似貌离神合的话题，都在中医的视角中得以交融，一切尘嚣因之得以落地为安——文化为本，唯有返本，才能开新。

令人着迷的是：在发现中医，发现他者的同时，也是一个自我发现的愉快旅程。不夸张地讲，每个人都能通过中医，重新发现自我，发现生命真相，与生命"对话"，——这是《内经》开启的中医传承方式，也是人类经验叙事的主要方式。中医作为中国人的创造物，其背后，隐含着一套可供人类共享与调谐的意义系统，这是其"文化价值"所在；因之，需要我们挖掘和弘扬，需要我们从生物和文化的双重视角，道术兼顾，把中医的"对话"持续不断进行下去。

还要说明的是：如果您及亲友知道身怀绝技的民间隐医线索，或拥有中医孤本、珍本、相关书稿，请与我们联系。

地址：北京市海淀区文慧园北路甲22号中国医药科技出版社602室

邮编：100082／电话：010—62261976

祝开卷有益！

《中医人沙龙》编辑部

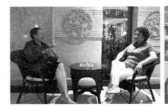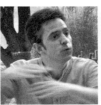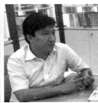

目录
CONTENTS

B 专题　　**以针演道——通往内心的秘境 / 069**
对话"董氏奇穴"再传弟子左常波

　　导读：针，就像开启身体的钥匙，而穴位则是通往灵魂的门径，开启之，就能帮助人们重新找回身体的存在，使得灵魂和身体重新沟通、交融，明了内心深处真正想要的是什么，弄清"我是谁"，从而不再让身体超负荷运转，拼命追逐美食、美人、金钱……疾病由此产生，也由此消弥。

美国声音

一个美国人的中医寻"道"之路 / 109
和美国中医李道安面对面

导读：17 年，从最开始想要来寻找身心灵的合一，找到并把握自己，到后来学针灸，练太极，努力融入中国人的社会和生活习惯，深入探索中国传统文化的核心价值……这样的历程，将中国人的传统文化移植并融入了李道安属于美国人崇尚自由、个性、独立的基因里。作为一个"洋中医"，他希望通过他，通过他的针灸，将中国的儒、释、道带回大洋那端，为西方人在"中国制造"之外，开启一扇了解真正中国文化的大门。

台湾声音

中医漂过澎湖湾 / 137
台湾著名词作家、中医后人詹德茂的原乡情怀

导读：台湾人是如何看待中医药的？中医的种子，是否也跟随大量移民乘着小船渡海，在台湾的土壤上播种、生根、长大？台湾同胞的健康可曾得到中医药的佑护？他们的生活中，可也存有中医理念的蛛丝马迹？

香港声音 **香港：中国文化输出"试验田"/ 175**
中华书局香港支局总经理赵晓东 和他的传统文化回归梦

> 导读：中国近代史中最动荡的岁月里，著名教育家陆费逵成立了中华书局，全国设立50多个分支局，出版了大量教材，涉及文史、哲学、重要古籍、艺术等多个领域，旨在混沌的时代里，传承古学经典，普及现代科学，从而"开启民智"。一转眼的时间，100年过去了，喧嚣、浮躁的城市角落，依旧庄重的中华书局，孤独，也沉静。书店里，厚重的古籍、经典，散发着古朴的韵味，只是，已经很难吸引快节奏生活的现代人。在香港，油麻地的繁华路段，中华书局香港支局就座落在这里。

177 **上：带着出版人的梦想登上香港岛**

  1. 香港，"身在同乡为异客"

  2. 香港不是"文化沙漠"

  3. 曾经——传统文化教育的第一品牌

  4.《黄帝内经》不只给学中医的人读

  5. 外婆在疾病中坚守的生命尊严

196 **下："美籍港人"的中医情怀**

  1. 邻里般的港式中医诊所

  2. 医保护航的香港中医

  3. 在香港"没有时间"

来自大洋彼岸的 E-mail

田老师、赵老师：

二位近来可好？

我于9月11日当日回到美国，因为这一天飞机刚好有位置。当我身心疲惫地回到家时，发现陪伴我5年的猫猫刚刚死去约一个小时。她伸着小手，曾经美丽活泼的大眼睛，仍然睁着却失去了光彩，嘴角还是湿漉漉的，可能是最后吐出星点唾沫。她真的很想我，每次我从中国回来，她都会摊在我的怀里，许久地亲昵着我。

据白医生说，他头天下班回家，发现猫猫躺在大门口等他，后腿已经失去了知觉，大小便失禁。他给猫猫洗了干净，又灸了脊柱和小腹，一直陪着猫猫到了深夜。

9月11日的早上，猫猫下半身开始僵硬、变冷，白医生上班时还嘱咐猫猫："要等姥姥回来啊！"

她真的期盼着姥姥快点回来救救她，但是她最终也没再见到我。那时我乘的飞机正在降落。

每次降落之前，我都能清楚地看到我家的房子和门前的海湾，房子边上是海湾上的大桥，当时我还在想着我的猫猫。

"911"，真是个很邪的日子，是因为今年鬼月里没烧香？还是我离家太久的缘故？

晚上，白医生为猫猫写了挽联，"感谢猫猫为我们带来的快乐"。桌上摆上猫猫爱吃的鲜鱼，燃上三支香，点亮长明的佛灯，陪伴着一个小生命的归西。

清晨，趁着天亮前的一些时间，我在一个好风水的地方挖了坑，用黄绸子裹好猫猫，头朝南，面朝东地葬下。

接着，我乘长岛火车去了法拉盛，昏昏沉沉地去参加"世界中医师资格认证考试"前的模拟考。

正式的考试在10月6日～7日，华盛顿考场。此前有5天模拟考，《中医基础》、《诊断学》、《中医临床》、《中医药》、《针灸学》五门。

快60岁的人了，我真的需要这个考试吗？无聊又无奈！可能是老了，流眼泪很伤眼睛，为了继续看电脑，我没有资格哭了。

不知为什么要和你们说这些？我一向用"自强不息"来勉励自己，好让我保持振奋。相信再强的个性也有软弱的一面，再积极的人生也有消沉的时候。我这次回中国3个月，去了东北、华北、华中、华南、江南等十余个城市，多场地演讲，把最新的发现和心得与同仁们分享。我还在想，掌声之后真的能否激起人们心中的一点点涟漪？或者一点点对中医古代先贤的敬仰和追随？8年来总是这样，钱花完了，心中的期盼也落空了，带着失落和疲惫离开祖国，五运六气的"落地"计划似乎又将遥遥无期……就像白医生说的那样："闹革命的又回家了？"

看到老公忍着颈椎痛和手麻，天天辛辛苦苦地撑着家和诊所，我感到深深的自责，或许猫猫的死便是惩罚。

每当看到患者热情的笑脸和期盼的真情，我又似乎找回了心底的那份踏实。随着时间的前行，我可能又将积蓄起热情，带着新发现的东西奔回祖国的怀抱……也许，我不该对你们说这些没有理智的话。

谢谢理解。

小妹

2012年9月12日

在美国·长岛播种中医

纽约中医人毛小妹解读"出生年月与疾病、死亡"密码

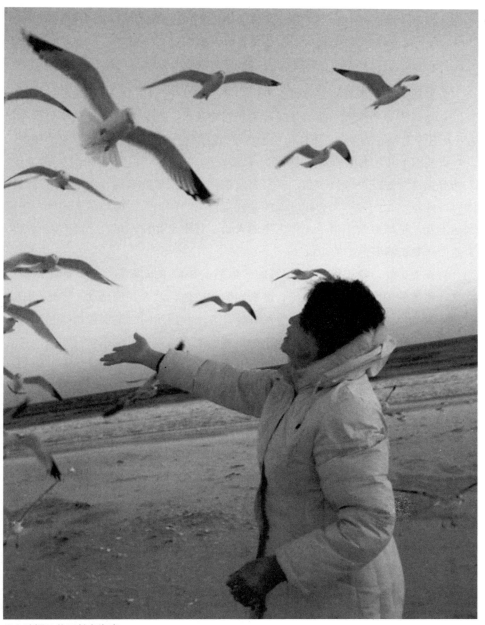

毛小妹摄于美国长岛海岸

在中医里歌唱

有人说，生命是一个从"热"到"凉"的过程。

同一年出生的孩子，具有哪些相似的特性？

据古人观察，每六十年，五星再次连珠，日月重新合璧，地球进入一个新的轮回，轩辕黄帝称之为一甲子，人体五脏的气血随之起起伏伏。古人发现木火土金水分别对应人体的肝心脾肺肾五脏，当星与地球擦肩而过，此时的土星最为明亮，它会对人体的脾胃，即消化吸收系统影响最大，尤其是对出生在年尾数 4 和 9 以及丑未之年，即牛年、羊年出生的孩子。这其中，透露着生辰与健康的秘密。

在美国十几年的临床观察中，毛小妹还发现，尾数 2 年出生的孩子，木运太过，人的肝火常常过旺，脾气较急，容易引发消化吸收系统的紊乱，血压容易过高，同时，此年出生的孩子，会在肝经的井穴上留下"印记"；而尾数 1 的年，宇宙水运不及，地球时常干旱，此年出生的人们，肾水也往往不足，"肾"因此成为了他们一辈子需要保护的短板……

初识毛小妹，缘于她 2003 年写的一篇关于 SARS 的文章，字里行间流露着一位身在美国的中医人，心系祖国、梦牵同胞之心情，这令我们感动。于是与国家科技重大专项"中医疫病预测预警的理论、方法和应用研究"课题组组长顾植山教授联系，便有了见面的契机。毛小妹最开始在北京生活，从小学习声乐，然后学了西医，最后去了美国。在美国的十几年之中，当她面对美国的患者，他们对中去世的文化追本溯源的时候，毛小妹一头扎进了五运六气之中，在西方文化的背景之下，把中医的根从头到尾梳理开来。这是一段带有其自身印记的特殊历程，同时也是一段艰难、坎坷，甚至有些沮丧、煎熬的历程。

毛小妹的出现，也许是个偶然，如果她不到国外，没有在美国，中医文化的源头可能永远触碰不及；但同时又是个必然，是她的父亲母亲，甚至几代中医人注入给她的记忆，已经有了的这些东西，在一个特定的时空环境下，被点燃激活了。作为一名中国人，她带着中华文化的属性，落户到了美利坚的国土之上，植入那里的话语环境、文化环境之中，重新焕发出新的光彩。

在此，我们将毛小妹的声音发出来，希望通过她的思维线索，人们能够找到一把通向古人智慧的钥匙，去学习、感悟《黄帝内经》中的生命活水，揭开宇宙"生日－疾病"的秘密。

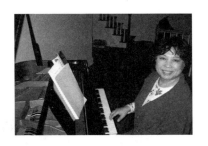

〔人物档案〕毛小妹，1955年生。1984年毕业于中国第一军医大学医疗系，获耳鼻喉科学士学位，2003年获美国加州利伯地大学东方医学哲学院东方医学博士学位。先后在第一军医大学附属医院耳鼻喉科，北京中央文化部艺术嗓音研究所工作，任耳鼻喉科嗓音专业主治医师。自幼随父母学习中医，为第三代中医传人。现与丈夫白贵敦共同主持纽约长岛"白羽医馆"的中医临床与经络研究工作。合著有《医易时空学》、《中医自然体质论治》等书籍。

采访现场：

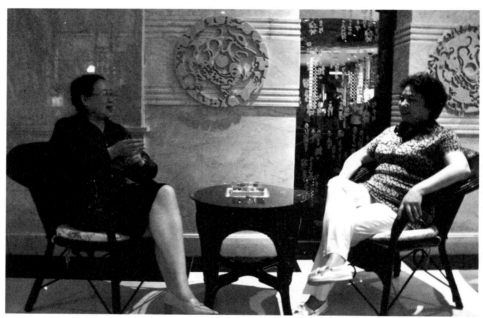

2012 年 8 月：田原（左）与毛小妹（右）访谈

上篇　发现：藏在出生年月里的生命密码

这是我的方法论，必须按照方法论去走！比如说尾数0年出生的孩子，0是"金运太过之年"，金运太过，它会克什么？克肝木。《黄帝内经》里讲的，这叫"弱脏先发病"。0年出生的孩子，弱脏就是肝脏，这个小孩一辈子要养护的是他的肝。我们不管他今天肝好不好，如果已经戴眼镜了，那就要注意了。再一个，这一年出生的孩子，皮肤一般是比较白的，如果他的脸色发青，青就是"肝之色"，这样的小孩不能再熬夜了，再熬夜肝脏就要出问题了。

——毛小妹

1. 带着爸爸的《黄帝内经》去美国

田　原：有句老话说：母生九子，九子不同。所以中国人喜欢"算命"，都想知道自己的前生今世。但是很多人不知道，几千年前的《黄帝内经》里面早就有了答案。说到《黄帝内经》，我听到的声音是：《黄帝内经》是帝王医学，所以自古以来研习的人很少，而且真正学习到精髓的人更是凤毛麟角。想知道您和《黄帝内经》是怎样的渊源？如何发现了"出生与疾病、死亡"的秘密？

毛小妹：这要感谢我的爸爸。您知道，我是西医出身，而我和先生在美国的中医诊所，建立在1999年底，从2000年开始，都是用统一颜色的病历夹。这也留下了一个伏笔。

田　原：您先生是美国人？

毛小妹：现在他的国籍是美国，但是他的父亲原是广州中医药大学的教授。所以他从小就很喜欢中医，初中就随着老药工去采药，下农村劳动时当过赤脚医生。他是 1980 年到了美国，当时中医还不合法。20 世纪 90 年代后针灸法案在美国华人集聚的各州通过了，很多人从中国开个证明、做个公证就可以拿到中医学历，直接参加针灸执照考试，因为他来美国前没有中医学历，也不会造假，所以就等美国有了中医学院才开始学习。三年七个月，拿了中医硕士学位，这才正正规规做中医。其实他之前在马里兰州已经在行医了，是在别人的诊所里。我到了美国以后，我说想去纽约定居。我先生说，好！结果我们两个一起去了纽约，买了一个小诊所。

田　原：先生是中医，您是西医，在美国也可以"中西医结合"？

毛小妹：美国不可以。所以我突然觉得，我这个西医，离开了化验单，离开了听诊器，离开了以前所有用的东西，我不知道这个人得的什么病了。虽然我从小对中医耳濡目染，爸爸妈妈在家里看病也好，或者我听妈妈讲了很多课也好，但毕竟我没有把心放在中医上，所以就没有好好学过。这时候跟先生开诊所了，我很想参与啊。所以我只能在前台接接电话，管管账，特别是整理病历，打扫卫生，这些都属于我要做的事情，我先生就去扎针了。

田　原：先生主要以针灸为主？

毛小妹：在美国都是以针灸为主，中药是没有立法的，归入食品管理的范畴，跟萝卜、白菜是一个等级。开中药也不需要执照，但也不受法律的保护，如果你真的开中药出了问题，那就比较麻烦。到现在你也不能说中药是治病的，说喝杯水是解渴的，这没问题，那你说喝这杯水是治疗的，就不行了。总而言之，去了美国以后，中医是不能用注射针的，空心的针都不行，除了酒精以外，其他西医用的东西都不允许用。

田　原：倒是美国的中医很地道。您写病例吗？病历中医化吗？

毛小妹：都用的英文，但只写一些经络的穴位号码，就是国际通用的编号。我觉得我需要把病人的一般症状，大概记一记，那个时候诊所的管理都是我管，但是我又不太会弄。所以这个时候，我就跟爸爸说，我得学学中医。

2. 出生年尾数 1、6、3、8，"肾"病集中大爆发？

毛小妹：我们结婚的时候，爸爸送给我一本《黄帝内经》，是民国二几年出版的，是他在北京上国医学院买的《黄帝内经》，线装版，然后我就带到了美国。当时我还带了一套中医学院的教材，想自己到了美国好好地重读一下。结果读了以后，发现很困惑，一看书我就想睡觉。

后来我问爸爸，爸爸说你不要看后人的，先从《黄帝内经》学起吧，读不懂就打电话。那个时候，电话费很贵，有什么问题我打电话告诉爸爸，他便写信给我寄过来。《黄帝内经》里边一些我看不懂的词句，爸爸会给我写一大堆东西，每个礼拜给我写了寄过来。

后来在我们诊所遇到一些比较重的病人，认为应该让病人吃点中药，就常常打电话问爸爸，因为我父亲擅用中药，美国跟国内有时差，所以我们这边白天上班，爸爸是夜里给我们盯班，打电话说："爸，我这有个病人，什么、什么症状"，我爸就说"那吃点什么、什么吧"，我就是这样学的中医。

田　原：这是异国传承中医路，爸爸真好！

毛小妹：嗯。很快我就走入了《黄帝内经》里的"五运六气"，我特别喜欢那七篇大论的文章。爸爸说，你观察一下当地的气候，你要看五运六气，这跟天文学、气候分不开。爸爸说了这句话之后，我就开始看星星，记录当地的天气，然后跟书里去对，发现确实很符合古人说的这个规律。

田　原：这么容易吗？比方说……

毛小妹：比如说 1999 年的夏天，因为每个月要到马里兰州看我先生的女儿，我就发现从纽约一路到马里兰州草地全是干的，一片枯黄。这个干旱一直延续到 2000 年，又连续到 2001 年，仍然干。2001 年纽约的水库蓄水不到往年的 50%，政府下令不让用自来水浇草地。

1999 年是一个什么年？兔年，这一年阳明司天，燥气很胜，到 2000 年又是一个金运太过的干燥年，2001 年不仅是缺水，又加上风火偏盛。我就感觉《黄帝内经》上边说得很准，特别是 2009 年。

田　原：1999 年～2009 年，10 年的一个间隔。

毛小妹：对。书上这么说，我就开始在大自然中观察，找到对应。我观察到

1999 年这一年相对比较暖，年底是一个暖冬，《黄帝内经》上说"流水不冰，蛰虫不藏"。在美国真是这样，甚至到了大寒节气的时候，地上人们浇花的水还在地沟里流着，就觉得五运六气真的很好玩，古人一点都不骗人。所以，从 2000 年开始，我就把所有病历按照五行的颜色给分类了。

田　原：只看出生年尾数吗？

毛小妹：对，比如说 1960 年、1970 年、1980 年出生的人，年尾数就是 0。在 0 与 5 之间相差 5 岁，所以五行相同，都给他们用现在最普通常用的淡黄色病历夹来代表白色，属金运。然后尾数 1 和 6 的，就用深蓝色的，代表黑色，属水运。2 和 7 的，属木运，就用绿色的。3 和 8，属火运，就用红色的。4 和 9，属土运，就用深黄色的。这样就把五行的颜色和病历联系上了，实际上是把患者的出生年的五行与他的发病情况联系上了。

然后一个个奇怪的现象出现了。到了 2001 年的时候，基本上是"水运"和"火运"的颜色，就是深蓝色的和红色的病历夹出现的频率高，特别是 2001 年年底，有那么两三个星期就是这两种颜色的病人。因为美国的病人是打电话来预约的，预约以后我就从病历柜里把这个人的病历夹放到桌面的小架子上，星期一来的就放到星期一的格里，星期二来的就放到星期二的格里。

田　原：一整排都是这两个颜色。发现问题了。

毛小妹：对，桌子上一摆，怎么都是这个颜色？特别是我们刚开诊所没多久，初诊的病人较多，每天起码有两三个预约来的新病人，一用就是这个颜色，很快一种颜色 50 个病历夹就用完了，那就必须再订货，一盒用完再订一盒。就会发现一段时间之内，一种颜色或者两种颜色老要订货，而"土运"的深黄色是订得最少的，显然这个发病率和年尾数有关，你就感觉到奇怪了。

田　原：记得当时病人都是些什么症状？

毛小妹：在一段时间内症状都很相似，比如说年底咳嗽，一咳就咳很久，多是干咳，有的人眼睛红，有的人血压高，但是你一摸脉，你一问他的出生日期，哪怕他们中间相差 30 岁，但很多相似的症状就都来了，像便秘、便血，还有那一年膀胱炎、尿道炎的病人特别多，就是 2001 年。

田　原：来看病的华人居多？

毛小妹：那时候 100% 都是美国人，没有华人。因为我们那个区在长岛，还算比较富裕，多是犹太人。所以后来我就觉得，美国人也跟我们老祖宗所谈的很多东西相似。古人很早就能知道，2001 年是一个很暖的冬天，是"相火"的冬天，而且尾数"1"本身就和肾有关，这年是水运不及，古人叫它"涸流之纪"，这个"涸"字表示河床干枯的样子，这一年的主要特征的就是"干"。水与肾相联系，然后又看到这么多的病人的肾系统有问题。"发为肾之华"，这一年孩子出生了以后，尤其是年底出生的孩子，好多没有头发，或长得特别少。这些孩子还有一个特征，或小指特别短，或耳朵比较小，或者有些小孩出生以后反复中耳炎，胆子小，特别容易受惊，发育得比较小，学龄还在尿床，牙齿不好等等，这些都是跟肾发育有关的一系列的表现。

所以按照这个分类了病历夹，就老有一种颜色对你产生刺激，你就知道，"原来是这样啊"，甚至你用一个方，用一种针法，就都可以解决一群人的病症。

田　原：病例夹分类很有意义，是一份特殊的调查研究。不知国内有哪里的医生也在这样做呢。

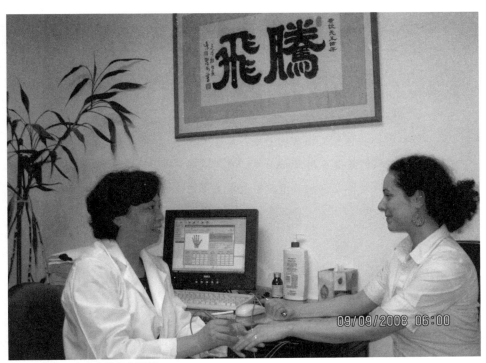

毛小妹在美国为病人做经络测量

美国 2012 飓风现场一

（摘自毛小妹博客 2012 年 10 月 29 日）

农历九月十五。早上 8 点，正是第一轮天文大潮经过的时间。我们居住的小岛刚刚遇到飓风的"先头部队"，还没有看到大部队的影子，风已经刮坏了邻居房顶的排水管。

天阴沉沉的，雨滴夹在横七竖八吹来的风中。我家后院的海湾，水位已经超过警戒线许多，到了安全的极限，就要跃上岸来。看那平日低头的浮桥，已经高高扬起了头，快从立柱上冒顶了。如果那样，浮桥将在大风大浪中失去控制，还可能扯倒与之相连的码头和地板，甚至是坐在地板上的房子。上次 2011 年 8 月 28 日的飓风，曾经把浮桥搬家，让杂物上岸。现在海水距离进门的高度不到 50 公分了，有不少碎物和败叶聚积在岸边，清澈的海水变得污浊起来。

3. 生日前后过世，生命的起点也是终点？

田　原：现代科学发展到今天，关于出生与死亡的话题，仍然是一个不解的谜。人类究竟应该活多久？我记得一次饭桌上，《求是》杂志社原社长高明光先生提出一个问题，他说他发现老人的离世都在生日前后，挨得很近，在生日前几天，或者生日后一段时间，他观察了很多人，却不知为什么。难道生命的起点就是终点？但是我觉得跟五运六气有关系，您如何看待这个问题？

毛小妹：我跟您说一个真实的故事。有一次我给妈妈上坟，妈妈的坟在香山后边，那时候还没有手机，还是 BP 机的时代。那是个周末，跟妹妹约好了，上完坟之后，我们在西单商场门口见面。中午吃完饭，带着一束花，打车到了香山，那时是深秋，树叶都落了。上坟完了之后，我发现周边的坟地，基本上都是开发了一片就卖一片，虽然有的是迁坟过去的，但大多人死去的年份都很近。

我身上总会带着一个小本，就开始记录。沿着妈妈坟的旁边，发现石碑上有三个我最需要的信息，第一个是生的时间，第二个是死的时间，第三个是男女，当然有疾病的信息更好，但是碑上没刻这个。我就沿着石碑慢慢走，大约记了两三百个，顺着山坡高高低低地走，然后就迷路了，不知该怎么出去。这时候太阳下山了，我开始有些着急，就找下山的路。好不容易找着围墙，发现围墙那边是沟，出不去，又绕了上来。

外面有一个拾粪的老爷子，我就使劲嚷嚷，问他哪儿有路？他说这样吧，你踩着铁门，我在外边接着你。山上本来就没有车，我打的上来的，老爷子告诉我你往那个方向走吧，走了好远、好远。等我走出去，到了西单的时候，已经 10 点多了，我妹妹坐在那儿哭呢，说你再不来我就要报警了！在那次统计的数字里边，我发现很多人的生和死，就是您刚才说的生日，好多人就死在他的生日前后。

田　原：发现了这个规律？

毛小妹：发现这个规律了。而且他的死，很多人记的是初三、初五，你就能知道这一定是阴历的；有些年月日有可能是阴历，也可能是阳历，因为阴历十二他不可能写成初十二；但有些写的是腊月，或者正月，就知道这也是阴历；当然也有一些人，上边只写生于多少、多少年，死于多少多少年。但是，从可以知道的阳历和阴历的数字当中，我就发现，它与月象有很大关系。

为什么有人会在生日前后死亡？有的就在阳历的生日当天，有的就在阴历生日当天，如果这个人"阴"比较重，比如初一，或者三十生的，而这种人又生在冬季的话，他往往在心血管方面有问题，那么他如果老死，本来就要死在冬夏。

田　原：胜春秋，而不胜冬夏。冬夏是这些人的独木桥。

毛小妹：对。这些人能胜春秋，而不胜冬夏的，冬夏常发的就是心血管方面的疾病，所以当他的生日比如是腊月的初一、初二或卅，一轮新月还没出现的时候，会去世一大批这样的老人，就是冬至到立春之前的这段时间。

田　原：他们出生的时间也在冬天或者夏天。

毛小妹：对，这跟《黄帝内经》里所说的"主"有关，即跟地球和太阳有关。还有一个层次，就是跟他出生的年尾数有关，不管出生在冬天还是夏天，比如你年尾数是 3，或者年尾数是 6 的人，他跟心血管疾病的关系最大。3 年出生的人，火运不及，他的短板在心；6 年出生的人，水运太过，水克火，他的短板也在心。

我当时大概分了四五种情况，人去世总是有原因的，一定是在他的生理低潮期，当然有些属于意外车祸，或者其他意外伤害，这些还要排除，但墓碑上不提供这些信息。但你能够找到的信息，50% 以上跟人的运气和出生的月份有关，你会找到一条清晰的脉络，这是生日和人死亡之间第一次给我留下深刻的印象。

田　原：如果这个信息成立，我们要思考的就不是死亡的时间问题了，而是如何规避这"宿命"般的死亡！

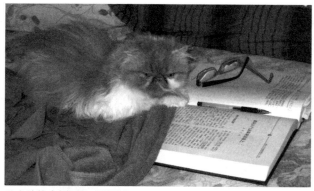

毛小妹信中提到的"猫猫"

4. 心脑肾手术，避开"午时"和"丙丁日"更安全

毛小妹：说得好！于是我开始留心观察，记得2001年11月，我遇到一个病人，是个中国人，经一个唱卡拉OK的朋友介绍来的，她在9•11，就是飞机冲向纽约双子楼之后的10天左右，发生过一次脑出血，她的生日是在1953年12月21日。

1953年，农历号"癸巳"，我们知道是属蛇的，尾数3又跟心和血管有关，这个人出生在1953年的年底，由于受到火星的影响，火星属火，相当于夏天火热的气场压在了年底的冬天之上，所以到了2001年，患者48岁本命年时，这个气场的影响是相似的。所以这个女患者在2001年，出现了脑出血的情况。结果过了10天，又是一个癸日，第二次脑出血。

田　原：癸日就是多水之日？开始一定有症状，但是忽略了。

毛小妹：对。癸是天干中第十个序号，在五运六气的十年周期中对应尾数3的年份，在十日周期中代表"天水"，有收藏之意。

我使用"纳甲法"针灸13年，凡遇到此日为"闭穴"，就是无穴可开。为什么古人发现这一日不能去激活经络？我经过13年的观察，壬日和癸日多有阴雨降温。从经络测量中发现，癸日阳气多潜藏，是气血深聚的时日，好像我们每天要睡觉休息一样。

而人体受这"冬天里的一把火"影响，每到水日气血内敛的力量从天上压下来，血脉中的压力便会增加。所以学习这些知识太重要了。

她刚开始的症状就是头疼，疼得不得了。因为她一贯有头疼的毛病，所以就自己吃了点止痛片，连续吃了几片都不能止住。后来脖子僵硬，开始呕吐，这才打电话跟她老公说我眼睛看不见了，你赶快送我上医院。

到医院检查，脑出血。然后医院马上采取措施，用"伽马刀"止血。止血之后，医生发现在她的脑部基底动脉上面，有多处像蚯蚓一样的小型血管瘤。

10天之后再次出血，就做了第二次手术。这种手术是不能开颅的，就用伽马刀，在纤维镜下到动脉上去做这个手术。这种出血位置比较深，而且很散在。

这时候我突然想起来，在1984年毕业那一年，我在脑外科轮转，要给一个患者做手术，她也是1953年出生的，早晨起来要上手术台，全都准备好了，结果突然附近南湖工地开山爆破，一下送来五六个受伤的工人，我们都去抢救急诊了。

抢救回来以后回到这个手术台上，将近中午11点了，做手术的时间总共2个多小时。这个患者也是多发性血管瘤，结果在台上开颅以后老是出血，就想把血

管瘤的地方结扎起来，"哗"一包血，明胶海棉没有用，用电刀止血也没用。

这个人的血压已经降得很低，这个时候主刀医生跟麻醉师说，能不能再把血压降一降？哪怕给我三五分钟把血止一止，结果血压一降再也没升起来。

我们当时做手术的时候印象很深，患者头下面的血流到一个塑料桶里，不是嘀嗒、嘀嗒的那样流，而是"哗"淌成一条线。虽然输血的速度很快，但是出血的速度更快。

田　原：将近上午 11 点，就是接近午时，整个手术是在午时进行的。此时人体气血与大自然的阳气同步，大部分盛隆在外。

毛小妹：所以后来一想起 1953 年出生的人，就想起血管像蚯蚓一样的小拐弯。

而且 1953 年的人很多都有头疼的毛病，从我妈妈写的书中，发现有"1963 年 12 月 6 日，赵 XX，10 岁女孩，因头疼就诊"。

从岁数推算，女孩生于 1953 年。还有很多其他医书举例中，我也能从年龄信息中推测出 1953 年生的人好发头疼的几率。所以这次开颅手术让我们总结出另一个结论，心脑肾血管的手术，如果避开 11 点到 1 点，也就是午时的时段，至少可以节省 30% 的血液，这就是中医的概念。

因为在午时的时候，正是心经值班，全身的血液都在血管中循环。若是晚上丑时，就是夜间 1～3 点钟，是肝经值班的时间，所谓人卧血归肝，30% 的血液会进肝脏进行清洁，这时在血管中就没有多少血，他血的压力就会很小。为什么古代都是午时三刻拉出午门斩首？那时候血液的压力很大，就能起到杀一儆百的效果。

这个时候我才发现，原来中医的时间是和太阳的运动同步，这么有用啊！那个时候，我们在西医院校学习根本不懂这些常识。

后来我还发现一个规律，与日子有关。我哥哥去世的那天，也是因为做手术，那天是丙午日，后来我知道手术的风险还与丙日和丁日是有很大关系的。

田　原：甲乙丙丁戊己庚辛壬癸。老黄历上的丙日和丁日？

毛小妹：对，十天干，甲乙丙丁戊己庚辛壬癸。丙丁日属火，人体的气血旺盛于外，所以心脑肾手术如果避开了午时，避开了丙丁火日，安全系数会大很多，这绝不是迷信，这是我们老祖宗发现的天地阴阳规律。

像我哥哥换心导管，就是择期手术，还有如果我们知道这个人的生日，你要避开这些东西，往往心血管疾病的人跟中医里所说的"心"很有关系。

我们现在用 TTM，也就是热断层扫描术一看就非常清楚了，你会看到这些人头部会有一个、一个的"凉区"，这个"凉区"还特别容易出现在上臂，比如你在右侧头部看到一个小凉区，那么左边胳膊背后，这块肥厚肌肉的地方也常常能看到一个"凉区"，你就基本可以断定头部这块凉区是个小的腔梗，特别是半身不遂的病人，他在体表会有一个对应区，就像右侧脑梗或出血了，左胳膊会坏；左侧脑梗或出血了，右胳膊拐了，瘫了。

田　原：插一个问题，您在临床实习的时候，有参与心脑血管手术？

毛小妹：在"军医大"有三个月的临床实习期，因为我是耳鼻喉科的，我们在胸科也有实习，因为我主要学气管这块，鼻腔这几个窦都跟头有关系，所以脑外科、胸外科都是重点实习的科室。

田　原：参加过很多手术？

毛小妹：几乎每天都有，我们那时候可以做助手，1984 年我们大学毕业那会儿，大学里极缺年轻的大夫。

田　原：手术的时候你会留意观察这些？

毛小妹：那时候不懂，但是现在回想起来，印象很深。

为什么 1953 年出生的人这么多头痛，特别是出生在年底的人，1963 年出生的人也有，1968、1938 年，这些尾数 8 的人也常出现这样的问题，头痛或三岔神经痛等头面部的疼痛，而且这些疼痛基本上都与血管有关，就是血管性的头痛，不管是血虚了也好，还是血压高了冲上的头痛，总而言之，这些头痛，他们一定在出生的时候有这样一个因素。

田　原：出生年尾数为 3 和 8 的人，那两年为火运不及和太过。这个火和人身的心火密切相关。就是因为"天人合一"，"五行对应五脏"。如此说来，应该可以预防，或者读懂先兆，或者选择及早包括一生的规避。

毛小妹：对。在 TTM 上就能发现，最早的时候可能就是头部的一个凉区，可能已经形成了小的腔梗，或者它不完全梗塞，就是一个血流速的减慢，使得供氧的脑组织是缺血的，所以经常伴有头晕，头痛，或者血压高，或者血压低，这时我们在给血管用药或者其他用药的时候，就要考虑加上中医的活血化瘀药，偏寒体质的人适当加一些温性的药，燥性体质的人我们可以用中药增加他体内的阴液，偏风火体质的人加一些收敛的因素，可以预防某一天出现的突然破裂，或者冬季睡眠时出现大面积的梗塞。

这种脑部的凉区，既可以破裂，也可以梗塞。比如常见的梗塞因素，就是寒凉。常常是睡觉寒凉，血液流速缓慢，这个地方就堵了，第二天起来瘫了。

还有破裂出血，正常的血管好像一条高速路，这是主路，当它被慢慢瘀阻的时候，不管他血管原来长得好不好，都容易受压形成弯曲"蚯蚓"一样的东西，人体在血液循环不好的地方，会形成一个新的侧支循环，就好像高速路堵了我们从旁边的草地走，但这个侧支循环血管壁很薄，比如当你大便时一用力，或者一着急，或者突然间天气热了，血压升高了，它会诱发侧支循环薄壁上的出血，这种出血不见得非要在主道上。

田　原：体质与这种图像的关系，这是一个发现问题的角度。

毛小妹：因此，我们如果能早期发现体质与这种图像之间关系，我们就可以在这个人的生理低潮期，采用一些方法，截断病情的发展，尽可能保证他较平稳地度过这段危险期。

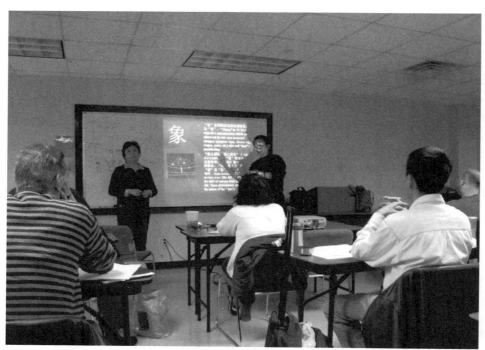

毛小妹为中外学生讲解运气之"象"

美国 2012 飓风现场二

（摘自毛小妹博客 2012 年 10 月 29 日）

现在是下午五点半，从下午开始风力逐渐增大了力度，合着天文大潮奏起了飓风 SANDY 的序曲。海潮大约在 4 点钟冲上长滩（Long Beach）的马路。白医生兴奋得像个孩子，因为去年 8 月"艾琳"飓风经过时他正在中国。他脖子上挎着照相机，当上了战地记者，用照相机记录着大海的变化。当他跑上楼来把照片输入我的电脑，要发送博文的时候，才知道网络已经断了。我还在幻想着也许一会儿会通……

我们避风的大楼是离我家很近的"邻居"——一个中资机构买下的钢筋水泥架构的大楼，坐落在大西洋海岸边的第二排，一共五层，方方正正，比我家要坚固多了，就算发生日本那样的海啸恐怕也倒不了。由于接到政府的通知，楼里所有人都撤离了，只有一人留守，他是我们尊敬的大哥。俗话说在家靠父母，出门靠朋友，海外的中国人都是一家亲。正像歌中唱的那样"同是天涯沦落人，苦瓜枯藤紧紧相随"。

从五楼的窗子望出去，正对着通向海滩的甬道，视线刚好不被第一排楼房挡住。平日里是欣赏海景的最佳地点，但在风暴来临之时，就成了海水穿流的障碍物。

风浪越来越多，Long Beach 的海水已经冲上马路。许多地方都停电了。风吹得屋顶哗哗作响，但是真正的大潮还有 2 个多小时才到。我不知是否还能继续发照片，记住这惊心动魄的时刻。

5."井穴"，经络气血的能量之井

田　原：您给出了来自美国的、不同的中医，五运六气的声音。真正对五运六气感兴趣是什么时候？

毛小妹：可以说是从 2003 年吧，那次回国看父亲，1 月 18 号从中国回到美国。我回到美国之后，测量经络时突然间发现出了问题，经络比较乱。

田　原：是您自己的经络，还是别人的？

毛小妹：病人的，因为 2000 年诊所买了经络仪，开始给患者测经络。

田　原：经络仪？

毛小妹：2000 年，我到了美国，发现我离开了听诊器，离开了西药，离开了化验单，一点都不会看病。后来纽约有一个展销会，有朋友告诉我卖经络仪，结果我们就去开会了。会上卖的是台湾仿造日本"良导络"的经络仪，只能测 12 条经络的原穴，叫做"单经络诊断"。我们当时花了 4800 美元把它买了回来，因为它上面不仅有测量数据，还能诊断，阴虚、阳虚什么的，还有建议食疗的具体食材，甚至按照"子午流注"何时该扎哪些个穴位都告诉你了。等于除了你自己动手扎之外，经络仪都告诉你了。于是我们就买了回来。

田　原：好像国内也有不少经络仪，良莠不齐。2003 年，非典之年，您发现经络比较乱，怎么个乱法？

毛小妹：回国看父亲回来，20 号我们上班就开始测经络，发现很多美国人没有感冒，却在经络上出现了类似感冒的症状。

我们过去对预防感冒，应该说效果是很好的，我们发现这个病人经络上要感冒，给他扎扎针，这个人的感冒就过去了，或者感冒初期刚刚咽喉有点痒，有点鼻塞，我们扎完感冒就预防了，我们从经络上就可以看到它解除了。

可是到 2003 年这场"感冒"，我们用针去调试，经络上根本不能归回比较平衡的状态，所以就感觉比较蹊跷。

而且发生乱象的人也越来越多，乱得不知道北了，就不知道这个人到底得了什么病。

后来到最高峰的时候，应该是在 3 月 20 号左右，几乎那段时间百分之七八十的人都出现了肺经、大肠经、心经、脾经、三焦经上经络失衡的问题。

田　原：您说的"乱"在经络上具体是如何表现的？

毛小妹：因为我们测量的是"井穴"和"原穴"，一般情况下，在"原穴"上出现紊乱，和他的症状是相对应的；在"井穴"上反映的是气候和天气因素的影响。

田　原：您怎么理解"井穴"和"原穴"？

毛小妹：井穴，它在十个手指、脚趾的指甲边角上，也是神经的末梢，经络在这个地方也最细小，所以它叫"井穴"。它也是与大自然接触最为敏感的那个穴位，所以它对气候的寒凉，比如你从外面回来手特别特别冷，这时候测的时候数字很低，必须让它暖和一下，数字才能高起来。

原穴是什么呢？原穴就是在手脖子和脚脖子这一圈上的穴位，这里多是原穴，这跟五脏很有关系。它一定是五脏有病了，临床上才有症状了，井穴可能还好，但是原穴的数值就很低了。

井穴就像什么？打个比方，一个苹果，或者一个南瓜，它这个皮只要一切，就要流出一些水来，迅速修复内外环境之间的屏障，这是它最强大的生理功能。井穴一定要气血充足，随时给表皮输送能量，是固密的。如果说一个苹果，很漂亮，我们不舍得吃，过一个月，这个苹果表面出现小黑点，或者没有黑点，表面没有那么新鲜了，开始锈了，这个时候拿刀子一切开，可能里面半个都黑掉了，即便是白的颜色，也不是原来的爽脆的味道了，变面了，一点也不甜了。所以，我们人体最大的能量是要保护表面的，表面能量不足，外邪就会侵袭到内部，五脏就要受伤了。这个能量从哪来表达，就是我们的井穴。

田　原：井穴，《灵枢·九针十二原》："所出为井"，也就是指在经脉流注方面好像水流开始的泉源一样。全身十二经各有一个井穴。

毛小妹：对。12条经络，每条都有，左右手对称。井穴相当于经络气血涌出到体表的一口井，如果不受外界干扰，我们在井穴上能观察到的是人体最好的能量。

田　原：用经络仪测量吗？

毛小妹：测量啊，用经络仪测量双手双脚共12经上个井穴和原穴两套数值，共48穴。比如说你这个人现在是40岁，其平均数基本上就是40。年龄越大，数值越小。小孩一测都是60、50（平均），像您这个年龄，我这个年龄，现在一测，比如我是20多、30多算正常，老人十几也算正常。但是十几、二十几岁的孩子测到 20、30 就不正常了，我在老人身上测到 40、50，我就会问，你是不是老出汗？

田　原：这个机器提供给你一个标准？

毛小妹：是我从大量的群测量中拿出来的数据。机器只给你一个人的平均值多少，12 条经络的井穴、原穴都在手脚上，比如手的井穴平均一项，足的井穴平均一项，手的原穴平均一项，足的原穴平均一项，就出来四组体能平均值。绝对值跟平均数对比一看，小于两倍就叫虚。特别是癌症的病人，你能看到，有的人原穴的数字全部都没有了，但是井穴的数字仍然很好。我还留有一组艾滋病人的，还有一个病人是临死前，什么叫回光返照，都可以看到。当我们看到这些情况的时候，你就能知道一个人在极端状态的时候，他最后还剩了什么。真正晚期癌症的病人，有的也能取得平衡状态，但你测量到的全是 2 和 3，低过 10，全身能量基础代谢就太低了，他是在很低水平上的平衡。

6.《黄帝内经》对 SARS 的千年预言

田　　原：2003 年你测量美国人的时候，经络出现了怎样的异常？

毛小妹：左右失衡了。如果一个人的左和右测到的数值，一个特别高，一个特别低，就说明气血的循环也好，人身体的太极也好，可能在某些地方出现了障碍。低的地方说明经络不通了，高的就比较通畅，或者过度通畅（亢奋）。

2003 年就是，比如说左足的肾经或者膀胱经特别低，右手的肺经特别高，出现了倾斜或者混乱，就说明这个人的阴阳表里是失衡的。这种阴阳表里失衡的人，在 3 月中旬的时候非常多，就是在这个时候，北京就开始报道，SARS 出现了。我打电话给我广州的同学，同学也说广州得了一个怪病，推车的护理员有的都被感染了，说沾上就死，特别恐怖。当时我就很关注它的发展，所以赶快在书里面找。

田　　原：找五运六气的指导？

毛小妹：就找《黄帝内经》里面说的这个气候的阶段，它是这样说的："太阴司天……二之气，大火正，物承化，民乃康，温厉大行，远近咸若。"

就是说丑未之年的二之气，2003 年是癸未年（羊年），二之气，就是从春到初夏这段时间，如果从 3 月 21 号、22 号春分开始计算，一直到 5 月 21 号、22 号，这两个月 60 天到 61 天之间叫做"二之气"。

"大火正"，正好这一年主气的君火和客气的君火，两个"火"落在一起，所以叫做"大火"。

当时我对这个"正"字不理解，什么叫"大火正，物承化，民乃康"？

"物承化"就是说这一年比较偏冷，这个时候大火可能纠正了寒冷的气候，作物快速生长，人体被郁的阳气会快速宣发，所以就"民乃康"？

但是后面跟着一个"温厉大行"，我就不太理解，这个病毒可能是属火的，我就这么认为了，按照这样的理解，等这个气场过去了，病毒就应该死了。当时我的直觉就是这么理解的。而且这个时候报道说是冠状病毒，是一种新的病毒，全世界的西医都束手无策。因为它新，所以我们没有相应的药物，更没有相应的疫苗。所以当一个新的东西冲击到世界之后，就引起全世界的恐慌，而且沾上就死了，说北京成立小汤山 SARS 医院，专门收治 SARS 病人。

特别是我们在美国，这个时候，3 月 20 号出现一个很震惊的事件，就是伊拉克战争打响了。结果很多热钱原来是流向美国和石油国家的，由于战争一打起来，世界上的热钱都往中国走，这个时候在 3 月底，突然间说有传染病的大流行，不管是加拿大，还是美国，就说不要到中国去了，加拿大的专家因为病毒感染也死了。所以，所有的旅游，包括当时的广交会就冷冷清清，没有人敢去。

我当时就认为是什么呢？这个病其实没有那么严重，按《黄帝内经》的说法，我的理解，气场过了应该就没事了，只不过是西方世界故意在炒作，来打压中国刚刚兴起的经济。

那个时候出于一种爱国，因为确实在这之前，小型的传染病在美国也有，但气场过了，经络就顺了。

那么我就在书里看到这段，就知道，到5月21日～22日之后，这个气场过去，疾病就应该走了。这时候我才理解，原来在美国人经络上发现的乱，在中国实际上有一场传染病正在发生。那就是说，虽然地球自转24小时，但是真正在太空当中，比如说太阳和那一年上应的荧惑星，也就是火星，火星在那，咱们地球24小时转一圈，它在那其实没有动多少，所以对地球而言，影响都是在同一个气场之下，至少在北半球它是这样，所以，我在美国也能测量到这个气场之下人体经络的紊乱。所以，从经络里我们可以看到，当人的经络这么紊乱的时候，一定容易感染疾病。

当人的经络如果好了，是不是这个疾病就该好了？正如《黄帝内经》所说："正气存内，邪不可干"；"邪之所凑，其气必虚"。我就开始大量测量病人，关注仪器的变化，开始天天测经络，大量测经络。

田　原：测量经络的时候，主要记录些什么？

毛小妹：必须先登记患者的生日，电脑会自动记录每次测量的时间，然后再看井穴和原穴的变化。

后来到了4月初的时候，就感觉像大风刮过一样，经络的紊乱开始平复，如果按今天的理解，"大火正"，它是"纠正"的"正"，把人的"正气"扶起来了，原来被寒气压住的正气，就像春天的时候该发芽了，但是这寒气不让你发，阳气升不起来。这个时候由于大火纠正了"寒冷"，人的阳气开始抒发了，抗病能力就开始有了。

国家有难匹夫有责，所以当时我就写了这篇文章，就是用了《黄帝内经》二之气的预测理论。

写完之后我问爸爸，我说："爸，这种预测行吗？我预料5月22号SARS要走，能成立吗？"

后来我爸爸说，这是百年不遇的事，既然你看见了证据就预测吧，你这么一个小人物，谁知道你是谁呀，怕什么呢？好，我就写好了以后，当时发快递就寄到北京，还有第一军医大学学报。

都没有哪家杂志报纸敢于发表我们的文章。

后来《中国医药导报》说，你文章太长了，图也太多了，你删吧，原来的标题是"看五运六气对 SRAS 的影响"，他说你这个标题不吸引人，你就把你的结论直接放上去，"SARS 于 5 月 22 号流行趋势将锐减，7 月 8 月停止流行"。

因为它是双周刊，4 月 22 日投稿，5 月 6 号才登出来。但毕竟是在 5 月 22 号之前。这是百余年来，中医第一次在事件发生之前作出的公开预测。

结果果真在 5 月 22 号，小汤山收治了最后一批感染的病人，以后就都是院内疑似转成确诊的了，到了 6 月 1 号新感染者、死亡者数字就全部归零了，再以后只有出院的，没有入院的。

田　原：这个报道还在吗？还是感谢爸爸，在重大事件面前，毛小妹做出一个大胆惊人的预测。

毛小妹：激动得不得了，当时就觉得老祖宗太伟大了，中华民族智慧简直太宝贵了，怎么会这么简单！

美国 2012 飓风现场三

（摘自毛小妹博客 2012 年 10 月 29 日）

　　"一楼进水了！"海水从门缝中挤了进来。哥急忙穿上雨鞋，从容地检查着一楼大堂的设施。先把电梯升到二楼，然后将地上的东西搬到椅子上，拔掉电脑、电话、电视机等所有电源插头。说时迟，那时快，水位急速上升，几分钟内地上的花盆、垃圾箱、椅子等都漂浮起来。哥还站在水里，白医生站在半层的楼梯上拍照。我看到玻璃门窗外面的大浪冲来时水位有 4 尺多高，急忙呼唤哥快点上楼，脆弱的大玻璃窗哪能承受住这巨大的压力，夹杂在海浪中的木头很容易打烂玻璃。电影中大水将人卷持的场景浮现在我脑海中。

　　电梯间一定是进水了，地下室的配电房可能有部分短路，顿时弥漫着一股电线烧焦的味道。但是人已经不能下去了，水中可能有电。我正在拍那漂浮的桌椅，大楼停电了！

　　接着"砰"的一声巨响，一扇玻璃窗被汹涌的海浪冲碎了，震撼着整栋楼房。吓得我急忙撤退到二楼，真庆幸此时哥刚刚离开。砰！砰！一楼的玻璃全碎。这下海浪称心如意了，毫无遮挡地冲进一楼的大堂，随意带走所有的物件。

7. 30 年一遇的瘟疫，是宇宙波共振在了异常的纬度上

田 原：毛小妹翻翻书就把非典这事儿给定了。

毛小妹：对，就是这种感觉，然后你会觉得，如果全世界能把《黄帝内经》重新发掘出来，传播开来，那该多好啊！

所以从那之后，我就特别关注气候的变化。

因为我先生之前是搞微生物的，我们就查了一些资料，就是从上个世纪，研究比较成熟的病毒，是甲型流感病毒，在西方对它的变异研究得比较完整，主要感染鸟类，像候鸟和家鸡，以及猪、马、狗，还有人在内的哺乳动物。

后来我们罗列了一堆关于甲型流感 H1N1、H3N2、H2N2 三种亚型的数据，发现很有意思。

流感病毒的流行实际上是非常有规律的，从上世纪的发病中可以看出，不是年尾数 7，就是年尾数 8。

而 H1N1，最早发现是在 1918 年，引起整个欧洲两千多万人死亡，当时是"猪流感"，也叫"西班牙流感"，是美国人在北欧人的尸体当中发现了，并且还原了这个流感病毒。

后来到了 1948 年再次大流行，是从 1947 年延续下来的，然后是 1978 年。

1978 年的 H1N1 也造成了很大范围的传染，但是有一个很奇怪的现象，30 岁以下的人死，30 岁以上的人不死，说明什么？说明 30 岁以上的人在上一次流感中已经获得了免疫，这都是我们教科书上的原文。

甲型 H1N1 的世界大流行，排列起来就是 1918、48、78，下一个就应该是 2008 年。

这很显然，大约每隔 30 年，这些年都在子午之年（鼠年和马年）附近，一看都是子午之年，就把它排一下吧，一排就排出来了。当时是 2006 年，我在 2008 年上打个问号，而且都是 H1N1。

然后教科书上又说，1968 年的流感，病毒新亚型是 H3N2。1998 年爆发日本大流感，也是类似的情况，甲型 H3N2。

田 原：就是说每隔 30 年，会有相同的流感病毒爆发？

毛小妹：对。这个"H"和"N"分别指的是什么？

"H"，是它会和红细胞结合，破坏红细胞表面，引起凝血，所以也叫"血凝素"；"N"是"神经氨酸酶"。当 H 与细胞表面结合之后，N 就入侵到细胞内部，利用细胞内的资源繁殖病毒的下一代。

当病毒的包膜表面变异率超过 25% ～ 50% 的情况下，人体对病毒就没有免疫力了，好像是一种新病毒。但是如果它变化很小，与去年或以往的病毒相似，机体原有的抗体就可发挥免疫作用。

当时我看到这个规律之后，非常震惊！

排列出来一看，1918、1948、1978、2008。

2008 年将流行 H1N1。所以 2007 年 10 月注射的 2008 年流感的疫苗，如果你要想预防这个病毒，必须要用配上类似 1978 年的 H1N1 病毒株，按道理这么推，应该能推出来。

所以，我当时在 2006 年的时候就对它做了预测。

田　原：尾数 7 的年是木运不及，尾数 8 的年是火运太过。为什么这两个会爆发流感？

毛小妹：因为凡是尾数 8 的年，都是火运太过之年，火克金，气候偏热，人体肺大虚。所以是流感病毒变异率最高，人体呼吸道抵抗力也最弱的一年。

如果在前一年，也就是尾数 7 的年就爆发流感，那么一定是个暖冬，如 1947 年是少阳相火在泉引起的暖冬，1957 年是少阴君火引起的暖冬。

流感一直要延续到尾数 8 的年。如果一个人金是他的短板，那么，这个人很可能就要受到感染。

田　原：为什么每隔 30 年，有的是发 H1N1，有的是发 H3N2，同样是尾数 7 和 8，不同的 30 年又有什么不同？

毛小妹：1918、1948、1978、2008，它们的前一年都是巳亥之年（蛇年和猪年），冬天上应的是火星，受到火星的影响而暖冬，而 1968 年和 1998 年不一样，他们的前一年是丑未之年（牛年和羊年），冬天上应的是太白金星，出现冷冬的可能性很大，所以发的是 H3N2，而且 1968、1998 年，一定是到 8 的年，大火之年起来了之后才爆发，就是这个规律。

田　原：不同的病毒为什么是 30 年一周期？

毛小妹：这是古人观察得来的。《黄帝内经》说：天以六为节，地以五为制，周天气数者，六期为一备，终地纪者五岁为一周。

君火以明，相火以位，五六相合而七百二十气为一纪，凡三十岁；千四百四十气，凡六十岁而为一周，不及太过，斯皆见矣。这段话是说，古人发现天地间存在着两类气化能量，各自按照"五数"周期和"六数"周期运行。5×6=30 年，每年有 24 节气，凡 30 年中定有 720 个节气 24×30=720，每 60 年中有 1440 个节气，运气的太过不及各种变化都包含在其中了。

这是因为 60 年，是太阳、月亮、木火土金水五星的最小公共会合周期。

用干支符合表示称为"六十甲子"。

比如 2012 年五星和月亮都会走到太阳的同一侧，叫做"五星连珠"、"日月合璧"，这样的现象在 1952 年出现过。

五运与六气半周期为 30 年，气候有很大的相似性，所以甲型流感病毒的三种亚型，与创造它们的三阴三阳六气有关，所以病毒 30 年过一次大寿，这个时候它开始要变异，不管脱了纱袍还是换了皮袄也好，总而言之，30 岁以下的人们几乎对它没有免疫力。所以 2008 年初美国 49 个州感染甲型 H1N1 流感，24 个死亡者都是小孩。

祖宗留下来的规律就告诉我们，这个病毒它 30 年有这样的一个周期变异规律。

H1N1 病毒的原始宿主在哪？在太平洋赤道附近的岛国上，它是常在的病毒。H3N2 是悉尼附近岛国上的病毒，南纬 35° 左右。

而另外 H2N2，好像是在北纬 35° 以上地区常年的病毒，这个病毒要变异，不是靠候鸟把病毒带到其他纬度地区的，而是"波"或者能量场的改变。日本在北纬 35°，悉尼的"波"，出现在它常年不出现的地方，所以 H3N2 的病毒就发生变异了，引起 1998 年的日本大流感。

田　原：是波的共振作用。

毛小妹：就是波的共振现象。

什么叫波？比如人的心脏，鸟的心脏，猪的心脏，狗的心脏，都是心脏的形状，红色的，是生命的动力，这是共同的波所形成的，我们祖先把它叫做"火"。它都长在距离头 1/3 ～ 1/4 的位置，是供应整个血脉运行的，这就属于波。人的舌头就是火炬的形状，也是这样，这就叫做"天垂象，地成形"。

如果天垂的象，本来垂成的是一个南纬 35° 常在的象，结果垂在了北纬 35° ～ 40° 的时候，那么显然这种波不常在地方，使得病毒感应到了这个波，就会大幅度地变异。所以我们这个时候，如果人对这个病毒没有抵抗力，不能适应这个波的影响，那么你就中招了，就这么简单。

8.运气胎记：老天爷在你出生时盖的一个戳

田　原：所谓人算不如天算。其实中医一直在讲天人合一，但是，很少有人领悟到这个层面，真是天要灭你，毫无能力反抗。

毛小妹：正是从 SARS 之后，我开始觉得，一定要关注井穴，一定要关注人体与气候的平衡性，由于我对井穴的特殊关注，就发现人有"运气胎记"。

田　原：运气胎记？

毛小妹：比如绿色的病历夹，也就是尾数 2 和 7 年出生的人，属于木运，就在他的左侧肝胆经的井穴，不是最高值就是最低值，老有这样一个强烈的印象，不管男人女人，都在左侧出现。

田　原：这个运气胎记是在出生了之后就有了？

毛小妹：对，一岁的小孩就有了，我在美国测了有上百个儿童都是如此。小儿没有那么多的病，也不用很多药物干扰，所以经络最清晰直观。

编号：404　　性别：男　　出生日期：2002-3-11
测量时间：　　2003-3-21 12:07:29

手经	井穴 左	井穴 右	原穴 左	原穴 右	虚实 井穴	虚实 原穴	足经	井穴 左	井穴 右	原穴 左	原穴 右	虚实 井穴	虚实 原穴
手太阴肺经	66	62	48	56	0.44	0.49	足太阴脾经	72	45	56	41	0.50	0.51
手阳明大肠经	65	55	44	34	0.47	0.66	足阳明胃经	44	52	46	56	0.61	0.48
手厥阴心包经	61	60	54	52	0.46	0.48	足厥阴肝经	78	55	45	41	0.44	0.57
手少阳三焦经	59	44	50	47	0.54	0.53	足少阳胆经	68	59	50	46	0.46	0.51
手少阴心经	45	52	60	60	0.58	0.43	足少阴肾经	50	66	45	59	0.50	0.47
手太阳小肠经	55	52	53	52	0.52	0.49	足太阳膀胱经	60	61	66	54	0.48	0.41

手井平均：56.6　手原平均：51.6　足井平均：58.8　足原平均：49.8　手井/足井：0.96　手原/足原：1.03

毛小妹经络测量表个案：上图是一个刚刚满一周岁的小男孩，没有病，非常健康，是随患者同来的。我们看小男孩的图像很单纯，生年是 2002，肝经左侧井穴"78"为最高值，与木运太过对应；这就是运气胎记。2003 年来测量，心经的左侧井穴"45"为手经的最低值，而且是左低右高，与火运不及对应。

田　原：后来一直没有改变？

毛小妹：始终脱离不了，但有的时候会变化，比如你去洗澡了，或者运动了，或者其他状态，比如吃药了，干预到这条经络了，井穴的数值会有所变化。但是当你长期测量一个人的时候，比如说这个病人因为某个病来的，很多经络都是乱的，但是我用"子午流注"开穴方法去调他的体质，针灸以后，它就会有水落石出的感觉，会清楚地看到哪个虚、哪个实，正好在他出生那年与他短板有关的三角形里面。

田　原：胎儿第一次呼吸到人间天地之气，是不是等于他的 GPS 系统就定在这了，他的短板也就定下了。但是定之后，后期就像您说的，运动了，或许吃药了，或许情绪波动了，你观察几十次以后它有过变化，又把短板藏起来了。

毛小妹：没错。

田　原：人定胜不了天。

毛小妹：人定胜天，只是某种程度而已吧。我们改变的或许是他的"运"，所谓走背运、倒霉期，如果你事先知道了，比如说你知道前边有一个坑，你就可以防范，你可以慢点开车，或者你可以绕过去，但是如果你不知道，"咣当"就掉进去了。人也是这样，其实每五年当中，总有三年好两年坏，在十年当中，每到 10 岁的时候可能就是一个大坑，我们叫"生理低潮期"，如果我一测经络，在这条经络井穴上的数值就更偏了。

田　原：人的身体有时真是"猫一天狗一天的"。老百姓讲十年是人生的一个大运的转折。只是有感没有觉，其实秘密在五运六气里面。

毛小妹：这年号是人的生辰密码，最能决定你病在哪一个脏腑。

田　原：法官的儿子永远是法官，贼的儿子永远是贼吗？后天形同虚设？

毛小妹：咱们首先得区分，"定位"和"定性"是两个概念。比如说十天干，它掌管人的大运，是"定位"系统，直接决定了弱脏，就称为"短板"吧。比如说今年是"壬辰年"，这个"壬"就是十天干——甲乙丙丁戊己庚辛壬癸中的"壬"，它与年尾数 2 对应。凡是生于尾数 2 的年，就是壬年，属木运太过，肝气旺，肝克的是脾土，脾胃就是此人的短板。如果是生于尾数 3 年的，火运不及，火在人体对应的是心，那么心就是此人的短板。十年就是这么一个周期，尾数 2 年木运太过，3 年火运不及，4 年土运太过……刚好木火土金水，各有太过不及两个轮回。根据《黄帝内经》弱脏先受邪的规律，显然会得出这样的排列：

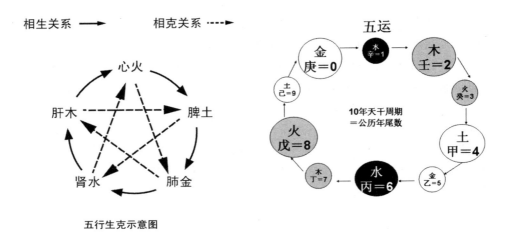

相生关系 ━━━▶ 相克关系 ┄┄▶

五行生克示意图

五运（年尾数）五脏定强弱病位表

五运太过			五运	五运不及		
阳干中运	年尾数	气候本气更盛		阴干	年尾数	气候胜气更盛	弱脏岁主脏害
甲	4	雨湿流行	肾水受邪	土	己	9	风乃大行	脾土受邪
庚	0	燥气流行	肝木受邪	金	乙	5	火乃大行	肺金受邪
丙	6	寒气流行	心火受邪	水	辛	1	湿乃大行	肾水受邪
壬	2	风气流行	脾土受邪	木	丁	7	燥乃大行	肝木受邪
戊	8	炎暑流行	肺金受邪	火	癸	3	寒乃大行	心火受邪

出生年尾数与天干、五星、人体短板对应表

年尾数	天干	五大行星之大运	人体短板（弱脏）
1	辛	水运不及	肾
2	壬	木运太过（克脾土）	脾
3	癸	火运不及	心
4	甲	土运太过（克肾水）	肾
5	乙	金运不及	肺
6	丙	水运太过（克心火）	心
7	丁	木运不及	肝
8	戊	火运太过（克肺金）	肺
9	己	土运不及	脾
0	庚	金运太过（克肝木）	肝

田　原：十天干主导的"大运"，您认为只是一个定位系统。

毛小妹：对。但是短板暴露不暴露，还得看当年的六气，因为六气的三阴三阳（司天在泉）决定了当年气候的偏性，即风、热、火、燥、湿、寒是五脏发病的诱因，故可作为推算运气的"定性系统"。既可评估体质，也可评估当年运气的五行偏性。六气起着扶抑五运的作用，这样说一般人可能不容易明白，您看一下12生肖年的圆图。

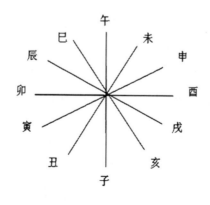

十二地支图

如同钟表的圆盘，子在6点的位置，午在12点的位置，卯在9点，酉在3点。子午线与卯酉线正好是个十字交叉。从子至午要经过6年，从午至子也是6年，因此凡是直线相连的两年气候特征大致相似。从子至卯或从午至酉都是3年,因此,子午与卯酉年便是阴阳相互对应的一组。如此,在表盘上共有三组这样十字交叉又阴阳相对的格局:

巳亥(1阴)厥阴风木——寅申(1阳)少阳相火

子午(2阴)少阴君火——卯酉(2阳)阳明燥金

丑未(3阴)太阴湿土——辰戌(3阳)太阳寒水

古人发现每年六气的偏性是因为有不同的五星上应在天空的关系,而影响最大的是看夏季和冬季的变化。因为冬夏为阴阳的典型代表,"水火为阴阳之征兆"。

六气把一年平分为六段气位,每段61天多点。

在夏季5月22日至7月22日的气位名"司天",主管上半年气候。

在冬季11月21日至来年1月22日的气位"在泉",主管下半年的气候。

于是今年的司天,三年后就轮到在泉,六年后又回到司天,在泉也是同理。

所以上面的三阴三阳就是互为司天在泉的关系,实际上是看上下半年影响地球最大的五星是谁:巳亥与寅申4年,上应木星、火星。木星多风,火星主热,所以此4年气候风多,偏火热。五行偏性为"风火"之特性。生于此4年的人,由于风火属阳,升散太过,收藏不足,故外上热而中下寒的趋势越老越重。再遇巳亥与寅申之年,易诱发心火亢奋、肝风内动所致的疾病,如心、脑血管病,肝系统和肺系统的病证。

子午与卯酉4年,上应火星、金星。

火星主热,金星多秋凉干燥之气,所以此4年气候整体看半年偏热半年偏燥(凉)。五行偏性为"燥热"。

生于此4年的人,易发生上下或左右半身凉热不对称的病症,燥与湿不对称的病症。多见舌有裂纹,说明燥热因素久于血脉之中,通俗地说是血中缺水,若血压偏高,初期是血容量不足,小动脉收缩所致,用利尿药只能适得其反。血脂和血黏度高,也多不宜服降脂药,而应疏肝解郁、养阴补血为宜。大便正常则身体安康。

丑未与辰戌4年,上应土星和水星。土星多湿,水星多寒。所以此4年整体看气候半年偏湿,半年偏寒。

2006年是戌狗之年,司天为寒水,所以北京6~7月份有25天阴雨,其降水量等于4年夏季雨水的总和;冬季土星影响,寒上多湿,故有雾霾及多雪天气。

2012年是辰龙之年,司天再次主事,气候与六年前相似,北京从6、7月以来又是多次暴雨,道路淹水严重。生于此4年的人,体质多寒湿,怕冷,易发生腰腿及关节疼痛，心脏脾胃病等。

再遇气候类似的年份，容易诱发寒湿性疾病。

由于五星的影响，改变了原有的四季气候节奏，所以才会出现倒春寒，夏凉，秋暖，冬热等等每年不同的变化。

这便是为什么说六气决定全年的气候出偏的五行性质。

比如说出生年尾数5的人，金是你的短板，肺为弱脏，如果当下六气中有"阳明燥金"，正好落在这个时候，影响持续61天，正好弥补了你的短板，可是这段时间过去了，可能你的短板又出现了……

这就是运气相合，既可因五行相同获得帮助，也可因五行被克推波助澜，五运应五脏，短板统领你一生，是你一辈子需要呵护的对象，防范的方法是顺应六气的阴阳变化而调理。

明年2013年，年尾数3属火运不及，全年整体气候偏寒，短板是心血管系统。但是与巳蛇年相合，六气是风火偏盛，弥补了火运的衰弱，也就等于帮助了心血管的功能，所以属平气年。2012年夏季为寒水司天（五星之冬），2013年夏季轮为风木司天（五星之春），则冬季为相火在泉（五星之夏），这样的五星影响称为"加临"。

所以明年上半年五星的加临之气是：秋－冬－春，必然会影响正常的四季，表现为春晚和初夏偏寒的气候特征，夏季则多风灾。下半年五星加临的之气是：初夏－暑湿－盛夏，所以可见到热秋和暖冬。

田　原：这一大段，是非常难以消化的部分，好在我们读者可以慢慢领会与学习。但是，您提出的定位和定性系统，很有力度。

也让大家知道一下小妹指出的"短板"——它统领你一生，也是你的软肋。所以知天命是人之大任。有句话：人不为己天诛地灭，这句话不是叫您自私自利，而是要求你了解自己的命，而一个人又不是独立活在人世，您的好与不好会给家人与朋友乃至社会带来影响。所以要懂自己，还要做好自己，方能天长地久，幸福和美。

9. 经络能测量出的癌症早期信号

田　原：您在美国测量经络这么多年，有没有印象特别深刻的病例？

毛小妹：比较难忘的就是癌症，我有一组病人，原来的病症治愈后成为定期来保健的人群。

他们在每年的春分、夏至、秋分、冬至，或者立春、立夏、立秋、立冬来做经络测量，并且根据当年的五运六气和经络的失衡进行平衡调理。

2003 年 3 月 22 号春分，这一天前后来测量经络的一组有五六十人，其中只有两个人是整个左边的数值比较低，提示阳气生发不足（如图"上图测量"）。我们针灸以后，就平衡了（如图"下图测量"）。

编号：39　　　性别：男　　　出生日期：1949-7-29
上图测量时间：2003-3-22 12:12:47
下图测量时间：2003-3-22 13:10:42

上图测量

手经	井穴左	井穴右	原穴左	原穴右	虚实井穴	虚实原穴
手太阴肺经	4	22	5	22	0.7	0.43
手阳明大肠经	4	38	5	8	0.43	0.9
手厥阴心包经	5	50	5	46	0.33	0.22
手少阳三焦经	5	44	4	16	0.37	0.58
手少阴心经	5	44	7	18	0.55	0.46
手太阳小肠经	5	26	18	13	0.58	0.37

足经	井穴左	井穴右	原穴左	原穴右	虚实井穴	虚实原穴
足太阴脾经	46	18	41	9	0.43	0.54
足阳明胃经	25	31	10	25	0.49	0.77
足厥阴肝经	26	19	24	28	0.61	0.52
足少阳胆经	33	60	19	25	0.29	0.61
足少阴肾经	21	16	31	51	0.74	0.33
足太阳膀胱经	40	17	40	28	0.48	0.39

手井平均：18.2　手原平均：11.7　足井平均：27.6　足原平均：27.1　手井/足井：0.65　手原/足原：0.43

下图测量

手经	井穴左	井穴右	原穴左	原穴右	虚实井穴	虚实原穴
手太阴肺经	51	46	16	24	0.45	0.42
手阳明大肠经	45	47	16	10	0.48	0.65
手厥阴心包经	32	31	16	22	0.70	0.45
手少阳三焦经	56	48	12	11	0.74	
手少阴心经	58	49	20	12	0.41	
手太阳小肠经	41	21	23	17	0.71	0.42

足经	井穴左	井穴右	原穴左	原穴右	虚实井穴	虚实原穴
足太阴脾经	49	27	13	22	0.36	0.82
足阳明胃经	19	12	24	26	0.9	0.57
足厥阴肝经	25	18	26	30	0.64	0.51
足少阳胆经	51	45	35	30	0.29	0.44
足少阴肾经	37	17	29	44	0.51	0.39
足太阳膀胱经	26	16	43	22	0.66	0.44

手井平均：44.6　手原平均：17.1　足井平均：27.9　足原平均：28.7　手井/足井：1.59　手原/足原：0.59

毛小妹经络测量表个案

可是没想到在 2005 年强金克木这一年，这两个人都得了癌症，我特别震惊。

田　原：2003 年经络测量的异常，到 2005 年发现得了癌症。

毛小妹：对。

田　原：春天测量的时候，是测的肝胆经？

毛小妹：不只是肝胆经，他十二条经左边的全低，太特殊了，我们扎完以后经络测量的数值马上就升上来了，所以就认为针灸的效果特别好，帮助人家扶了阳气。

田　原：这中间一共扎了几次？

毛小妹：基本上这些人都是属于健康保健的，一年来我这看 4 次。

田　原：那对于潜在的癌症患者来说，是不是扎的次数有些少了？

毛小妹：但他们平时都属于比较健康的人，除了这疼那痛的才会常来，他原来是我的病人。

田　原：没有任何征兆？

毛小妹：没发现。他们俩一男、一女。女的是健美操教员，脸上长了黑的痦子，后来痦子有些大了，她到皮肤科一查，得的皮肤癌，然后做手术，把脸挖了一大块，收不了口慢慢就烂了，烂了之后等着植皮，结果不能再教健美操了，因为教的时候出汗，容易感染，结果也没了工作，没什么钱，低收入的保险，她也就没有再来了。

后来是遇到她的一个朋友，她朋友告诉我，脸上得了癌，现在都不敢见人，精神非常忧郁，到乡下她母亲家里去了，她母亲把她养了起来，我当时听了非常痛心。

另外一个男的，得的是前列腺癌。其实前列腺问题，在死后解剖的老年男性中 50% 都有，男人到老，80% 可能都会出现这样那样的前列腺问题。

结果这个美国人，前列腺指数偏高，医生就让去做活检，这个活检怎么做呢？从直肠，你知道人体的直肠有多脏，它是排大便的地方，没办法消毒干净，结果扎了十几个针眼，穿了不同地方的组织出来活检。

你想化验的结果，最多是说你前列腺有癌症，又能怎么样？前列腺癌症其实是人体发展最慢的癌症，很多时候，不需要太在意。

结果他在穿刺的过程中得了败血症，就有转移了，转变成急性的前列腺炎，结果全身扩散，最后医院做了放化疗，还是没能救回来。

田　原：所谓强金克木，指的是尾数为 5 之年，出现的金多了？

毛小妹：2005 年，尾数 5 本来是金运不及，但是六气之中，阳明燥金司天，岁支为酉，又是一个金，这三个金叠加在一起克木。

您可以问一下北京的园林工人，北京机场出来的这条高速路中间，不是有一趟松柏树嘛？它们春天绿过以后，又死的，变成了灰黑色，现在补了很多都是新的树。

在 2005 年的时候曾经死过一大批，美国也是这样。

按理来说，松柏树是一年常青的，是木中的强者，抵御寒冷的能力非常强，但是它在那一年，也抵御不过这个三个金的组合。

这两个人就是在 2005 年发的癌症。

因为之前到我们手上的，就没有一个是早期的癌症，都是在美国的医院里，病人一查到癌症就很紧张，然后按照医生的步骤放疗、化疗，有的白细胞、红细胞低到了一定程度了，医生说你回家吧，我们治不了了，这时候才有些人找到我们，想也许中医能有办法，可以帮他们延长一些生命。

所以我们看到的，都是已经被做了手术，或化疗、放疗之后，人体非常衰弱的情况，我们从来没有看到过癌症早期是什么样。

田　原：2003 年之前他们测量的数据都正常吗？

毛小妹：也有不正常的时候，但是春分、秋分、冬至、夏至，这四个节气的气场是很强的，很容易让人体达到平衡，特别是春分、秋分，它是阴阳平衡的时间点，你看太极图，两边是半阴半阳，是最平衡的时候。

后来我把所有癌症病人的数据都调了出来，一个一个去看，最后找到了一个现象，就是"交叉"。

什么是"交叉"？

比如说同样是肺经，左右手各一条。左边的井穴数值高，右边的井穴数值低，到了原穴，正好反过来，是右边高、左边低，它就形成一个交叉，交叉同时出现在同一条经上，你是升它，还是降它？非常矛盾。

所以，我们必须要把它先变成一顺，然后再开始调整。

田　原：看了能有多少人？

毛小妹：总测量的病人有 4500 多人，测量人次有 30000 多次。

能坚持长期在我们这边调理的有四五个，但是他们每人的测量和治疗次数有几百次了。

比如说他们一个星期来一次，特别是癌症病人，我查得很仔细，他们的检查都是不收钱的，每次治疗前后我都要查，他们的治疗，我们收的也是最少的。

其他病人，只有第一诊的时候要测，重大的节气要测，但是癌症病人马虎不得，每次都得测，因为你的负责重大。

所以就把癌症病人的资料都找出来，进行反复对比。

因为男女，男的数值是左高右低为正常，女的是右高左低是正常的。

但这些癌症病人的数据，都呈交叉状，而且都是 5～7 倍以上的失衡，比如这边是 3，另一边是 27，而真正有病的那条经络，或者都是 1，有的根本测不到数字，正应了《黄帝内经》所说：邪之所凑，其气必虚，测不到能量的经络是气血不通，虚则不通，不通则病。之前只是你不认识癌症的信息，癌症其实早就告诉你这个信息了，这也是我最痛心的地方，没有识别出癌症的早期现象。

所以现在我会特别注意这种"交叉"信号。

"交叉"是我们现在诊断一个人的身体内环境紊乱最重要的指标，这是"未病"的指标，我们不管这个人将要发生什么，一旦出现了这种交叉，说明它产生了一个将要大病的环境，这跟我们现在天天所说的"亚健康"是相通的。

怎么就"亚"了？是从小就"亚"了，还是从现在"亚"的？亚健康也必须分等级的，必须有一个客观的标准。

所以在我们那里，除了出现这种"交叉"要特别注意之外，另外一个"未病"最重要的客观标准就是"井穴"。

我们说过，井穴测到的异常是没有症状的，原穴的异常一定伴随症状，因为井穴与气候有关，与生辰有关，与当前的运气压力有关。

打个比方，很多生于年尾数 2、7 的人，到了今年，也就是 2012 年，可能肝经和胆经，他们或者低，或者高，左右两边不差到 2 倍，没有太大问题，但是当左右两边一旦差到 2 倍以上，那么我们说，在目前的环境下，你的"短板"暴露了，你身体的外环境供应不好了，经过一段时间的积累，它一定会产生一系列的问题。

10. 土星影响着属牛羊的孩子

田　原：采访中我发现，一些专门研究五运六气的专家，在如何落实在临床治病上各有体会和经验，而您是利用了这个经络仪，国内的几个中医专家，似乎就是有五运六气的思想，所以疗效很好！也就是说，老天爷对我们命运的主宰是绝对的。这个影响至关重要！

毛小妹：我可以给您举个例子。我们遇到过两个自闭症的孩子，他们都是1997年出生的，一个生在4月8日，一个生于4月9日，只差一天，他们都有血铅高，所以医生不让他们吃粮食做的东西，只能吃肉。其中一家子，爸爸一米八六的高个，儿子吃这么一小块饼干，看着地上有饼干就抢着往嘴里塞，这是小孩的本能，爸爸把小孩摁到地上，抠出来，就因为他一吃饼干，他的血铅就会增高。所以每个星期去洗，洗出这么一管黑血铅，孩子洗完以后疲惫得不得了。而且还给他吃牛排，吃肉，但他的脾胃特别差，1997年的孩子。

两个孩子为什么血铅都这么高？家里全部都测试过，没有一点铅的来源，他的铅从哪里来？从面粉里来吗？面粉里也没有铅，从哪来的呢？其实我们的胃经，可能就是一条铅的电离通道，当你把小孩的胃暖起来了，比如我让他回去吃小米粥，他爸爸说他不爱吃小米粥，我说你给他吃馄饨，面片汤，或者我们用的谷物加上附子汤，胃暖起来了，一星期之后什么都可以吃了，以后血铅再也不高了。

田　原：胃经是血铅的通道？

毛小妹：这是我个人的观点。因为有一个物理学家曾经做过一个实验，当土星强烈影响地球的时候，也就是土星与地球在最近轨道上擦肩而过的时候，只有含铅的溶液的试纸会吸附上来，我就看到这么一条消息，然后就把它放在了中医的概念里面。铅在活泼金属当中是比较偏中后的，脾胃也在人体的中间。

田　原：极有可能是同气相求。您的思路很有灵光。

毛小妹：这是我自己的推理，以后也许有科学家证明一下，或者把这个推翻也没关系。当土星能够影响到人的时候，铅就比较活跃。所以在土星影响下生的孩子，什么是土？丑未就是地球的"土"，老祖宗早就告诉你了，这一组人就是丑未之年，也就是牛年和羊年出生的人。1997年就是牛年，7属木运不及，人体的短板是肝气特别弱，土气特别强。

《黄帝内经》里讲，"丑未之年上应镇星"，这个镇星，也就是土星，29年才绕行太阳一周，每年镇守28星宿中的一宿，所以镇星，是稳定之意。我们讲的乡镇，也是稳固政权的最基层。有一个1955年出生的人，未年属羊，就是土星上应，也是铅中毒，头发，眼睫毛都脱光了，身上所有能长毛发的地方都脱光了，为什么？吃减肥药。别人都吃这个减肥药，她也吃，结果就出现了铅中毒的现象。把这个药拿去化验，完全符合美国FDA的标准，人家在300万用户当中也没有几个发生这种现象的，怪不到人家的药上，起诉也起诉不了。

无独有偶，还有一个病人，1961年出生的，丑年属牛的，医生也发现血铅高，在美国重金属是严格受到控制的。所以发现血铅高了之后，怎么办？你想，脾胃功能如果好，他所接受的震动波，就像电流很足的时候，离子、细胞一个一个牵起手来，形成一条经络的路径，所以当人死了，经络这种感应也没有了，经络就不存在了。如果你老不吃东西，脾胃经就特别弱，它没什么好消化的，而养护来源于淀粉类的食物，包括人类的胰腺中淀粉酶最多，都是消化粮食的，你吃粮食其实是不太容易得糖尿病的，反而人一富贵，吃肉了以后，就容易得糖尿病。特别是我们中国人，是吃种子的民族，消化脂肪、蛋白本来就是我们的弱项，消化淀粉才是强项，只有淀粉，才能养护胰岛。可是这个小孩，他的胃功能特别差，他感应天地的脾胃波就特别差，发生的共鸣不好，这条离子链就要弥散，这些细胞中本来含有的铅就向外渗漏，这时候在血液当中就会发现铅的含量偏高。

田　原：所以只有把胃的功能加强，他的血铅浓度就不高了。

毛小妹：对，血铅高的时候，小孩的脸是青灰色的。只要把他的胃暖了，把胃的功能加强了，脸色就慢慢变好了。

田　原：有能力把它利用起来了。这和糖尿病的胰岛问题倒有相似的意思。

毛小妹：本来人体是需要铅的，其实就是归位了，经络就像一条河流，开始变得越来越粗，才能运营更多的水，才能运行气，所以只要把它强壮起来，血里的铅就少了。

田　原：就跟糖尿病人一样，血糖特别高，不是你的血糖多了，而是你其他地方的糖不够用了。其实和血压高也是一个道理。

毛小妹：对，启动了应急装置，是不够用的表现。

美国2012飓风现场四

（摘自毛小妹博客2012年11月7日）

我们的车毁了，灾后当天白医生只能骑自行车去诊所。虽然我们从小骑车长大，他还是摔了一跤，灾后的马路异常难行。连根拔起的大树压倒了房屋、围墙以及电杆，阻塞了交通，有的路段还有积水。不知哪来的游艇冲进了路边人家的院子，马路上还可以看到死鱼。当办公室可以打通电话的第一时间，白医生就通知了保险公司，拿到租车号，但是无论如何租不到车。

因为没有车，我不能远行，只好在清理自家东西之余，带着相机到村里走走。灾后的大海恢复了往日的潮起潮落，而海边美丽的光景却面目全非。Broad walk（木制的人行道）已经缺失了所有的护板，海边到处是杂物、横七竖八的乱木，厚厚的沙子堆积在路上。专为我们村民存放物品的房子完全倒塌，只剩下地基。巨大的房顶离开原地，到了五六十米开外。

美国有许多志愿者团体，帮助有困难的人。在我们的村政府也有免费的咖啡和食物，还提供手机、电脑等充电设施。路边有一次性的厕所。但是享受惯了现代化生活的美国人，真的不适应如此停电、停网络、打不出电话、没有电视广播和洗衣机的生活。缺少了汽车真是寸步难行，冰箱的食品都要丢弃，附近的商店、餐馆又无法营业，生活变得十分艰难。天气突然转冷，夜间的温度接近零度。不过，比起日本地震海啸中劫后余生的人们，我们算是幸运多了，我们好歹有水可以清洗又咸又脏的家具和地面，有干燥的被褥和衣服，有煤气可以烧饭洗澡。

下篇 认识生日，从摸清老天爷的脾气开始

其实老天爷就是一个阴阳的变化，什么叫阴阳？就是地球转一圈，经历一个白天、黑夜，我们地球上所有的生物跟着地球就这样转了几千万年，因此，人体就有了后背和腹部，叶子有叶面和叶背，所有的东西都有了腹背两面和左右，因为太阳从左升到右降。因此，我们在地球的母亲上就获得了这样的一个地球在太空中旋转的信息，因此，这就叫"老天爷"，我们生活的环境就叫"老天爷"，你就得顺应它。

——毛小妹

1. 天佑中华看天象

田　原：很遗憾，我一直想多去几次天文馆观天象，或者去乡下体会一年四季的生、长、化、收、藏，和您这次谈话会促使我的行动。木火土金水这五大行星，它们又遥远又神秘，但是对我们的影响确是从来不曾改变。

毛小妹：2007 年底，我在美国写了一篇文章，叫做"平安夜观火星"。平安夜大家都知道，12 月 24 号，我们就去看火星，虽然是暖冬，也还是够冷的。

没看到过火星的人，你永远不知道火星是那么红红大大的，而且就在你的头上，观察火星之后，我再回来读《黄帝内经》这段文字"丁巳丁亥，上应'荧惑'"，然后，会出现瘟疫的流行。这个时候我哭了。心中热血涌动，感恩之情油然而生，仿佛看到那些铁骨铮铮的中华汉子立在寒风中，他们的风骨铸成中华民族的脊梁，他们的精神留在给子孙的文字中。

我们祖先不知道看了多少年的"火星"，才给它起名叫"荧惑"？

你想，在西方有一个人叫开普勒，他是天文立法的人，是他发现火星的轨道是特别椭圆的，他是从老师留下来的 30 年测量火星的图形中才发现的。

而我们古人在两千多年前就叫"荧惑"，因为它的椭圆，所以我们地球在与它相遇的时候，有的地方近，有的地方远，2007 年 12 月 24 日正好是地球轨道的近日点与火星相遇，特别、特别近的，而且北京和纽约出现三个星期非常暖的冬天，然后紧接着南方就来了一场罕见的冰雪灾，在大寒节，1 月 21 号，这场冰雪灾是百年不遇的，当时总理还亲自去到现场看望受灾的群众，当时的报纸我还留着。

正是这场冰雪灾，我们中国躲过了一场更大的劫难，这个时候欧洲还是暖冬，美国还是暖冬，结果在欧洲和美国，流感迅速爆发流行了。

到了 2 月 24 号，美国爆发流感的州已经到了 49 个，除了夏威夷之外，全部被击倒了，当时医院里人满为患，而且比较恐慌，有 24 名死亡的儿童体内检测出了甲型 H1N1 病毒。紧接着来了一场寒流，急刹车似的，"咔"流感就没了，而且一年也没有怎么再发。

CDC（中国疾病预防控制中心）当时的流感统计图，根据我的观察，H1N1 的曲线与火星影响地球的曲线是同向的。

所以这给我留下一个很深的印象，我也留下了当时经络测量的数据，它也是一个乱。

广州李以坚教授，测到了当时的人群经络变化，寒流用蓝色表示，正常体能是 2 位数，而六气的大寒是 3 位数，所以在所有人的大肠经（属金）和心经上，都看到超寒的表现。所以超常的六气称为六淫，往往是人体调节能力顺应不了的能量，所以会生病。

田　原：就像那冬天里的一把火……您当时看火星，是一个什么样的情形？

毛小妹：我就在室外，看到早晨 3 点钟，然后火星降在一团云雾里头，就再也看不到了。平时我们用肉眼就能看到火星。

我家里有一个天文望远镜，我先生帮买了，当时我追着看星星，那时候最愿意看金星，因为金星每天出来都是最亮的。

开始我看金星的时候，它会像月亮一样变化，后来当我追着看星星，我就发现当我看到一个星星的时候，我丢掉了整个天空。然后我就在想，我们祖先这么用肉眼看的，当我们把一个小的视野放大的时候，我丢掉了整体，因此我们还是要回到整体观，我要看二十八星宿群体的方位，当然现在二十八星宿看不太清了。

田　原：每年都有时间看星星吗？

毛小妹：这个说不好，有的时候连续有乌云，或者连续下雨就看不好，它不像看电影似的，买了票到点就开演，有时候连续一两个星期的阴天，或者晚上你很忙，你没有在日落的时候去看，或者没有在特定的时间去看，整个星群就过去了。其实对我们影响最大的，除了太阳，就是月亮。

田　原：中国文化从来就有对月亮的赞美，在古代文学里面分量很重。说明我们老祖宗是有月亮崇拜的。而现代科技恰恰破坏了我们对月亮的美好情怀。

毛小妹：的确，在文化的光圈里，月亮太美了。我觉得大家可以有时间观天象，我们首先看月亮。

我们首先要知道，月亮有四相，新月，上弦月，满月，下弦月，月亮的四相和人的关系很大，你可以观察，在不同的月象之下，你的身体、情绪、体力是否会随之发生变化。

每到十五的时候，月亮是出在正东方的，然后你再看半月出在什么地方？月初出在什么地方？你就能发现这里边含有一个非常重要的自然规律，这些星球除了太阳视运动是向右转的，其他月亮什么的，其实都是左行的。

它们从地平面上初升的位置，每天都在变化，这个运动就是视运动。

虽然月亮从东边出来，到西边下去，但是每天月亮初升的位置却是逐渐向左移的。因此，当你发现了这个规律之后，你就会知道，我们人身体和天地共有的，有两种旋转方式，一种是太阳的视运动，是向右行的，还有就是其他星星，以及月亮的视运动，是向左行的。

同样在我们人体里，比如说葡萄糖有右旋糖酐，还有左旋糖酐，一定会有这么两种东西，所以光子、粒子，同样也会有这两种旋转方式。

五运六气也是，天道是向左旋的，五运六气用六十年周期。地道是向右旋的，一年一个周期。

田　原：是宇宙造化的圆运动。

毛小妹：为什么那天晚上我特别感动？

我可以告诉您，我们的祖先是祖祖辈辈看了不知多少个30年，才能够发现"荧惑"（火星）在离地球最近的时候最亮，它会引起的暖冬效应。

火星引发的是冬天里的一把火，非常暖，草地甚至绿着就可以过冬了，甚至在大寒节下的还是雨，即便下了一点雪，但是马上就化了。

2001年和2007年都是暖冬，2002年初的大寒节，下午4点多钟，北京下了一场暴雪，突然间下，但是下到地上就化，下班的时候一塌糊涂的乱，然后在纽约，同样在下午四点半，雪下到地上就跟烂冰渣似的，这就叫做"暖冬"。

田　原：其实古代中国的很多"大人物"都懂天象，那个时候是为了趋吉避凶，看自然规律的变换。您给大家提供一个方法，让大家热爱天象，有空的时候能够看一看天象。

毛小妹：那我们就说说为什么要看天象吧。

有一次我去做户外长走，走了四天，在野外睡了四夜，那是 2009 年 9 月底的最后 4 天。2009 丑未之年，偏寒湿，是个冷冬，所以这一年秋天来得特别早。

我睡在很冷的山地上，坑坑洼洼的，自己的呼吸就在帐篷里，结成水滴，被子上都湿的，冻得根本睡不着觉，这个时候我就感觉到身下边很凉，两个髋骨（胆经）开始痛，腿也动不了，别人都在呼呼大睡，我想翻身都翻不动，特别疼。

直到远处突然传来鸡叫声，就觉得我怎么从来没有听见鸡叫得这么好听啊！然后赶快起来，烫一点方便面吃了，然后就开始继续行走。因为我走得慢，所以我得早点走，然后远处有一棵大树，太阳就从树的缝隙里冉冉升起，直射过来，树的叶子上看到的都是"十字"，这个时候我突然间想到一个字，我们"中华"的"华"字，繁体的"華"字，叶子的缝隙里全是"十"字光影。

我开始醒悟，原来我们的"中华"，我不管说文解字上是怎么解释的，当时看了那个象，我心里的感觉就是这样，繁体字的"華"字。

也就是说，我们祖先最早对天的认识，是从太阳崇拜、日月崇拜开始的，万物生长靠太阳。观察太阳的圆运动规律最初是十个手指数日子，自然的十进制，数完一遍是十日，"天圆"是十全十美。立杆测日影观察四时、四季的变化，"十"字是从日影得到的东南西北中五方正位，即"地方"。

田　原：天佑中华有中医。

毛小妹：为什么后来有"伤寒论"，其实人类是在与野兽为伍的时候，就开始医疗活动了，那个时候有寒冷、有饥饿，还有伤痛。在人类没发现火源之前，我相信寒冷是最重要的一种令人死亡的因素，没有什么比寒冷和饥饿更加恐怖了。

所以，当你冻了一宿之后，你能感觉到鸡叫，因为鸡是非常恒定的动物，它从远古的鸟一直到了今天，仍然在替人们报晓，所以人类把鸡给拎起来，"系"这个字最早就与"鸡"有关，然后母鸡下蛋很多，公鸡打鸣。

所以，这个鸡永远是在天破晓之前就要叫的，这也是鸟对太阳的一种崇拜。

2. 孩子的骨血是月亮给的

田　原：说是崇拜，或者也可以说是鸟类、鸡类和太阳之间形成的天然呼应关系。是对天地的情谊。可我们已经麻木了，浑沌了，几乎被科学包裹成了机器人。我接触过几个孩子，病孩子，还有乙脑后遗症的孩子，他们对天气的变化还是那样敏感，晴天开心，阴天哭闹。台湾有一个友人的孩子，只要在嘈杂的城市里就很烦躁，回到台北的郊区，看见花草树木，听见虫鸣就安静下来。

毛小妹：这就是万物之情。还有就是月亮，特别是风暴雨雪，或者自然灾难发生的时候，常常没有月亮，所以人们就认为，是不是人的某些行为触怒了月亮神，所以就用原始的祭祀方法来讨好月亮神，自发地产生了对月亮的崇拜。

过去北方游牧民族很多是以狼为图腾的，这与古时的月亮崇拜有关。

在夜行动物中狼是最凶狠的，而在十五月圆之夜，狼群会从四面八方聚拢到小山上，引颈长嚎，直到把月亮送上中天才会散去。人类对月亮神的崇拜或许是学着狼对月亮的虔诚。

所以在甲骨文中，"良"是一个口罩的形状，好像一个南方用来背孩子的布兜或吊床的画样。加一个女字便是"娘"，加上一个动物的样子便是"狼"。

《汉字大世界》中有个故事，二十世纪五十年代，云南一支土改工作队，乘一辆吉普车，途中遇到饥饿的狼群，队员们为了逃生，把车上全部能吃的食物都喂了狼，狼便集体离去。

后来车子陷入泥潭不能自拔，这时狼群又跟了上来，车上的人都以为这回在劫难逃了。谁知狼没有伤人，而是集体钻到车下，用身子抬车，救起了工作队。

可见狼群具备知恩图报之心，是犬科的良种。它们团结，勇敢，不畏强暴的精神更为人类部落所崇尚和效仿。故此古人用"良"来赞美这个群体，用"良心"来赞美狼所具有的知恩图报本性。

2012年9月26日世界日报上刊登了一篇关于 Jim Dutcher 夫妇的故事，题目是《狼穴住6年人狼变挚友狼》，讲述了一些他们夫妻与狼亲密接触的真实感人的情节……

这种对狼的不同解读，就像今天我们学习古代经典，不能光从书本上学，以己之见去揣摩古人的真实生活感受，一念之差可能谬之千里，误导自己也误导后人。

所以必须寻着古人观察自然的视角去发现真理，走进自然，也只有大自然是古今最近的心灵通道。

说到月亮崇拜，它是母系氏族社会最重要的文化遗产，一个部落要在自然灾害与争夺地盘和食物的战争中存活、发展，必须要多多生育繁衍。

男人也不知道女人肚子里掉下来的孩子与自己有关，却是很明显地发现女人的经血与月亮的圆缺关系紧密。特别是月亮的周期是 29.5 天，与女人的月经周期正好吻合。

上个月有月亮的时候，我还来月经了，这月月亮又出现的时候，没有月经了，接着就有孩子了。

所以，当时人们认为，孩子的骨血是月亮给的，甚至一些很古老的歌谣里唱的，"太阳把光明给了月亮，把红色和温暖给了血脉"。

至今所遗留下来的形容脏腑的汉字都有肉月偏旁，如肝、肺、脾、肾，因为古人知道，这些器官都和月亮一样不发光，唯有心是神明，是人体的太阳，万物生长靠太阳。

从中国文字的发展过程当中，能看到人与月亮的情感，对月亮的崇拜。人类很早就用四分之一个月象来计算胎孕。

人是十月怀胎，40 个星期，280 天左右。鸡蛋和老鼠是 21 天，鸭蛋和兔子是 28 天。所以远古的日月崇拜，是阴阳文化的基础，也是中医的生理学基础。

所以，你说"老天爷"是什么？

老天爷就是太阳出来一次天就亮一次，太阳下班了天就黑了，寒冷就来了。然后有的时候就有月亮，有的时候没有月亮，而那些个最长、最黑的夜，下雪的夜，没有月亮的夜，恰恰是老弱病人死亡率最高的时候，所以第二天醒过来，莫名其妙的，怎么这些人就不动了，再一摸没有温度了，血液开始变凝了，人开始变硬了，这个时候就知道，太阳神把血脉拿走了，把温度带走了。

当时这种对寒冷的恐惧，对白色恐惧，就是下一片雪，吃的也没有了，什么都没有了，冬腊月三十和初一，是最黑、最长，没有月亮的夜，是"年"这个鬼祟经常出没的时候。因此人们守岁包的饺子，是期盼新月出现，是"交子时刻"吃的食物，是我们把一年中最好的东西能够包着像新月的形状，供给月亮，也是给"年"吃的。然后到了十五月亮圆的时候吃元宵，也是这个寓意。

田　原：这几乎就是中国文化中期盼和美好向往的源头。才有了后来越来越多的美好愿景。

毛小妹：对。因为是黑夜，我们期盼着月牙出来，而且是在"交子时刻"，因为子时一过，阳气开始上升，黑暗、最冷的死亡时间应该过去了，所以在最冷的时候，人们要敲打东西，有篝火的要燃起篝火，咱们现在长征路上就说"不要睡了，起来，活动着，太困了也不能睡"，因为睡了就再也醒不过来了。

只要过了子时，过了黑夜，到鸡叫的时候，那么黑暗就过去了，生命又开始复苏，所以，交子加一个食字旁就是"饺子"，这就是最早古人的自然崇拜，在我们的文化当中逐渐显现出来。

田　原：所以我们有句话，叫做"月黑杀人夜，风高放火天"。这种情境让我内心生出"荒凉"，对黑暗的恐惧，对寒冷的恐惧。在这样的情境下，古人何尝不感恩月亮和太阳。只是时光穿越，我们今天被霓红灯笼罩，在有暖气的房子里……只有在面临自然灾害的时候，才发现我们已经无能为力，已经不知所措。

毛小妹：我觉得，至少我们中医人应该担负这个责任，知天知地，才能体会什么叫做"伤寒"。

因为我们人类生存在一个"阴远远大于阳"的世界里。在这样一个阴寒世界，太阳是多么的宝贵！

只有太阳的上升，太阳向北回归线的移动，才会带来温暖。然后太阳的远去，向南回归线移动，我们北半球的人就进入了冬季，一个伤寒的时间。

如果再扩展一点说，木火土金水五星的影响也被分为四时，把一个寒湿偏重的冬天加在了地球和太阳的关系之上，比如说"丑未"之年，比如说 SARS 和 H1N1 爆发的那个冬天，就相当寒冷。

如果这个寒冷加在了夏天，就像我们今年和 2006 年的北京，可以看到这么多的雨水。2006 年北京下了 27 天的雨，雨水量的总和是前 4 年夏季雨水量的总和，今年又看到北京这样频繁地下雨。

这种寒冷加在了夏天之上，它有一个特征，就是入夏以后昼夜温差比较大，晚上不用开空调就可以入睡，比较凉爽，这都是非常有规律的，这就是我们祖先祖祖辈辈看天、看地、看星星，也就是《黄帝内经》里说的，上应什么星，气候怎么变化，人得什么病，医学怎么救治，这样一个完整的过程。

田　原：《内经》里面不断强调的就是时令病，遗憾的是，老百姓只知道时令蔬菜，时令水果，而不知道时令病。非典就是典型的时令病，当你的身体被时令彻底"主宰"的时候，就中招了。

3. 看鸟，便知海风的方向

田　原：咱们把时空拉回到美国，您住在纽约长岛？

毛小妹：我们住在纽约长岛。纽约很少能找到正南正北的房子，我家是偏东10°不到，从我们家向南走，就是 Atlanta Beach（亚特兰大海滩），那个海滩非常干净，涨潮的时候海水会上得很高，退潮的时候你会看到一些礁石，都是人工修建的，这些礁石基本就作为我定位太阳的标志，两点就可以定一条线了，你就可以找到固定的礁石，以后你每次站在礁石上，就知道你自己的方向，太阳从什么地方出来的。晚上我会看日落后的星星，如果你想看水星，只有在黄昏的一刹那，偶尔能看到，但有时也不能确定是不是它，我用望远镜瞄准过，有一个黑黑的像月牙一样的星星，虽然现在电脑可以告诉你它在什么时候出来，大概多少度的位置，这些电脑都可以告诉你，但如果你想用肉眼看到，真的很难。

田　原：礁石是人为修建的，为了阻挡海水蔓延。

毛小妹：对。它们是后来人工修建的，为了挡潮汐流沙，都是竖着修的。上面长了很多苔，还长有一些海蛎子。面对的是正南方，再往西边绕大约一公里，就到了大海的入口，有个海湾，我们家就在海湾的水上面，搭有一个木质的大平台，还有栈桥通向水里，我们每天都在栈桥这放下绳子，底下栓个铁笼子，螃蟹、鱼、龙虾就自己跑进来。每天下班回来第一件事，就是看看家里有没有什么海货捞上来。

田　原：生态环境保护得真好。经常能捞着海货吗？

毛小妹：跟季节关系大一些，好多鱼都会到海湾里来产卵，我们家门口是一个天然的钓鱼区，有时候会来一些大船，专门垂钓。进到我们家笼子的鱼也是有季节性的，比如五六月份就都是黑石斑，还有海鳗，有时龙虾也会进到。如果说今天家里来客人了，那就放两个鸡腿在底下，大概两个小时，二三十人吃的螃蟹就都来了，就足够了。还有栈桥下面的板子上会长很多青口，黑色的，也叫"淡菜"，就是意大利面条里面吃的黑色青口，每天都有一些大白鹅来吃板子下面的青口，因为青口要开口呼吸。然后我们那个板子上有一万年也吃不完的青口，它的生殖力非常强，大一点的只要一张开，就被鹅吃掉了。所以我们家门口总有很多大白鹅，我去游泳，鹅也跟我一块，有时候我给它们一些剩饭吃，那几只大白鹅就认识我了。

经常还会有一些长腿的天鹅，嘴里叼着一只螃蟹，落到我们栈桥的板子上，慢慢地把螃蟹吃了，野鸭子什么的都很多，在美国没有人会去伤害这些天然飞禽的。

田　原：太美了。诗意化的生活。

毛小妹：野鸭子也特别有意思，它会生一堆小鸭子，从我们家必须经过一条小路，才能到另外一个草滩上去。有一天，可能前面一个妈妈，后面一个爸爸，中间带着一堆小鸭子，就有很多人车停着，等着鸭子过马路，场景很好玩，在孵化的季节经常会看到。

如果到了暖冬的时候，这些小海鸟就孵化了，沙子太暖了，你看很小的小海鸟出来，这个时候我就特别担心，过两天寒流来了怎么办，小海鸟很可能会死掉。有的时候你会看到很小的海鸟被冻死，僵僵地冻在那，真的很可怜。有的小海鸟很早就被孵出来，跟在妈妈后面，海浪一上来它们往上跑，海浪一下去顺水往下跑，有时又特别好玩。

田　原：好想亲眼看看啊，海鸟晚上在哪儿睡觉？在树上睡觉？

毛小妹：在安全的地方睡觉。因为我在海边住，你要知道方向，我们那海边又没有树，最简单的方法，我看鸟观察方向，因为鸟永远是迎风站着的，它的羽毛要是倒着吹，就很冷了，所以它永远正着迎风吹，这样它所有的羽毛都是关起来的。这样观察风向与海滩礁石的标记，基本上误差不到10°，我可以知道风向从哪里来，我从鸟站在的方位上去看就知道了。

这些鸟，晚上就睡在沙滩凹窝的地方，比较背风，白天向阳，沙子稍微低一点，它就睡在那里，那没有树。那些海鸥、水鸟，还有野鸭子就睡在那儿，它们在等着早潮，它们特别懂得潮汐，有时候天刚蒙蒙亮，早潮来了，经常会有很多蛤，像地毯一样上来，它们就拼命去抢去吃，但如果大潮在晚上，在夜里，那么它们就可能挨饿了，只能等着沙滩上有多少算多少了。

田　原：它们在那住着，是为了等待第二天的食物。

毛小妹：有的时候潮汐不对，鸟都不睡在那。我看星星的时候，有时顺便可以看到很多这些好玩的事儿。有时候早晨太阳初升，小鸟高兴极了，我会带一个面包，或者带一个剩的点心，你就站在那，鸟就滴着哈拉子，好几只鸟在我面前飞。有时候你扔一两块食物上去，它们会抢，甚至还会撞头，鸟一看我来了，就会在我头上飞，它们知道我会给它们带吃的。

4. 在美国，"天然的"才是奢侈品

田　原：这样好的一个嗓音研究基础，开始到美国，为什么不继续从事？

毛小妹：刚开始到美国其实也带着梦想，带着对爱情、对生活的渴望，同时也还带着对嗓音医生的梦想，后来到了美国发现是不可能实现的。

田　原：为什么？

毛小妹：第一，我必须去上大学，要重新学西医的。所以那时候我给我先生提了一个条件，就是到了美国我不能打工，因为我这人真的不适合打工，到那真的会把老板给炒了。所以，我自己带了足够的钱，至少前期够我去上大学的，够我学医学院的。

后来真正到了美国，才发现我虽然已经到了主治医生以上的水平，但我必须从小学学起。因为在那特定的环境，比如现在让你去参加一个初中的考试，升高中的考试不一定考得上，我要从他的语言文化开始，要考好多中国学分里面没有的课程，这个你完成不了，因为你不在那个文化氛围里面。

田　原：当时你已经是主治医生？

毛小妹：对，我当时已经是主治医了。但是第一个你语言达不到，你不可能从头学语言，考过了语言才能顺畅地听人家的课，经过一层一层考试，最后到了医学院毕业，毕业以后还要有 3 年，才能达到住院医，再经过 5 年去考主治医，考完主治医之后，再经过行业评定才可以独立开诊所，我算了一下差不多 60 岁，该退休了。

所以到了美国以后，那儿没有我所喜欢的专业，而且爸爸当时给我《黄帝内经》的时候，他非常希望我能学点中医，特别是我先生又搞中医，你嫁鸡随鸡，嫁狗随狗吧。而且我之前也对中医很感兴趣。

后来我们从马里兰州到了纽约，买的是一个 86 岁老医生的诊所，他经营了13 年，70 多岁才去的美国，这个老医生一句英文不会，也不会开车，每天坐长岛火车到这个诊所，我们买他诊所的时候，一个星期有二十来个病人。后来他觉得太累，就想把诊所卖了。当时很多人也想买，因为买了之后，等于病人可以直接接手过来，就有生意了，老人也看过一些人，最后选择了我们俩。

田　原：这个老人是中医还是西医？

毛小妹： 西医，他是中国电针的发明人，西安人。

这个老人姓王，王大夫他就看上我们两个人，说你们给我最低的钱，后来我们就把诊所买下来了。我现在的一些病人，他们说自己是我的"小白鼠"，特别是我现在的那个"大白老鼠"。

从1989年底一直跟到现在，这个病人就是曾经跟王医生跟了十年，他每个星期六来看我们，从来没有耽误过。

有的时候周六来不了，他就跟我说，星期一下班来补这一次的调理治疗，这可能是我们中国人从来不可以想象的事情，可是美国人，当他认为你是一个健康养生的保健医生，他会一直跟你联系。

那个老医生十几年前接治的时候是50块钱，到今天我还是收他50块钱的诊费。但是每一月他的经络测量数据都非常完整，已经不间断地保持了11年。

那时候我们看这个老王医师怎么扎的针，他用手边按着边说"here（这儿）"，然后病人就"呀呀"地表示就是这儿。

他真的上了年纪了，有的时候哈喇子还会掉下来。他扎针一般不会超过6根，通上电，这样就有疗效，而且好多病人都愿意找他。为什么？因为老人确实把西方很多疼痛、治不了的病给解决了。

所以，当我们接手老人病人的时候，从来没有一个病人抱怨过老人治得不好，只是觉得他有点脏，厕所比较臭，毛巾特别脏，但大家通过他，会认为中国的医生心特别好。

田　原： 如此这般，除非对老人的医术非常认同。

毛小妹： 为什么美国人会对这样一位老医生如此信任？

在中国我们或许觉得针灸没什么了不起，就像在西方，他们也认为他们的科学没什么了不起，而且他们被西方科学治坏的可能比中医多得多。

因为在美国，医生第一个想到的是你不要把人家伤害到，不要让病人起诉你。

因此，这个可做，那个可做，我必须跟你签一大堆条款，我要怎么、怎么做，你有哪些选择，各有什么风险，你自己选择。

他要给你一个选择，病人有选择权、知情权，恰恰是知情权过度强调了以后，你必须在治疗之前做好多检查诊断，搞清楚了，最后可治可不治，或者搞清楚了你只能手术，你选择吧，不手术你可能瘫痪，要手术了也许有百分之多少你是不好的，会留下后遗症。

所以很多美国人做完了手术之后，比如腰椎的问题，过去手术了之后，可能造成疤痕黏连，黏连产生的疼痛那确实没办法再治了。

要么手术，要么疼死，所以在这种情况下找到这个老医生，经过电针，经过活血化瘀疏通经络，人家好了。这样在病人和医生之间建立的就是另外一种选择，就是东方医学所带来的自然的、不受损伤的疗法，他们认为是自然疗法。

田　原：正是我们中医的优势，让美国人减轻了痛苦。让他们看到了不一样的疾病认知。我可以让您不疼，不痛，这在美国的生命文化情境里，我们中医很了不起。

毛小妹：美国人他们其实有自己的养生文化，美国其实也有很多草药，叫做"herb"，但是他们多是用的单味药，不像中药还要配伍。比如说"芦荟"，像大便不通，就用它；皮肤有什么病擦点芦荟汁，把芦荟掰下来擦一擦；给小孩喂奶有了乳腺炎，他们就捣烂糊一糊。

还比如一讲维生素，美国人就讲是从天然植物当中提取出来的，他们的思维里有这么个概念。

我们跟美国人说，你要不要吃点"herb"（草药），因为我们不能说"medicine"（药），或者"Chinese Medicine"（中草药），因为你一说是药，你犯法，FDA（美国食品药物管理局）就管着你，所以我们说"herb"（草药）。但一说"herb"，就乱了。

然后老外说"我每天都吃很多维生素啊"，他认为维生素是从植物里边提炼出来的，因此我吃了维生素，就不需要吃"herbs"了，这是他们的文化概念。特别是营养学这些年大行其道，所以每个东西的说明上，这个含维生素 C 多少，钙多少，碘多少……写得非常清楚，这是他们的养生观念，这个食品当中含有我需要的哪种营养物质的比例越高，可能对我就越好。

实际上当你大剂量使用维生素 C 的时候，它是有偏性的。大剂量的维生素 C 相当于一个秋凉之气，它是收引的，所以能治疗坏血症。是因为你出现了中医血虚的表现，或者说你体内秋凉之气不足的时候，血液会到处乱跑，牙龈出血什么的，为什么这样？收不住，血管壁出了问题。

田　原：大剂量的维生素 C 相当于一个秋凉之气，这个认识很好。您怎么会这样认为呢？

毛小妹：其实从维生素发现到现在的 100 多年历史，其实很多维生素是从人们的饮食偏性中发现的。这种思维方式，打个比方，我们身体里有另外一个偏性，就像我酸了，要用碱中和，我碱了，就用酸中和，我寒了要吃热的，热了吃寒的，老吃烤肉，那你要喝冰水。

他们认为，比如我们吃蔬菜，黑人就非常羡慕，说你们真的都是有钱人，我知道"natural"，也就是"天然的"植物是最好的，但是我没有钱，我不能吃。可是当他把脾胃糟蹋了之后，他说他吃粗粮，说那些动物都是吃粗粮的，但是我又说了，它们是什么胃？你是什么胃？你吃细粮消化和吸收尚且不好，你吃粗粮怎么能行？所以现在美国人思想上的很多东西，实际上是一些被扭曲的教育造成的。

但是你看他们七八十岁、八九十岁的老人，除了基因好以外，他比较注重食物，吃得比较舒服，他们经常会煲一些"chicken soup"，也就是鸡汤，面再下一点点，吃得比较讲究，比较合适。

"快餐"来了以后，很多人经常吃，确实他们中有很多人属于营养缺乏的，是营养不均衡以后出现了某些营养的缺乏，看起来吃得很好，实际上已经营养缺乏了。

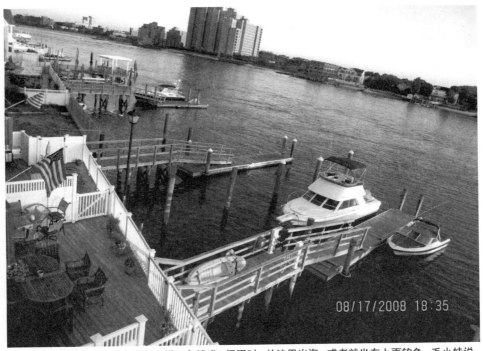

在长岛，许多人家门前都会修上这样一条栈道，闲暇时，从这里出海，或者就坐在上面钓鱼。毛小妹说，每逢家里要来客人，她早起就在栏杆上拴一个铁笼子，放上两只鸡腿，扔到海里去，晚上回来，把笼子提出来，就有一笼子的新鲜海产招待客人了。长岛是一个奇迹，它让人们既生活在最现代化的国度，又同时享有原朴的、与自然最为亲近的生活。

5. 中国崛起带来的中医文化热

田　　原：在今天的美国，中医的地位是什么样的，近十年来有什么变化？

毛小妹：咱们往远一点说，中医是不合法的，但是在民间是一直悄悄地做的。大概在 20 年以前，1986 年纽约才开始有执照这回事，因为经历了一些法律诉讼，有些人非法行医。

田　　原：我记得有一个电影叫做《刮痧》，就是讲述中医文化在美国遭遇的窘境。

毛小妹：对，就是在那之后，中美交往多了，中国医学往美国传，有很多人在美国扎针，他们在国内都是医生，其实在美国一直都有中医，但属于地下非法，后来其他国家的针灸人员才逐渐到了美国。

田　　原："地下非法"是个什么状态？

毛小妹：就是我开一个药房，或者在自己家里开一个小店，亲戚朋友，认识的人都来，甚至有一些牙医，考不了美国西医的牌照，也在自己家里开个什么东西，认识的人过来看病，给现金就行，也没有保险。但是一旦出点事，一旦有人起诉你，你就属于非法行医了。在美国"非法行医"是一件很大的事情，是要坐牢的。当时美国有一些侦探，卧底冒充病人就来了，只要你收了钱都有录像，马上罪名就成立了，非法行医。

　　每个州都经历过这样的事情，所以从加州开始为中医立法，因为加州中国人很多，用针灸的人也多，就需要有中医的针灸执照，规范管理，就开始立法。当时就知道这种针扎进去，不是注射的那种针，扎进去拔出来，在穴位上扎，完了对人体没有损害，只要是一次性的针，不会把病毒带进去就OK了，至于你怎么扎的，扎了怎么回事，他们也不知道。反正就给你一个执照，但是你们必须在中国有过大学的培训。中国过去大学没有电脑管理，只要搞一个公证，说我是什么、什么大学毕业的，有的时候弄一个假证到那也能通过，后边还要有一个急救考试。

田　　原：那时候美国人不懂得造假？

毛小妹：不懂。结果一些非医学专业人员，也可以拿一个中医执照，然后开始针灸行医了。还有一些是犹太人，犹太人也学了五行，最早开中医院校的都是犹太人，都是外国人开的学校，他们请的是中国老师，从中国专门请过去，在那办学开始教针灸，3年零7个月，教出来就是硕士，因为他们招的学生的都是大学以上学历。所以后来中医就走入了院校体制之内。所以我先生当时，大概是1996年上的这种学校，他原来学的微生物，呆在实验室里，后来不太愿意做这个，而父母又都是医生，他就想学中医，就到犹太人开的学校里学习。

田　原：犹太人如此对中医投入，也是他们这个民族的智慧性。

毛小妹：犹太人跟中国很早就有渊源了，拔罐什么的他们都知道，犹太人看到这是很好的商机，特别是美国这些年对自然疗法十分追求，大概有二三十年了，已经成为了一种时代潮流，包括在西方过去的一些方面，美国他们也有很多土医，还有印度医学也是十分流行的。所以后来，到中国的留学生，除了学汉语的，第二个就是针灸。

后来随着我们国家经济的崛起，中国在世界上的地位崛起，对于中国文化热也开始在美国流行。如果你们有兴趣的话，我可以给你一些美国企业要求职工必读的书，里边就有专门的《中国书》，很厚的。

田　原：是一本什么样的书？

毛小妹：它把过去的中国到未来的都讲了，中国怎么崛起的，东方过去是怎么回事，后来又是如何衰落的，现在中国的经济又崛起了，是因为他们有非常优秀的文化，而且他们这个民族非常有智慧。所以我在美国经常会有一种感觉，如果我和您坐这儿，我就是一个普通的中国人，最多是一个耳鼻喉医生，可我到了美国之后，我代表的是中国，我没有在这儿轻松，你闯红灯，你随地吐个痰，在餐馆大声喧哗，他会说你是中国人，我就觉得自己不能侮辱自己的民族，不能由于我的个人过失让人感到中华民族是低人一等的。

田　原：会自觉地思考这个角度。

毛小妹：我会想到这个问题，约束自己的行为，你会觉得自己是中国人。所以当我面对美国病人的时候，我会尽千方百计把他治好，不是觉得一定要挣他钱，也不是为了让他能多来几次，哪怕你付给我只有50块钱，可是我事后可能花几个小时为你去翻书，因为我面对的是美国人，我代表的是中国医学。

所以，你既然到了我的中医诊所，我就有宣传中国文化的责任。经常有人会问，这个是你们中国的吗？他看到我们诊所挂的中国年画，或者中国结。我会告诉他今年是什么年，比如这个画的是今年的兔，或者是狗，这是中国的生肖。他们就问他是属什么的？我说你是属什么什么的。他问有没有属象的？有没有属猫的？我说有属狗的。他说可是我喜欢猫……就这样慢慢跟他们介绍，很多人开始懂得中国人的生肖。

田　　原：在美国取得针灸硕士学位很难吗？

毛小妹：在我去美国的时候，考针灸还是很简单的，像我们西医院校毕业的学生，只需要进行300个学时的训练，就可以参加考试，考过以后就可以发执照了。

我当时都交了钱，后来又退出来了，我们那时候觉得，一个诊所里养两个执照干嘛？因为在美国，两个执照就要交两份保险，还有每年需要继续教育的学分。而且最早的时候，我和我先生两人的病人还比较少，接了老王医生的诊所，每周也就20人左右。所以刚开始的时候我们教太极拳，当时那里气功热，他们叫做"meditation"（冥想），所以我们最早给人家讲中国文化，美国人特别爱听，就问你们自古是怎么样的，你们中医古代是怎么样，你们中医是怎么样看病的，你们中医为什么能产生疗效？这是他们最关心的话题。大约过了半年左右，我们诊所一天的病人就达到了20个。这主要基于我先生，他是1980年去的，在那上的大学，他能够融入美国社会，在美国文化之中和他们沟通。

美国 2012 飓风现场五

（摘自毛小妹博客 2012 年 11 月 7 日）

通过这次灾难，让我对未来想到了许多。舒适方便的现代化生活设施，使得人们的生存能力变得如此脆弱，可能完全失去了在大灾面前保存生命的能力。假如这样的灾难发生在北京城里的小区，单单没电、没水就会难住多少人。高楼怎么上去？吃喝拉撒都成问题，寒流来了如何取暖？

近来有不少人让我预测今年冬至的"三天无太阳"之事。我不会预测这事，但是我能够想到的远比我能讲出来的多。《黄帝内经》有名言："天运当以日光明！"三天没有日光，岂止是黑暗和没有通信这样简单，海水失去正常的引潮力会怎样？地球每天失去一半时间的日光照射，气温会冷到什么程度？没有光合作用，地球的"肺"如何呼吸？

总之，"龙"是人力不能降服的神物，龙年从来都不是风调雨顺的年。从五运六气来讲，龙年是夏行冬令，寒暑完全颠倒的年份。有心的人，必须随时做好应对自然灾难的准备。

6. 一出生，老天爷就用五行给你盖了戳儿

田　原：让美国人了解中国文化，您在和患者的交流中潜移默化地传播。

毛小妹：病人来了你要跟人家交流，关键在于第一诊的谈话能不能留住他，你第一诊谈话留住他，他就永远是你的病人了。

比如一个病人来了，我先问他的生日。病人有的是女的，她就告诉你月和日，她不大声说，我就问她是哪年，她小声说，她怕你暴露她的真实年龄。

她就奇怪你为什么要问？我说我需要知道，因为我好给你选择一个跟你年份对上的颜色，然后她就开始感兴趣了。当我抽出一个绿色的病历夹，她说我喜欢绿色，你一看她的尾数是2，我说我知道，因为你的生日跟它有关，她就觉得很奇怪。

然后我会带她到房间里测经络，测完以后我告诉她，这是肝经，这是胆经，我的桌子上就有这么大的一张纸，上面写了"五行"，五行就用红、黄、绿、白、黑这五种颜色，这上边就写，比如你是金，我就写上金，它是跟皮肤、肺、大肠有关，然后这个主悲，然后她就说"Oh yes, I am always so sad."是的，我经常爱哭，经常难过，然后我就跟她讲这和大便干燥有关，她说原来这样啊，我从小就大便干燥。我说你看，在你的肺经和大肠经上，它不是最高的就是最低的，这个就是老天爷在你出生的时候，在你经络上盖的戳，你就是这一年造的，"Oh yeah, you're so scientific."你这太科学了，你比牛顿定律还要棒。

田　原：怎么想到这样讲话？

毛小妹：这些语言都是被练出来的，你要是跟外国人讲一大堆阴阳五行，讲得天昏地暗的，没有人懂。开始我先生也是，出诊的病人，有的时候会跟他们讲很多，病人会问"我是什么情况"？你跟他讲阴阳五行，他不关心，他只关心我是什么，所以我们干脆就讲"你是什么体质"，你小时候就有什么问题，你后来有什么症状，你主要有什么病，"Yeah, that's right."他就觉得你很对。

比如一个尾数2的人，或者尾数0的人，或者尾数7的人，我们知道这个人的肝会不好，我们会问他，你小时候就戴眼镜吗？他说我很小，从6岁，或者5岁，或者我3岁，我一记事的时候就已经开始戴眼镜了，因为我们知道，你的生日，再看你肝经上的数值，这个就是你的眼镜，就是这个经络低了，他就觉得一生的健康都可以交给你了，因为你把他以前的说对了。其实我们祖先的五运六气，就是从几千年来，最庞大的统计运算中得出的规律。

统计学是在西方现代科学当中首要的科学，所有症状，所有现象，把它们放

到一块，用统计概率来比较，看这个P小于多少，只要有这个概率就行了。样本量越大，它的科学性就越高。

所以，我一告诉他，我们的祖先已经总结了六七千年，从星象到气候，怎么引起的变化，最后这个人得的什么病，然后到我们这怎么治疗，祖先就告诉我们有这么一套东西，这叫做《黄帝内经》。你只要一说到星象，外国人一定会竖起大拇指，因为他们认为最高级的医生是看星象的，这是在西医概念里头的东西。

田　原：相对于东西方来讲，美国文化更是"有神"论。所以它倒容易接受更为古老的东方文化，比如占卜、星象……

毛小妹：在美国，这个"神"是存在的，你搞科学的人，你也不能远离"神"，你是总统，你是什么，他们国家是以"神"来管理的。

所以，美国总统宣誓的时候，最后总会说"God bless America."上帝要保佑美国，美国唱国歌、宣誓什么的，都会这么说，因为他们相信有"神"。"神"对应的科学，是尖端的天文学，是从古老的"观星"总结出来的，只是他们没有找到神和人之间的联系，而我们古人说了，在神与人之间的是"气"。

我们中国人会说，我们是根据神来调理你的"气"的。"神"是什么？"神"就是大自然的圆运动周期，就是天体星星怎么转。比如说地球围绕太阳转，太阳围绕银河系转，电子围绕原子核转，都是这样一种圆运动周期规律。我们把握了这个规律之后，我们把它分成春、夏、秋、冬，你是春天的人，秋天的人，冬天的人，夏天的人，我们就可以把握你的心、肝、脾、肺、肾，哪儿强，哪儿弱。

在外国人眼中，中医其实是很不可思议的，我哭、我笑、我悲、我怒，看心理医生的时候，基本上是没有药可医治的。你说我情绪激动我就高血压，然后高血压的医生说，你是有心理问题，你不要生气了，你不要激动了，可是你说"I cannot control myself."我控制不住我自己啊，那你最后去找心理医生。他怕你出问题，因为他只能降低你的血压，不能解决你的心理问题，所以你必须要找心理医生。

可是心理医生这个行业是很新的，原来都是神职人员承担心理问题的解决，虽然从1948年之后，世界卫生组织认识到原来人身体的发病与心理有关，与社会有关，所以就说身体、心理、社会的和谐统一才是真的健康，但他只画了一个大饼，这个大饼是不能充饥的，他们也在研究如何才能让三者和谐共处，美国人也向往和谐。

所以科学研究"形态"，神学研究"神"，这才有唯物主义和唯心主义的分家。从伽利略 1609 年改进了望远镜，发明了显微镜，一方面人类的眼睛遥望向更远的天空，一方面让人类走向生物的微观世界的海洋，所以西医有了长足的发展，它在形态学上走得很远。伽利略毕生的努力，一直是想把科学从神学和哲学的束缚中解放出来，所以他们希望把物象的东西研究得很透彻。可是到今天为止，由于他们没有一个比较高的"道"的指导，所以当他把局部视野无限放大的时候，他丢掉了整体宏观。

而我们的祖先不是这样看星星的。

所以作为美国人，他们是崇尚天文学的。你想，美国的国力只要有钱，首先发展的就是天文，因为天文学，他们有了 GPS，他们有了很多情报，他们可以打哪儿哪儿准，而高科技的发展，从来都认为就是科学应该发展的道路。所以，当我们告诉他，我们的古人是从天文学累积下来的知识用到了今天，他佩服了，他惊叹了，他认为比他们的牛顿，比他们的爱因斯坦还要厉害。

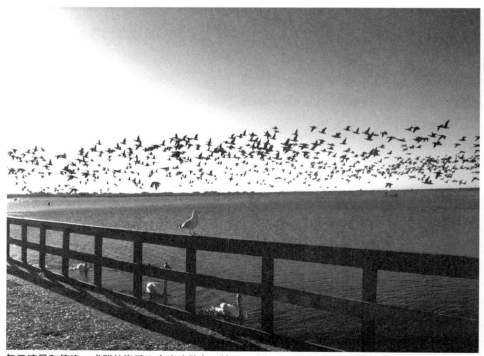

每天清晨和傍晚，成群的海鸥飞来岸边歇息、嬉戏，它们并不怕人，人们像款待朋友一样，偶尔扔出些面包屑去喂它们。

7. 尾数 2 年出生，保护好你的肝和脾胃

田　原：咱们说说今年的孩子，今年是 2012 年，龙年，是建国以来孩子出生最多的一年。用您的五运六气给一个大致的建议。

毛小妹：在尾数 2 的年中，今年算是不错的年，特别是下半年出生孩子，叫做"平气"，整体来讲比较长寿，比较平和。

田　原：今年出生的孩子，需要注意些什么？

毛小妹：脾胃是他们的短板，特别是上半年出生的孩子，更要保护好他的脾胃，但全年的孩子都多多少少会有脾胃的问题，就看谁重谁轻了。但是这组孩子都不错，到四五十岁以后多注意一下心脏，偶尔会有呼吸道的问题，但一般不至于太重。

这类孩子比较有性格，聪明，相对来说，不希望有太多的压抑，不可以承受太多的压力。

在尾数 2 的年中，现在更需要注意的，是 1962 年出生的一组人，头发常常白得比较早，有的已经有些秃了。特别是年底出生的人，三个强木的组合。

木是一个很强大的生发之气，它与人体的肝有关，是人体最好的风，与春天相应。春风来了，从东南方来了，各种树木都在生发，它是带着阳气的风。

所以，我们祖先就用这个"风"字和"木"字来代表春天的生发之气。

但是一个东西长得太快也是有问题的，比如说这个木，长得太旺了，你得给水，你不给水它就干了，干了它就生火，就变成火灾了。在人身体上也是，木的阳气向上生，上面就会着火，如果肾水不足的话，头发就会稀少干枯。

木太过了以后，常常会有筋骨上出现问题，出现肌腱、胫骨的疼痛，如果是小关节游走性的疼痛，这是风在动；如果出现一条长线的疼痛，基本属于筋的挛缩，或者经脉受了寒，寒痛；如果是湿痛，是一大片的疼痛。而且这一组人，常常脊柱两边的气是不一样，使得两边的肌肉张力不一样，或者韧性不一样，容易出现脊椎压迫神经的情况。

另外，风木太过了以后，血液不能运行，你可以检查一下，按压左边的期门穴，乳头对下来第六、七肋之间的位置，它常常会在春季的时候出现压痛，一般在大暑以后基本上再压，痛出现得少了，因为阳气已经宣开了。还有一个，脸如果通红，这个人可能就要发病了。

很可能会出现高血压，这组人一旦得了高血压，特别难治。低压不高，高压

特别高，一上来常常能达到 200mmHg，但是低压"咔嚓"能掉到 60mmHg，很奇怪的一种高血压。西医要降压，低压已经很低，不好降，高压又降不下来。你一测他的肾经，数值是最低的。

田　原：男女有差异吗？

毛小妹：男的往往比女的严重，消耗得太多，有的时候还会出现耳鸣，说明气血失去平衡了。

田　原：我们就针对 1962 年的人，在食疗上您建议他们应该怎样调理？

毛小妹：第一个，应该用酸性的、收敛的食物或药物。这组人常常喜欢吃酸，酸是收敛肝气的。

但最重要的一条，每天晚上 11 点之前必须睡觉，如果熬夜，那就没办法了。

其实所有熬夜的人都得注意，如果脸色或嘴唇发暗发紫，说明血液净化出问题了。

由于不睡觉，长年累月积累下来的毒素，其中最毒的就是红细胞的破损，它是必须要排除的毒素。从生理上说，我们的红细胞平均寿命是 125 天，每天有一份生就有一份死。死的这些红细胞变成了胆红素、胆绿素，从胆汁排到肠道。

胆红素什么时候破损最多，什么时候又被清除的呢？就是当人睡觉了以后。

人卧血归肝。而且最好在胆经的时间，也就是在子时（夜晚 11 ~ 1 点）。10 点或者 11 点最好就上床休息，你睡下之后，一身的阳气就收了。

如果 1 点钟以后睡觉，肝胆经的时间基本过去，这些毒素就排不出去，将来会把肝和肾累坏。

而且肝这个东西很麻烦，它只要还有 25% 的功能，它就不告诉你它病了，而等到它真正显现出来血里面大小三阳高的时候，那个时候它就剩下 25% 的功能了，所以一个人的肝和肾真的是要在晚上养护的。

8. 腊八粥，冬日里的"生命种子"

毛小妹：肝的功能累及到肾，常常会出现一个现象，下午5～7点这段时间，有一段明显的疲劳期，这时候是酉时，金克木，肝气生发到了酉时，到了金克木的时间，肝的阳气不足了，肾为肝之母，这时候，肝会盗用母气，也就是肾气，人会觉得特别疲劳。

所以在酉时的时候，如果出现了疲劳的情况，我们人要稍微休息一下，眯一下眼，尤其是人到了四五十岁的时候，进入更年期，阴阳需要重新调整，日落这段时间，是阳入于阴的重要时间，人的阳气白天转阳经25周，到晚上走阴经25周，酉时是阴阳经转换的时候。

田　原：我觉得更年期阶段还是一个转型的机会。注意饮食和休息，了解自己的金、木、水、火、土的"禀性"，还是可以将身体调整和谐的。

毛小妹：肾经还是有资本把它填补回来的。

有一个食品我建议去吃，就是腊八粥。

腊八粥很有意思，我在2007年的时候，就在美国发表过"春节吃腊八蒜、腊八粥"。腊八其实是一个重要的节，它跟月象有关，是中国年的开端，要祭祀、熏烟，给井里丢管仲，预防来年春天的传染病。这个时候泡的腊八蒜比较绿，实际上腊八蒜是在吃饺子的时候吃的，北方是流水席，平常大家不太交往，但这个时候你到我家吃，我到他家吃，很容易发生春温性的传染病，所以井水里放上一包管仲是消灭病毒的，腊八蒜放到桌子上，蒜和酸本身是杀口腔和肠道病毒的，就是一些看不见的疠气。

在腊八的时候他要熏一些烟除疫。腊八的时候是一个上弦月，从初八到十五正好是1/4个月象，月亮往十五去的时候，大家可以睡觉了，真正的小年到腊月廿三开始，已经是下弦月了，剩下半个月亮了，再往下就进入最黑、最冷的周期，就会有很多老人逝去，有很多孩子夭折。所以腊月廿三之后每天都有各种活动，就是为了让人们夜间别睡觉，活动着，因为这个时候最阴、寒、湿。所以有另外一个食物，就是腊八粥。

所谓的腊八粥，我的分析，叫八宝粥也好，腊八粥也罢，常年喝的叫八宝粥。都是什么？当时在地边、地角，最贫瘠，不好长东西的土地上，随便撒一把高粱、小米什么的，爱长不长，就撒上了。这些在田埂上瘠薄的土地上所产生的粮食，生命力是很旺盛的，所以不是整块的地，就是乱七八糟的地，就撒上这些东西。

田　　原：有效的耕田里种上主粮，主粮之外的这些东西就种在荒地上。

毛小妹：然后这个拿一个小袋子装上，那个拿一个小袋子装上。农忙的时候煮这些东西，口感不好又费稻草，怎么办？冬天烧火炕的时候顺带着煮这些杂粮，搞到一起，煮的时间又长，反正要取暖，然后喝粥又省粮食，所以到第二年家家的老婆都怀孕了，为什么？因为一个人的收藏过程一定是五脏都养满了，最后才填这的，所有的能量都是从这生发供养五脏的，你们哪个脏缺了，肾都要往那供养，肾阳根本的火在那。

但是有一点，煮腊八粥的五谷杂粮，都是当年的粗粮食。这些粗粮里含有非常强的生命力，一把红豆，一把绿豆，一把这个、那个的，这些新粮食它们带有非常强的生命力，经过久煮以后，对胃的消化、吸收都非常好，这些东西各种物味在里面混匀了，这时候老人、孩子吃了容易消化，五脏养好了，五行养好了，冬天夜间又特别长，大家关灯造小人，所以，我们吃种子的民族从来不缺孩子。

所以，现在美国人都把我这话放出来了，我就告诉他们，一粒小米也是生命，一头牛也是生命。所以只有你们缺孩子，我们中国人不缺孩子，你看看我们中国人在世界上，在这个地球上我们占了1/4。所以，你们学着吃点粗粮，回家就熬八宝粥去。

田　　原：八宝粥一定是"八宝"吗？其实喝粥有学问，经方有一个三豆饮，黑豆，绿豆，黄豆，是滋阴润木的，肺燥的人就可以吃一些，还有四豆饮……

毛小妹：比如2年出生的人偏黄的多，偏黑的多，像您5年出生的人，偏白的多，偏绿的多，像花生、杏仁、百合、山药这类东西多一些，都是用来强壮短板的，根据不同的人，我会告诉他。美国人也是这样，你拿一个小杯子，然后你帮我去买，我们诊所就跟粮店似的，还负责给人家买粮，我告诉病人，这包配一小勺，那包配多少，不像咱们随便抓一把就完了，他们很严格，他们都当是配药的技术，你必须一步步告诉他怎么喝。冬天你告诉他几点睡觉，他一定上了闹钟，不行、不行，电视不能看了，我要上床，他很单纯，他觉得医生的话就是圣旨，他对医生是很尊重的。

（未完，待续）

美国 2012 飓风现场六

（摘自毛小妹博客 2012 年 11 月 15 日）

直到今天，我们的村庄还未恢复供电。没有电就没有电话、电视和网络，暖气也启动不了。如同瞎子、聋子，对外的联系也就此中断 15 天了。

近 10 天纽约气候异常，气温像电梯一样，忽上忽下。立冬（11 月 7 日）的暴雪来临时冷到结冰，盖上三层被子还觉得有些寒冷；而周日气温骤升，又热得盖不住。我们过着日出而作，日入而息的古人生活。

每天还在整理着东西，政府通知，所有泡过海水的电器都要扔掉，因为盐会导电，容易引起火灾。

林林总总算下来，一层楼的东西都要扔掉……

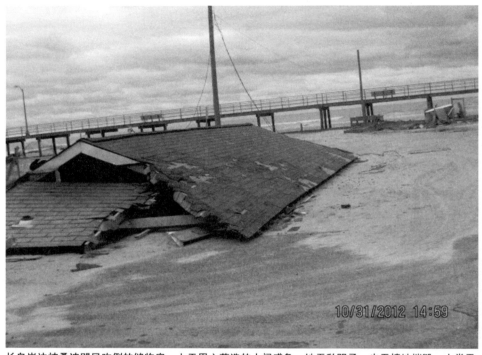

10/31/2012 14:59

长岛岸边被桑迪飓风吹倒的储物房。上天用心营造的人间盛象，她无私赐予，也无情地摧毁。人类于灾难中总显得如此渺小，也于灾难中不断地重复学习着敬畏和珍惜。

以针演道

对话"董氏奇穴"再传弟子左常波

——通往内心的秘境

　　现代化解放了人们的肉体，让生活变得轻松，轻松到总有那么一些时间，甚至忽视了身体的存在。因为感觉不到身体，所以我们屏蔽了身体的语言。

　　然而不管世界如何纷乱，也总有一些神智清明者，为了找回身体的存在，尝试各种古老的方法，练瑜伽、静坐、学气功，以及，针灸。

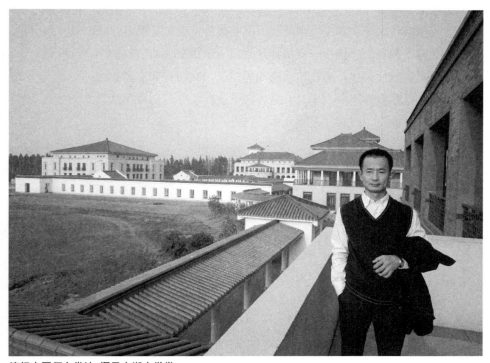

澳门中医师左常波 摄于太湖大学堂

我们的灵魂与肉身

大抵是因为西医的盛行，也或许其"道"、"理"早在历史中一点点散佚，针灸被多数人单单看作是治"病"的工具，是一种物理疗法，与西医手术刀、介入器等无异，然而病又是什么？如果回到古老的中医理论当中去，"病"的根本，不就是身心不能合一，天人不能合一吗？

这其中就包括了灵魂和身体的无法交融。

针，就像是开启身体的一把钥匙，而穴位则是通往灵魂的门径，开启之，就能帮助人们重新找回身体的存在，使得灵魂和身体重新沟通、交融，明了内心深处真正想要的是什么，弄清"我是谁"，从而不再让身体超负荷运转，拼命追逐美食、美人、金钱……

疾病由此产生，也由此消弥。

美国人李道安为着探索这个道理，25岁就来到中国，用17年的时间，扭转作为美国人的思维习惯，研习传统文化，钻研中医、针灸之道；而澳门中医师，"董氏奇穴"的再传弟子左常波，因为基因上的优势，少走了很多弯路，虽人到中年，却对针灸有了独特的感悟——将祖师董景昌先生所发现的200多个"董氏奇穴"，看作是一扇扇通往灵魂，通往生命真相的门径，试图找到更多钥匙……

佛说：众生根性不同，于是有八万四千法门，令一切众生欢喜。

"董氏奇穴"，或许便是这众多法门之一……

〔人物档案〕左常波，"董氏针灸"再传入室弟子，澳门针灸学会会长，广东省中医院主任导师。1997年，其从青岛前往台湾，拜董氏嫡传弟子、台湾中医针灸界泰斗——杨维杰先生为师，学习"董氏奇穴"针灸心法。2003年起，定居澳门。为实现董景昌师公生前遗愿："让董氏奇穴重回故乡，再现光芒"。左常波长年奔走于大陆与澳门之间，向全国推广"董氏奇穴"，受到业界同道的欢迎，并被广东省中医院聘为主任导师，以师带徒方式教授七名弟子。

采访时间 2012 年 6 月

采访地点 北京

参加人员

左常波（"董氏奇穴"再传弟子，澳门针灸学会会长）

田　　原（中国医药科技出版社，中医文化传播人）

谢震铨（中国医药科技出版社编辑）

1. 这身白大褂，让我踏上了台湾拜师求学之旅

田　　原：我关注"董氏奇穴"挺早的，几年前吧。直到今天机缘到了。您的身份挺有意思，学院派教育背景，但这几年来一直行走于"江湖"，和大陆、台湾、澳门的民间有着太多的联系，而"董氏奇穴"本身就是民间传承下来的东西。

左常波：其实这里边是个巨大的矛盾，因为我大学念了 5 年，实在没有找到感觉，毕业了以后发现不会看病，真是不得其门而入，是"董氏奇穴"让我找到了对针灸的感觉。

田　　原：什么时候与"董氏奇穴"结缘？

左常波：1996 年，当时是在北京东直门医院进修，我接触到的一个人，他是美国的医生，他提供了"董氏奇穴"的一些书给我，我一看挺好，于是想研究一下。

田　　原：后来找到了杨维杰老师？

左常波：对，那几本书是杨老师写的，他是董景昌师公的嫡传弟子。后来我给他写了好多信，有一封信他收到了，他说如果你能来台湾，我就接受你来学习。所以我立马就去了台湾。后来证明，此去台湾拜师求学，对我一生的影响真的很大。

田　原：当时要交学费吗？

左常波：没有。一般拜师是要拜师费的，老师都没有要。

田　原：写了好多信，看来是你写的信打动了他，一定写的很有水平。

左常波：我都忘了（笑）。我当时就想打动他，因为我真的非常热爱这个东西。杨老师也是山东人，他祖籍是高密的，离我家很近，也算同乡。我说很想跟您学习，"董氏奇穴"里边有我要学的东西，所以去了。真的很幸运，如果没有杨老师，根本就没有我的今天。

虽然我今天的研究方向，跟杨老师的学术风格完全不同，但老师给我的影响是至深的。还记得杨老师当年跟我讲了一句话，"一流的人品，成就一流的学问"，这真的非常重要。

田　原：大学毕业的时候，为什么找不着针灸的感觉？之前为什么学的中医，你小时候有故事吗？咱们今天时间有限，我连发了三个问题。（笑）

左常波：（笑）小时候最大的心愿，第一不想当老师，第二不想当医生，从小就不喜欢这两个行业。

田　原：（笑）结果两个行业都干上了。小时候身边的中医环境怎样？

左常波：我是在农村长大的，小时候有一个特殊的时期，我们那个村旁边的一个村子，有一个老中医，因为我妈妈生我之前，生过两个孩子，但都因为脐带感染，抽风抽死的，所以生我的时候，就找了这位老先生。老先生现在还健在，当时非常有名，看小儿科非常厉害。所以，我刚刚生下的时候就用他的药，后来退烧就活下来了。后来我弟弟、妹妹也是用他的药，也都活了。可能是农村接生条件太差的缘故，容易感染。

所以我从小就认这个中医做了干爹。我从小成绩好，小学、初中、高中都是一路领先的，他说你跟我学中医吧，我教你。我说，第一个行当不愿意干医生，第二个不愿当老师。所以我大学报志愿，根本就没报医学。

田　原：那后来怎么进入的医学院校？

左常波：我高二的时候就参加高考了，那会儿我们学校专门挑选了一批人，提前一年参加高考，只想考个好学校，如果没考上，高三还有机会。但那个时候，不喜欢医学，就没报医学专业。因为我第一志愿没有被录取，当时山东中医学院怕招不够人数，就把我的档案抓了过去，结果稀里糊涂学了医。

其实回想起来，大学5年，我都没有认真学习课程，基本上玩了5年。第一，我只对图书馆感兴趣，看了一些书。那时候我还对文学感兴趣，大学里组织了文学社，我写了很多诗歌、散文，赚取稿费。当时一个月20多块钱生活费，如果我发表两首诗歌，就有50多块的稿费，所以发表了很多东西。

后来实习的时候也没好好实习，大学5年可以说是没有任何故事的，乏善可陈。

田　原：这5年似乎和医学没有关系。问题来了，大学毕业之后干什么呀？

左常波：在青岛第三人民医院，就是干中医针灸。一开始几年在中医科管病房，开中药，后来专业干针灸。所以1993年，当你发现穿上这身白大褂之后，你很痛苦，因为很多病你就是看不好，这非常刺激我。别人这么信赖你，你却看不好病。所以我真正对针灸感兴趣，认真学它，是从1994年开始的。

田　原：后来去了澳门？

左常波：1993年大学本科毕业，参加工作，2001～2003年，在北京中医药大学读针灸专业硕士学位。后来拿到硕士学位之后，就离开医院，去了澳门。其实那时候已经没有太多的机会了。当年去澳门的那段经历，曾经有两年是我人生最艰难的时候，后来坚持了下来，慢慢走出来了。

田　原：在澳门看病，和在大陆看病有什么不一样吗？

左常波：在澳门的这几年，开的是一家私人诊所，这个工作平台就跟之前在大陆医院不太一样了。

到澳门去，我们接诊的病人，国内的、国外的都有，国内台湾的，国外呢，美国、新加坡的比较多一些，在这种情况下，更多是按照预约的方式来做的。这种方式，就决定了我们的病人不会太多，一天不会看太多的病人，因为工作方式变了。多是预约制，这种工作方式的改变，也改变了我未来的很多东西。像有一些美国人，提前半年就预约好了。半年啊，他们会提前把时间安排好。

这种方式，对我的改变在哪里呢？这对我的工作量，提前有了把握，我会有更多的时间，把自己的事情安排得非常从容，特别是我这些年学术风格的养成，跟那时的工作经历有关，跟我的工作方式有关，我有了更多的时间去思考，同时，给每一个病人扎针，可以做得更加细致、周到。所以过往的那几年，我也思考了"董氏奇穴"很多深层的东西。

田　原：那时主要看的是一些什么病？

左常波：当一个人到了 50 岁左右的时候，高血压、高血糖、高血脂、高血尿酸，包括动脉硬化……所有这些病都来了。其实这些病，很多情况下用针灸可以临床治愈的，把所有的西药都停掉之后，依然可以保持正常，而且生命体征完全改善了，所以这个适应的群体还是蛮大的。

其实现在针灸最大的尴尬是什么？就是病人每天都扎针，效果又慢，又费时间，很多病人就失去耐心了，但每个月能来针灸一两次，两三次，很多人还是有这个时间的。那时候把针法演绎到细致入微之后，这个时间其实足够了。为了健康，这个时间很多人都是有的，但依然有些人很忙，两三个月才能抽出时间针灸一次。

田　原：谈到这里，您透漏了一个信息，就是针灸可以每个月扎上两三次，效果很好吗？这和大家传统的认识是不同的，我们认为只要针灸治疗好像都要持续地扎下去，很多人是几天一次的扎针啊。

左常波：这对医生是个考验。这个时代很多人都在忙，几乎没有时间看病。很多病人，给医生的时间很少。这就要求医生全面提升自己的素养，把一个病人当成十个病人去看，把每一次的针灸诊疗过程，安排得从容而细致。

田　原：当时澳门的中医氛围怎样？

左常波：澳门当地的中医氛围还好，那里人相信中医……当时接触的那些病，都是非常难搞的，包括一些肝癌的病人，肿瘤的病人，我们试着从这个方向去解决这些问题。

田　原：完全针灸治疗吗？

左常波：我用药都用得很少的，完全是针灸的东西。我在澳门的 8 年，生活还是相对比较安逸的，当时做了大量的思考、临床验证，深入到细节了。几乎可以一对一地思考下去。

田　原：因为人数不会太多，就给了您可以思考的机会，进行反刍。

左常波：对。在澳门因为预约制度，每天就不会看太多患者。可是前 10 年在医院做得比较多，也比较累。

其实我认为，谈起针灸的学习，一门技艺的成长，大家可能会有一个误区，误认为做的病例越多，进步越快。

我认为恰恰相反，如果少做一些，多一点思考，可能进步更快。

打个比方，一个病人来看头痛的时候，你会发现除了解决他的头痛，很多其他问题也可以同时解决。那么，你看的就不只是一个病。而且，病人他会觉得，你 20 次给我搞定头痛就不错了，但是你两三次就给搞定的时候，还附带着解决了很多别的毛病，你会在很多环节上，超出他的期望，他就会非常信任你，甚至成为朋友。你也会觉得这很有成就感，同时把活给干精了，这比把活干滥了更有意义。

田　原：说得好。

2. 脸和手掌隐藏的生命密码

田　原：在澳门行医，你觉得自己最大的收益是什么？

左常波：在澳门的 8 年，我觉得影响了我的人生态度和行医风格。

这些年来，我一直在推广董氏奇穴，也在回顾自己的学术成长之路。从 1997 年开始，跟杨维杰老师学习"董氏奇穴"，到 2001 年在国内做全面的推广，一直做到现在，我在想，我究竟做了一些什么事情？我想主要做了两件事情——第一件事情，追溯、还原董公原生态的"董氏奇穴"，在"董氏奇穴"这个体系里边，很多人忽略了一个问题，就是董景昌先生，我的师公，他究竟是如何去做的？我花了将近 10 多年的时间，研究了大量的原始资料，包括董师公的一些原始材料，有些是出了书的，有些是没有出书的，我搜集了一些。我一直想通过这些资料的搜集，去深入研究，去了解，去还原董师公创建的原生态的董氏针灸。

当然，"董氏奇穴"最吸引人的地方是它的"奇穴"，很多穴位确实真的有特效，就是说，这个穴位你照着用了，就能起到它应有的效果。

田　原：比如说呢？

左常波：比如说"制污穴"，这是他自己发现的，不是祖上传下来的，不管是由于什么原因，手术、外伤啊，还是糖尿病造成的皮肤表面疮疡不收口，任何部位的皮肤创面不愈合，从"制污穴"这个地方扎针或放血，都能促进创面的收口，而且可重复率非常高。董氏奇穴里边有很多这样特效的穴位。

我们不可否认，这样的穴位在人体身上真的很多。穴位是有特异性的，所以很多人在研究董氏奇穴的时候，对这方面是相当关注的。但是，面对这个庞大的针灸体系，当你深入走进去的时候，你找到了深层的设穴原理，发现了董公隐藏的游戏规则，你就可以放下一个个的奇穴了。所以，我经常跟我的学生说这样一句话，不要死在董景昌先生的"奇穴"下，要活在他的精神里面。因为奇穴确实有奇效，但当你了解它背后的原理之后，你会觉得，这依然是可以放下的。

田　原：说得好啊，的确，应该这样考虑问题。董师公创造了"奇穴"，为什么是"奇穴"？

左常波：当年董师公在世的时候，据说有740个奇穴，公开了200多个。我们可以大胆地推测一下，假如当年董公能多活10年，可能发现超过1000多个穴位了，但是，或许再过10年呢，他最常用的可能就剩下10个了。为什么？因为，在他的针灸体系里面，他有一个一以贯之的内在规则，所有的奇穴，只是在一次次地演绎这个规则，在演绎过程中，实际上也是对这个规则的无数次印证和完善。

田　原：到了一定时候，自会化繁为简，实现大道至简。

左常波：对。董氏奇穴被世人所了解，贡献最大的就是杨维杰老师，而杨维杰老师是用十二正经的理论体系，去解读"董氏奇穴"的，这个工作非常重要。因为，我们对针灸的了解，完全源于几千年来《黄帝内经》奠定的这个传统针灸框架。十二正经系统发展至今趋于成熟。表面上看来，用《黄帝内经》十二正经的理论，的确可以印证董师公的很多东西，很多是暗合的，一脉相承的。

可是当我去深入研究"董氏奇穴"，去了解董师公本人，他个人的文化背景，他家族的背景，他家族所处的时代背景，还有家族所处的地域文化背景之后，我得出一个结论，董景昌先祖传承的"董氏奇穴"系统，其创建的规则、模式和过程，与十二正经系统几乎没有必然的联系。我们单纯从我的老师杨维杰先生的书中，从他所介绍的董氏奇穴中，可能感觉董师公是一位饱读诗书、熟稔经典的人，他对《黄帝内经》和《难经》等中医经典应该非常了解，我个人认为，事实不是这样。这个事我后来专门了解过，当时董公所在的连队有一位文化教官，这位老先生还在，我跟他也有过书信的往来，专门了解过董景昌先生的文化背景到底是什么？他给我写了信，明确地说董公去台湾之前，真的不识字，我的师伯于永林先生，也亲口印证了这个事实。

田　原：不识字？

左常波：对，后来去了台湾以后，部队上有文化课，他才初通文字。所以我觉得真正要了解他的医学体系，他的文化背景、他的家族背景很重要。因为我们去用"董氏奇穴"体系的时候，我们必须按照董景昌先生设立的游戏规则去玩他的"游戏"，这或许才是一个比较正统的做法。所以我用了将近10年的时间，去深入了解董景昌先生究竟是怎样做的。后来得到部队里老先生的确认以后，我就开始寻找线索，找寻隐藏在"董氏奇穴"背后的东西，找到那个几乎可以通解董师公的规则，那一定是十二正经所不能涵盖的东西。

可能有很多十二正经的东西，有时候可以从"董氏奇穴"里得到印证，但是这种印证，都在董师公独立的体系之上，不断完善之后形成的东西，我有很多证据可以确证它。当你了解到他的体系之后，我们用他的游戏规则，去玩他的"游戏"的时候，我们的一切问题就变得了了分明了。

田　原：我在采访很多民间中医的时候，应该也是这个问题，比如符氏火灸，现在的这个传人竟然也是识字不多，当年也是太爷、爷爷、父亲口耳相传。这个家族传下来的火灸技术，看上去同样是沿经循络，但是此经络非彼经络，感觉就是有他们自己的游戏规则。但是历史久远，传人接棒，究竟有没有丢失或者他们无奈被主流改造，这一切都有待印证。

您如何印证"董氏奇穴"？

左常波：我后来了解，因为师公识字不多，最初出版的那本书，是他口述的，我的一位师伯——袁国本先生代笔写出来的。

我的这位师伯现在还在台湾，7月份我还想去看看他，他把董公的口述用文字记载下来。这本书写出来以后，写得还比较粗糙，那时还没有建立一个框架体系，只是说穴位在哪里，怎么定位，能治疗什么病。

袁师伯曾经说，当时董师公在的时候，怎么看病呢？董师公见到一个病人，先看面部，然后看手掌，看完了以后，他偶尔会问两句，有的时候不问。他几乎不摸脉，什么时候摸脉呢？到医院会诊的时候会去摸摸脉，平时就先看看面部，然后看手掌，有时候问两句病情，有时不问，就开始扎针了。

所以，他们那一代几乎养成了看面、看手掌的诊疗习惯。他的掌诊对"董氏奇穴"体系的建立看来也是十分重要的，而杨老师在书中没有提到这一点。所以，因为我们是第二代人了，从杨老师第一代到我们第二代人，手掌诊断几乎没有人在用了。"董氏掌诊"大有乾坤，透露了"董氏奇穴"背后的很多秘密。

田　原：国内的掌诊几乎失传了。

左常波：很少了。董氏掌诊与别的掌诊流派大不相同。其实面诊与掌诊有许多暗合的地方，面诊看完以后再看手，就能确定他对病人的印象，知道从哪个方面去调理。

您知道台湾一直有江湖密医，当年台湾颁布医师法之前，很多人只要懂点针灸，你开业就行了。当年，董师公做了一件非常著名的事情，蒋介石派他去给柬埔寨总统看病，因为他中风看得非常好。当年这个医案是保留下来的，某年某月，用了什么穴，治了什么病，这个医案保留下来了，效果非常好。蒋介石当年曾经给董公颁发奖状，以褒扬他在政治邦交方面的贡献，并许诺要特批医师执照给他，说不用考了，因为董师公不识字，有这样一个许诺给他。但是非常遗憾，在正式颁布医师法之前，蒋介石先走了。董公最终还是没有拿到行医执照，无法正式行医了，没过多久，董师公也走了。

他离世的时候才60岁。我相信跟心情有关。其实当年出版《董氏针灸正经奇穴学》这本书，董师公原本是不想出的，为什么后来出了？因为当年有一个鼎鼎有名的中医教授跟他说，我帮你出书发表文章，董师公就给他一些东西，结果被他盗取了，自己出了一本书，里边百分之九十多是窃取董公的东西，所以被逼无奈，董公就把书写出来了，以正视听。

所以我觉得，"董氏奇穴"本身，它的文化意义在哪里呢？它是大陆土生土长的、本土化的针灸绝学，后来跨越海峡传到台湾，当年因为董师公，"董氏奇穴"又从台湾传遍了全世界，后来又回到中国。文化的寻根溯源意义重大，"董氏奇穴"的一脉传承，带给了我们更多思考。

田　原：这里有中医的土壤。

左常波：对，但如果我们执意用十二正经的理论，去指导我们用"董氏奇穴"的时候，有的时候效果不理想，都不知是为什么。这其中一定有一个关键的问题。我搜索了很多原始资料，并进行了长久地、深入地思考，后来发现他的方法用起来非常管用，很直接。

董门的掌诊和面诊系统，其所提供的线索，呈现出来的诊断，并不是你得了具体的什么病，不是这样的一个系统，它是一个脏腑的辨证，五行的辨证，直接指导治疗。

田　原：上工治未病，发现了疾病的趋势，或者发现了不平衡的状态。您理解的董师公如何辨证？

左常波：打个比方，他把整个身体系统分为了五个方向，所有的病都归到这五个方向上，按照这个思路去理解他的体系，很多问题就迎刃而解了。

你看他讲的好多穴位，说这个穴位还有个"解剖"，比如说"灵骨穴"，其解剖是"肺支神经"，他用的是西医"解剖"这个词，但描述的内容却是他自说自话的另外一个东西，看上去有些莫名其妙。为什么呢？其实他在每个穴位下面所描述的这个穴位是什么"神经"，其实概括的，是他在五行里面的发明，辨的就是身体各个部位脏腑的方向。比如说伸出手掌一看，你可能去看的时候是头疼，或是脚疼，甚至是你的心脏不好，可董师公一看掌诊的肺区有异常现象，哦，你的肺神经出了问题了。

田　原：然后就在与肺神经相应的穴位扎针。手掌是人体的一个全息图，是一个不需要透视，就可以看见五脏六腑的窗口。

左常波：对，就是这个道理。他忽略了你的病，哪怕你是心脏病，他一看是你的肺区出了问题，他依然不管你的病，他会从他的体系里去解决这个问题。所以判定了一个方向，在他的穴位里面，有很多和肺支神经有关的穴位，做了这么一个辨证的联系。然后在选择具体穴位的时候，有他具体的原则和方法，这样去做的话，好多病治疗起来就非常简单了。

田　原：但是怎么看，这个全息图的布局太神秘了，什么光线下看，什么时间看？这才是问题的关键。如果细心观察自己，我们的手掌和面部是经常变化的，气血、纹路、冷暖……太多了，可是太浮躁了，静不下来的时候，这些老天给我们的精妙提示就如同白驹过隙。通过这个奇穴，我们真的可以理解，中医在这个时代应该是怎样一个境遇。难得您的澳门时光。

左常波：这东西其实他就是这么做的，而我们都忽略了。所以说，我做的第一件事情，就是利用十几年的时间，通过临床试验的思考，通过大量的原始文件的研究，就研究董师公的体系，回溯他原生态的东西，这样去用的话，就变得非常简单了，这是第一点，也是非常重要的。

3. 发现：与十二正经交织的人体"纬线"

田　原：是否想过，"董氏奇穴"为什么在您的生命中出现？

左常波：是命运，也是机缘。就像我刚才说的，首先它让我找到了对针灸的感觉。接下来，它在我生命中起到的最大作用，就是能让我"放下它"，以一个更广阔的视角去看待针灸。追求一个东西的最大意义在于能够"放下它"，听起来是一个悖论。其实它真是一个成立的命题，不是一个伪命题。

任何一个体系，当它具备了鲜明特色的同时，它肯定也具有一定的缺陷。当你利用很多年时间，首先去接触它、了解它，然后继承它、完善它，再回过头重新理解，最后"放下它"的时候，这个过程真的非常重要。参透了，就放下，放下了，才超越，最终回归一个质朴的原点，发现针灸本来就是如此简约而传神的。所以近五六年，我做的第二件事情，就是"放下它"。

田　原：见山不是山，见水不是水。您发现了"董氏奇穴"的什么问题？

左常波：就像刚才说的，不重视处理局部，这既是它最大的优点，也是它最大的缺点。比如肩周炎的问题，它几乎不扎局部的。但是有的时候，"整体着眼，局部着手"，可能是一个非常好的方向，这是一个方面。但我后来发现，当我把"董氏奇穴"的体系了解了之后，尝试将这个体系跟《黄帝内经》"十二正经"的体系进行对照，我发现了董景昌先生最伟大，也是最高明的地方。

如果说"十二正经"这个体系，从学问上来讲是"经学"的话，那么，我认为董师公开创的体系，是"纬学"体系。

他把人体横向地划分成12个部位，手指、手掌、前臂、上臂、足趾、足背、小腿、大腿、双耳、头面，以及前胸、后背，可能哪个部位跟人体脏腑都没有直接的、线性的联系，但确实有另外的一种渠道，让它们产生联系。

打个比方，当我用座机打你座机的时候，座机系统是有线的，它与你的座机有一个有线系统的联系；但当我用手机打你手机的时候，真的没有一个有线系统联系了，但是当我拨通你的手机号码，它的频率就接上了，就产生这么一种无线的联系。其实，董师公设立了这么多部位，就类似于这种无线系统的联系。

田　原：也就是说，传统的经络系统，是一个有线的系统，有它的线路可寻……

左常波：对，十二正经体系里面讲的是十二条经脉，了了分明，这条经脉是怎么走的，是有线可寻的东西，甚至一条经脉在体内的内行线是怎么走的、在体外的外行线又是怎么走，是明确的。不管这种有线的系统是怎么来的，你说它是内观来的、还是修炼来的，不管它是怎么发现的，它的这种描述，对我们针灸临床的指导，对我们认识人体是有大作用的，它描述的是这么一个体系的东西，它是经脉系统。

这个体系里面最著名的一句话，叫"经脉所过，主治所及"，也就是经脉通到哪里去，它的主治范围就达到哪里。打个比方，传统针灸里边的辨证方式，比如说我们了解"胃经"，它经过了哪些地方？它到前额。我们就知道，前额痛，应该取胃经的穴位，它是这么一个体系。

但也有不尽然的地方，比如说背面的膀胱经，在几十个穴位里边，哪一个穴位治疗膀胱的疾病？几乎没有，它们连到最后，虽然都到了膀胱腑里边，可就一个秩边穴，可以治疗"癃闭"，就是排不出尿来，用这个穴位进行治疗。但是这个穴位在运用的时候，它有一个特殊的针法，要深刺，向小腹部方向深刺，会产生向会阴放射的针感，有了这种针感之后，治疗"癃闭"才有效。但这种针法已经偏离了膀胱经，这么深的刺激，已经不在膀胱经上了。所以从这个方面看，十二正经的线性联系，未必囊括了人体的所有联系规律。

田　原：所以人体内必然有我们不能完全理解的东西。抑或是一个非线性的系统，正如科学家所言，人类对自己的了解远不如对火星的了解。

左常波：对，其实生命的规律里面，不是线性的联系，它是多元的，是个非线性的系统。

如果从纵向的联系去考虑人体，那么"董氏奇穴"有它的缺憾，但是董师公打破了这个传统的游戏规则，他把人体从横向上划分了很多部位，比如说"一一部位"，就是手指部位，单独列了一堆穴位，这个治什么病，那个治什么病，在手指上就能治疗全身的疾病；然后是"二二部位"，是手掌部，他也能发现一堆穴位。在这些不同的部位上，有些穴位的名字都很相似，比如"指驷马"和"足驷马"，在不同的横向部位上用了类似的名字，作用方向和原理都是类似的。

所以这种渠道是一种横向的联系，你不能否认它，真的有。一个纵向，一个横向，一个叫"经向"，一个是"纬向"，他完全颠覆了传统的经络系统，如果从这个角度去理解董师公的东西，我觉得不得了。

如果说"十二正经"是纵向考虑人体，它更多关注的是传导，纵向的传导。因为我们对"十二正经"进行研究的时候，很多人都有"循经感传"的现象发生，酸、麻、胀、重，或者蚁样的感觉，会沿着经络，某一条路径循行，这种现象叫"传导"，但是董师公不是讲"传导"，他讲究的是"感应"。

比方说这两个部位离得很远，但是一扎针，同步有反应，比如我这一针是调理心脏的，这里一扎针，心脏立马有感应。

田　原：感应或者遥控。

左常波："传导"和"感应"是两个系统，同时存在。关于这两点之间的差别，我们也在关注现代物理学的一些进展。

在牛顿经典力学里面，讲究"定域性"，比如说，一个东西从 A 到 B，从 B 到 A，肯定不是一下子就过去的，需要经过一个过程，一段时间，中间经过了一些地方，然后从 A 到了 B，这叫"定域性"，必须这样子，在牛顿力学定义的客观世界里边，必须这样玩的。所以怎么可能去想象一个东西，同一个刹那，既在 A 地又在 B 地？不可能！

但是到了量子力学这个领域，就完全颠覆了它。这个理论非常好玩，它说一对具有"纠缠"关系的量子，如果把它们分开，一个在地球上，另一个可能在很遥远的地方，比如说在月球上，当我们对这个量子施加一个干预的时候，它的信息在改变，但同时，相应的那个量子也发生了同步的改变。有科学家在实验室里面已经验证了这个理论是正确的，就是"量子的隐型态理论"，这就很可怕了。

这种"非定域性"，几乎跨越了时间和空间，就像心灵感应一样，这就非常有意思了。相反，定域性的东西，有一个路径可以传导，就需要有一个传输过程，而这种"感应"几乎跨越的是一个"空间"的东西，"董氏奇穴"玩的就是这种感应，它几乎是同步的。

所以，如果在这个大的视角下去考虑"董氏奇穴"的时候，我觉得其伟大就在这个地方，应该有这么一个更大的视野，去考量这门学问。这样去看"董氏奇穴"，对我们有什么好处？我会更深地去挖掘它，把原生态的东西挖掘得更加鲜明，同时我们跳出来，放到更大的空间中进行研究。

所以，这个生命既然不是线性的，它是多元的，为什么不能把它和十二正经体系放到同一个平台之上，建立一个大的学科呢？所以这样的一种考量，对它进行这样的定位，既有助于对针灸学科本身深层次的挖掘，还能把它的特性彰显得更加鲜明。

田　原：在天地之间，人体是开放的，所以当一门研究生命的学科不能够开放地研究，这个学科就有问题了。

左常波：对，我们中国的学问，所有的大学问，像《周易》，它既有"易经"，也有"易纬"，都有这两个方向。如果从这个角度去看待"董氏奇穴"的时候，那么我们就可以看到，董师公的伟大，不在于他面面俱到，而是几千年来，在传统的十二正经主流的体系之外，他给我们开创了另外一个针灸的范本。

田　原：也许不是开创而是传承。

4. 针灸能接通人体"第六感"？

田　原："董氏奇穴"很多穴位的名字挺有意思，像"驷马"、"天皇"、"地皇"、"人皇"，很有武侠小说的色彩。

左常波：其实这就是我做的第二件事情，这五六年当中，当我深入研究"董氏奇穴"的时候，发现了一个最鲜明的特色，被我们学界所忽略了，什么特色？是它非常浓郁的道家色彩。

我们医学界里边，很多人都避免谈论道家的东西，其实当你对它研究越深的时候，就会产生全新的感受。像我的师公，他的老家是平度的，平度是个什么地方？当地的地域文化背景是什么呢？

平度在胶东半岛，这个地方有个非常重要的历史事件，全真教的崛起，全真七子包括马丹阳道人，都是他的老乡。胶东半岛地域的文化，很多跟道家是密不可分的。

当年在胶东半岛的乡下，很多不识字的老先生，道家的口诀却懂得很多，这是无法否认的一个历史事实。当我们要了解一个学科的时候，要了解这个人，以及这个人的家族，这才能很真实，最后发现，他的体系里边，他的穴位命名，他的针法，有浓郁的道家的东西在里边。

田　原：自古以来就是齐鲁大地多奇人……我们真的要留一份眼光给历史，历史地看待一门学问，历史地看待一个人。

左常波：对。像"天皇"、"地皇"、"人皇"，"天士"、"地士"、"人士", 是"天、地、人"三才的东西。为什么他的"倒马针法"讲求"三针并列"? 道家非常讲究"三", "道生一, 一生二, 二生三", 到了"三"就可以演化万物了, 像"倒马针法"本身就由三针组成。

中国的东西, 喜欢用一种手法, "留白"。他不说透, 喜欢隐喻, 他打比方, 喜欢藏诀, 他口诀藏在里边。我找到了这个东西, 找到了这个隐藏在"董氏奇穴"里面的图诀大秘密。如果你忽略了这个, 几乎把他的所有东西都忽略了。

我的老师曾经说过, 说"天皇"、"地皇"、"人皇"这三个奇穴, "天皇"在上面, "地皇"在中间, "人皇"在下边, 这可能搞错了, 理由是天在上, 地在下, 应该人在中间。这是从空间角度来思考这个问题的。而事实上, "董氏奇穴"的设穴是从时间入手的, 因为道家更关注的是时间。"董氏奇穴"里面有一个"时枢穴", 就体现了"以时为枢"的理念。

"天开于子", 天开于子时, 子时一阳生, 而"地辟于丑", "人生于寅"。这样才有了天, 有了天才有了地, 有了地才有了人, 是这样从时间顺序上来的, 所以"董氏奇穴"原本没有搞错。

还有什么"七星"穴, 与北斗七星相应, 还有"总枢"穴等等, 而且董师公他不识字, 他怎么懂得这么多东西呢? 第一, 他传承了一个完整的针灸体系; 第二, 他背了很多秘传的口诀, 并在大量的临床实践中活学活用, 有了自己新的发现。所以, 董公本身就是一个极具开创精神的人。

既然我从这个体系里找到了这种浓郁的特色, 那么, 这个方向也就成了我最关注的一个方向。所以最近的五六年中, 我研究最多的方面就是道家文化。

田　原: 当下的医学界似乎很难听到这个声音。即便有这样的声音出来, 是否也需要辨析。

左常波: 所以我觉得这个方面值得研究, 特别是在澳门的七八年时间, 我在这方面下了很多功夫。

为什么研究道家的东西呢? 有两方面的原因, 第一, "董氏奇穴"给我指点了这个方向, 我觉得应该从这个方向上进行一些合理延伸; 第二, 在澳门8年的时间里, 我做了很多稀奇古怪的病例, 在学界没法给我答案, 但是在道家修行的典籍里面, 我似乎找到了答案。

打个比方, 因为到了澳门, 病人都是预约的, 当我细致地去应用手法的时候, 有些病人出现了很多奇特的反应。因为我面对的外国人比较多, 很多也是美籍华人。所以我们用的针非常细, 比如说国内用的针, 是直径在0.30mm以上的, 我们在那里用的是 0.16mm、0.18mm 的，最粗的 0.20mm，都是很细的针，病人可能都没有针感，所谓酸、麻、胀的感觉都没有。但是我会在手下找到得气的感觉，也就是通过一根针，对气有把握。病人可能没有任何感觉，因为西方人都是怕疼的，当我慢慢地找到了手上的气感反应，扎好针，这个地方对了，不用再进针了，在留针的过程中，病人出现了很多奇特的反应。

很多人会有任督二脉气血循环的感觉，丹田发热，命门发烫，还有些人会有更特殊的反应，那种"无我"的感觉，与外部世界融为一体的感觉。他会告诉我，他的腿没有了，身体没有了，只有他的意识还在，我觉得这种状态很特殊。

田　原：这些人善于描述这些，还是您追问出来的？

左常波：都有，有些人会主动告诉我身体的感受，有些人我问他有什么感觉，他也会告诉我。

田　原：你会不会从这个方向去引导他们？

左常波：不，首先他们出现了一些反应，他们告诉我的，如果他不告诉我，我也不知道。

后来，甚至还有一些更特殊的现象，"超心理学"的一些现象出现了，他感觉自己仿佛离开了身体，会看到我们在做什么，而我们看到的他，其实已经睡着了。他醒来之后会告诉我们，他在哪里，听到什么，看到什么，甚至还有一些远距离的心灵感应出现。

早期我碰到的比较多，好奇。后期我就不管了，忽略了。

比如说当时治疗一个乙肝的小伙子，是台湾的大学生，我给他扎针的时候，他会觉得任督二脉有热流的循环，他说闭着眼睛会看到一片光明，然后他在这一片光明里，会看到一个绿色的小亮点，闭着眼睛去看的时候，觉得"非常耀眼"。这个小点会顺着经脉去走，走到肝里边去，刚到肝里边去的时候，感觉里面乌七八糟的，像很昏暗的房间一样，但那个亮点慢慢把房间照亮了。做了三五次以后，他回到台湾，一切指标正常了。

这不是个案，类似的现象在临床中越来越多出现。这个在课堂上是没法讲的，包括我们在书上、教材上也没有那样去描述过它，这样一些观察结果，很容易被人诟病，斥为荒诞。

田　原：是这些现象让您开始思考。

左常波：当然。那时候为什么想这些东西呢，就是因为出现了这些现象之后，产生了奇迹般的临床效果。他告诉你，他说怎么这么亮？闭着眼睛看到这么亮？

田　原：那位乙肝患者，您扎在了他什么位置上？

左常波：太冲穴。后来发现其实跟扎针的位置无关，跟针下的气感有关。

田　原：传统的针灸也会有气感产生啊。

左常波：传统的针灸，走的脉太粗了，当你有酸、麻、胀的时候，它走的是一种粗的气脉；当你没有酸、麻、胀的时候，它走的是一种甚深细的气脉，我认为是这样，而到了那种深细的气脉层次的时候，会跟深层次的意识状态有连接，因为他外在的意识没有感觉，没有酸、麻、胀，酸、麻、胀是后天的意识感觉到的。

田　原：我想起"蜗牛背着重重的壳"，还有肉身与性灵，还有双重人格……我们每个人都会有心灵被震撼或者被轻轻拨动的感觉，比如"放电"……更形象地比喻，有点像我们接通手提电话。

左常波：这个很难讲，但它不是后天告诉我们的东西。有酸、麻、胀的时候，是我们的大脑意识告诉我们有酸、麻、胀，而我们这种感应传导，比如说我在他的脚上扎一针，他没有酸、麻、胀，可一下就到丹田发热了，几乎是同步的，你怎么去解释呢？

田　原：似乎和穴位，跟用针的深浅、方法有关？

左常波：跟用针的方法有关，真正的针法不在于针，而在于手（因为你手拿着那根针，你的手会有感觉）；而真正的手法还不在于你的手，而在于你的心。我手中持针的时候，完全放空自己，把自己交给手，把手交给针，针随气走，气随机动。《内经》云："机之动，不离其空，空中之机，清静而微，其来不可迎，其往不可追。"针尖抵达那个点的手下感觉，手触心知，只有一个"空"字可以尽述其妙。

田　原：内心的感受，就是内心对某种事物或物件的感应。我想起一件事，我们家有排吊灯，其中一个不亮了，因为口很小，青花瓷的那种，当时我先生的姐姐、姐夫，他们认为是线路坏了，而我就认为是接触不好，我说去动一动它，它肯定会好。结果姐姐、姐夫他们两个上去，搞了很久，都没有搞亮。我先生说我也去弄弄，看弄不弄得上。他们在做这个事情的时候，我心里有一种感觉，他们的手法没到位，可是他们三个异口同声都跟我讲，线路出问题了。

左常波：是位置没到位。

田　原：对，都说是线路出了问题。我坚持我的判断，然后我上去，轻轻一碰就亮了，就是这种感觉。就像刚才说的针灸，它确实是一种感觉，是医生有接通的感觉。

左常波：对。这个非常重要。这是细活，因为你的工作模式改变了，不像你在医院的时候，同时看很多人，处于一种很浮躁的状态，在澳门，我可以把活干细了，因为病人很害怕针，所以用细针，他们害怕针，我只能扎一两针。

5. 针灸，是"以针演道"

田　原：您会用尺子去量，精确地给穴位一个定位吗？还是严格地按照董师公划分的区域，根据手法和针的大小进行调整？

左常波：不需要这样进行定位的。穴位在哪里？老先生告诉你，这个穴位就在这里，你闭上眼睛摸一摸，感觉是不一样的。病人在你按的时候也有感觉，有了病了，会有异常反应，比如有的地方有压痛，有的地方就没有压痛，差一点都不一样。你用手摸一下就知道了。

田　原：这有点像我常说的身体排雷法，一点点地、用细节排雷的方式，把局部的每一寸都用手指摸下去，手下的感觉不一样，有的实，有的发空，有人一按就说疼……有各种各样的感觉，都不一样。这种不一样，就能体现出疾病和穴位的关系吗？我问一个比较通俗的问题，正常的人体，摸下去之后，一点点去排雷的话，会不会都是顺畅的？

左常波：其实很多人都有问题，身体层面，物质层面的问题，都会反映在穴位方面，还包括人心理方面的问题，也会反映在外边。

为什么我们强调对个性化穴位的考察？因为穴位，真的是一种"藏病"之穴。

比如说足三里吧，有时候可以按照标准的定位去找，但你可以想象一下，如果你真的去扎足三里的时候，你用手触摸一下，不同位置肌肉的张力是不同的，皮肤的状态是不一样的，皮肤的温度、冷热也是不一样的，如果你按照那个异常状态的位置去扎，效果可能会更好。其实很多人都在这样做。

田　原："董氏奇穴"，似乎把我们领进了一个非常奇妙的人体世界。这让我想到电影《阿凡达》，潘多拉星球上的土著，通过一颗大树与星球的神经网络、与大自然进行连接，但这也未必能真正展现大自然奇妙的东西。我想知道的是，在董师公手下，当针扎进某个位置的时候，在他的眼中，人，究竟是个怎样的生命？

左常波：这其实是很值得探讨的一个话题。曾经有人说，这几年是我在讲"董氏奇穴"，其实准确地说，是"董氏奇穴"在讲左常波。"董氏奇穴"其实是一个大的载体，它承载着我太多的理想，和我的医学梦想，当我在讲"董氏奇穴"的时候，实际上是我把自己所有的思想贯穿其中了。

我会在课上，告诉大家董景昌先生是怎么做的，你在用"董氏奇穴"的时候，怎样做才算做到位，同时，我还分享了个人的一些研究方向，这个方向准确地说，叫"以针演道"，就是用针灸的毫针，遵循修道过程中的次第功夫，一步步演绎，完美呈现精、气、神的转化过程。后来我发现，这个方向是可行的。

刚才谈了，那样一个契机，让我关注到"董氏奇穴"背后道家的东西。你想，道家在自身修炼的过程中，以身体为实验对象，发现了身体这个小宇宙的大秘密，几千年来代代传承，总结出一套完美的修炼程序。你看道家在谈修炼的时候，他是讲究套路的，东、西、南、北、中各派丹道法门的修炼，都有这样一套程序，十分接近。

什么叫"百日筑基"？也就是在 100 天，3 个多月的时间里，要打基础。这 100 天应该干什么？他告诉你，干成什么样就算完成任务了，从哪儿入手，他是有指标的。

"百日筑基"之后，就"炼精化气"，正式起修。这怎么去做？又有套路，当你做到什么程度，他告诉你这个套路就做完了。

然后下一个阶段，"炼气化神"，然后"炼神还虚"、"炼虚合道"，这不是瞎说的，是以身体作为模板、作为对象进行实验、考察的。因为我们在无意中研究针灸的时候，发现扎针时出现的很多情况，都是在道家修炼的过程中才会出现的，不是从你这发现的，古人早就发现了，其实我们的针灸和道家的修炼，实践对象都是身体，理应遵循同样的原理。

　　董师公最伟大的地方，在于他让我们回归生命本身，关注到了生命本真的特征和语言。虽然他那时候用的并不是很细的针，也是挺粗的。

　　譬如，他在"一一部位"扎针的时候，或者选择在"二二部位"扎针，他不是一个硬性的规定，心脏病就取什么穴……他根据病人的面诊、掌诊，判断一个方向，你这个心脏病，可能是肺出了问题，他就在身体的各个横向区域，去找一些跟肺有关的穴位。他这个找穴位，是用眼睛去看，用手去感受，看看有没有异常，依然去摸，依然要筛选，他根据的是生命本身客观反映出来的指标，确定这个穴位可不可用。

　　田　原：倾听身体自己的语言，而不是医生的主观臆想。

　　左常波：对，这其实非常符合《黄帝内经》的经旨，"以病为本，以工为标"，以病人自身为根本，我们医生是工啊，所以"以工为标"。我们永远是服务的，是 follow（跟随）的，而不是主观地辨证半天，我们自认为很聪明，辨了很多东西，在脑袋里边完成了很多过程，其实这个过程往往是失于客观的。所以，这是董师公最伟大的地方。

　　田　原：眼睛去看，手去触摸，然后用心去感受。

　　左常波：对。他的手、眼和内心是结合在一起的，然后客观地根据生命的体征，来决定如何去做。

　　他既然用身体作为模板，作为实验对象，而且这里头有很多现象是扎针扎出来的，这肯定不是假的。当然有人好奇，怎么可能扎出这个东西呢？因为我们更关注疗效，当他出现"气化内景"的时候，针灸的疗效是相当惊人的。

　　我们用针去调气的时候，当然这不是杨维杰老师这么做的，也不是董景昌先生这样做的，但却是我们所走的这个方向，到最后不得不碰到的一个问题。道家讲究"柔"，讲究"弱"，用"柔弱"去实现最大力量的时候，就出现了这个问题。

　　当我沿着董先生当年指引的道家方向去看的时候，那道家既然说这个程序是一、二、三、四、已经很客观了，我们就认定它是真的。我把这套程序称为"级联式"程序，当它充分满足了 A 条件的时候，它自然出现 B 的状况；当出现 B 状况的时候，我们再充分满足 B 的条件，自然达成了 C 状况，同理，接下来的次第，就产生了 D 状况。我按照道家经典所揭示的规律，用毫针去演绎这个精、气、神转化的过程。

　　结果你会发现，你用的东西，无所谓奇穴了，无所谓十二正经了，其实用不了几个穴位，好多都可以放下了，可以不用了。最多十几个穴位，足够了。

6. 用气 "冲" 掉了肝脏癌瘤?

田　原："以针演道" 这个意境太好了!

左常波：我讲一个病案，我原来有一个好朋友，他是珠海人，他岳父是肝癌晚期，将近 70 岁，他当时让我给他岳父看看。他跟我说，他岳父拒绝了一切现代医学的治疗手段，放疗、化疗、手术，都不做了，就在家里吃斋念佛，公司也不管了，想清静一下，休养一下，他问我有没有什么方法可以调养一下。

后来我跟老先生见了一面，首先第一个感觉，这位老先生非常善良，我想帮他一把，我用我的针帮他一把。当时他确诊是肝癌晚期，肝里边有 6 个肿块。这个治疗过程说来也简单，我第一个月治了 4 次，接下来就到春节了。

田　原：怎么做的?

左常波：就是针灸配合放血。扎针扎的穴位，是支沟啊、太白啊这些传统的穴位，放血是在身体深层放血。

田　原：具体什么位置?

左常波：在肝胆经上，阳陵泉和董氏的明黄穴附近。扎针的穴位很少，重要的还是放血。在放血的领域，我有一些自己的创见，以前没有人想过，要从身体内部将瘀血放出来，让深层的瘀血喷涌而出，这种放血方法，叫做 "阴络放血"。

田　原："阴络放血"，古人做过吗?

左常波：古人没有，为什么没有? 因为跟工具有关。以前放血的工具，都像三棱针那么粗，你怎么能扎到里边去? 而我用注射器的针头，插到很深的地方去，一两寸的地方，瘀血喷涌而出。有时候会喷到 100ml，但有些病不需要那么多。

关于 "阴络放血"，《内经》里面提过这个概念，人体络脉有分 "阴络" 和 "阳络"。"阳络" 有 "阳络放血"，就是在浮于体表的络脉、青筋那些有血瘀的地方进行放血。但是 "阴络放血" 没有人做过，我用一根针头，扎进两寸，而且能扎中它，向外喷血。

田　原：这个阴络血瘀在了哪里? 表现出了一个 "负能量"?

左常波：在深层的静脉里，放出血的颜色都是黑的。比如说肝病患者，你在这里 (阳陵泉附近) 一扎，血就出来了。当肝恢复正常了，你再扎就不出血了。

因为当他内脏病好了以后，他此处阴络深层的静脉形态也就正常了，你扎不中它。而肝有病的时候，这个地方血管的形态会有改变，比方说血管的形态有怒张，一扎就扎中了，而且压力特别大，就容易扎中。当里面的内脏好了，这个地方相应地也就变好的，压力就小了。这个病人很奇怪，第一个月做完4次以后，第二个月是春节，没有治疗，两个月以后去检查，4个肿瘤变成3个了，医生都不相信，一开始以为是误诊了，本来就是3个，看成4个了。后来继续做，又过了两个月，一共做了3次治疗，去检查，又变成2个了，这个医生觉得很奇怪。接下来又做了三个月的治疗，肿瘤缩小，就剩下三分之一了。

田　原：就是做了扎针加放血？

左常波：对。我给他扎上针，在留针的时候，他会觉得丹田发热，很大的热力，一波、一波往肝里面冲去，像水流一样，他自己感觉到的。他说左边没感觉，右边有感觉。他那段时间一直在吃斋念佛，吃得很素，扎完了以后，他说排了很多脏东西出来，又脏又臭的，他跟我讲的，怎么这么可怕？做到第二次的时候，我就觉得有门儿。所以说，"董氏奇穴"让我找到了对针灸的感觉以后，指导了一个方向，我沿着这个方向走下去，发现人体的潜能真的太强大了。

7. 寻找"穿越"灵魂的门径

　　身体处处皆是全息。

　　"董氏奇穴"将人体分成了12节，每一节都是身体的一扇门，而其中最重要的，便是那整日劳作、灵活伸缩的十指兄弟。这里的气血最为精细，"董氏奇穴"称其为"一一部位"。当一个圆圆的受精卵，渐渐分化成了胎儿，蜷曲在母亲的子宫里，此时的大拇哥，也折叠在了手心里。许多呱呱坠地的婴儿，仍在继续着娘胎里习惯，直到经络像小树的枝杈渐渐展开，十指才慢慢开启，感触世界的新奇。

　　"董氏奇穴"的创始人董景昌先生，就在十指上，为全身的细微异常定了位……

田　原：对您来说，"董氏奇穴"不仅仅是针灸，它带来更多启示。

左常波：对。我们常常忽略了两个事实，第一，身体的潜能真的是非常惊人的，我们没有认清人体的潜能究竟有多大，我们没有看清这个问题，甚至我们封闭了它；第二，因为我们忽略了，所以没有人探索它，所以我们现在几乎没有人尝试着用什么方法，去开启这个潜能，这个东西是最重要的。如果你认定了这个事实，你就去研究，只有你把它当成是真的，你才会去研究它，在研究的过程中一步一步得到反馈。诶！这玩艺真的有效，看到了奇迹，就坚定了你的方向，走得越来越深，这个时候你定会找到一套方法打开这扇大门。

田　原：这个时候"技术"自然而然地出现了，但此技术已非彼技术，更是一种趋势……

左常波：对，单纯技术这个东西，其实是这样的，"术不及法，法不及道，道不及势"，什么叫"势"？大的趋势。其实一切的东西，就是按照"势"来的，当我们了解了生命的"势"，顺势而为，一切都会变得非常简单。而道家研究的一切、一切，你可以前瞻性地看到它的趋势。我觉得针灸太美妙了，针灸太迷人了，就是因为它背后有这样一个东西。

有一个单位让我去做一个讲座，讲座题目叫做"让针灸改变世界"。这个话不是噱头，其实针灸真的可以改变人，改变习气，改变人心，人心改变了，世界也可以改变。我为什么这样说呢？当一个人的内在改变了，外在一切都改变了。

这么多年我做过太多的病例，包括精神神经科的病人，做完之后真的恢复了，用针当然可以和人的潜意识沟通。

著名作家余华，是我非常好的朋友，这个哥儿们很有意思，他说我就想不明白了，为什么你这一针扎进去，也没给我吃药，我的焦虑就没了？内心就平静了？一切都美好了？这怎么可能呢？

他有一段时间失眠、焦虑，我给他扎完针以后，他感受到了一种内心的平静，焦虑消失，他就很奇怪，外在的一切都没有改变，为什么当下我的内心如此平静？针灸前后时间没有几分钟。

其实我们表面所看到的很多病都是现象，你认为是你心理上出了问题，其实任何一个心理问题的背后，都有物质基础的，是内环境不和谐造成的，当我们通过一个方法，把你和谐的内环境建立起来，这些身体的病、内心的病都没了。

田　原：这让我想起董草原反复强调的"精神体"——身体是由物质体组成的，

但物质体不等于生命体。我好奇您选了哪些穴位？

左常波：我调的是胆经的穴位，焦虑和肝、胆有关系。

后来还做过一些强迫症的病人，强迫症这个病是很难搞的。我有一个患强迫症的病人，每天就想着一件事，她家的阳台要反复冲洗，每天晚上 12 点之前一定要洗阳台，他们家最干净的可能就是阳台了。这事不干不行，很强迫，伴随着焦虑和顽固失眠。针灸十几次之后，第一，强迫症没有了，焦虑和失眠也完全恢复；第二，她看待人生的态度很多都改变了，变成了一个很灿烂的人。

田　原：其实我们每个人身上都有一点强迫。况且自己远没有意识到，一根银针可以探知懵懂的自我。

左常波：针灸是一种非常好的，能够介入内心世界的方式。

心理疾病，往往现代医学用的是心理沟通的手段，但是这些手段往往不容易解决问题。心理医生的一些说辞，其实病人都明白，很多病人听完心理医生讲的，说这些我都懂，可是帮不了我啊。但是针灸通过调气，调气脉，调到气脉平和以后，人们的习气会改变，然后人的心境也会改变。

我在广东省中医院带了 7 个徒弟，其中有一位对心理学有研究，她觉得非常棒，她说针灸这玩意儿，它以一个物质的手段，介入人的身心世界，我不用什么心理暗示，也不跟你说事儿，你躺在那就可以了，用针灸这样一种物质的手段介入了你的身体。然后接下来，发现很多东西就慢慢转变了。

我们在临床上会发现，那些心理说解的手段，实际上很难突破潜意识的障碍，进入一个人的内心。病人在面对心理医生的时候，深层的潜意识设置了很多障碍，病人自己都意识不到，你很难用心理的手段介入他的内心。而这个针，通过调动针下的气机，一下子绕过了那道障碍。像有些病人，治疗之后，不仅性情变得柔和，饮食习惯也随之改变，开始吃斋，不愿意吃肉了。

当一个东西你没法超越它的时候，你可以跨越它。比如说我的老师，杨维杰老师，他在针灸方面的学问，你怎么超越他呢？我没法超越，因为老师的学问太厚实了。但是作为临床医生，关注的目标是疗效，所以我们在学问上完全可以跨越某个体系，绕过去，找到另外一个方向，同样可以见到卓越的效果。认清了这个方向，你就不必较劲了，思辨、体察、实证，虚实结合，一路走下去。我觉得这非常有意思。

8. 我们的身体比脑袋聪明？

田　原： 您在做针灸，也借鉴了很多心理学领域的研究方式？

左常波： 当然。西方医学关于心理和意识方面，有很深入的研究。其实我们对它了解非常少，除了刻板的教科书以外，就是目前心理医生所用的那些方法和手段。其实西方心理学有很多很前沿的东西，可能是非主流的，却非常有意思。

比如对意识的研究，对一些超现实的意念研究，其实跟我们的研究是非常吻合的，手段不同而已。那些研究会帮助我们印证很多东西，所以我非常喜欢看西方的一些东西。

他们用一些手段，比如说通过肌肉的张力，来判断一个东西对这个人是否适合。

他们的研究发现，你肌肉的张力和力量，其实跟内脏有很大关系。当你某个内脏不好的时候，你的哪个肌肉就会出现问题，在临床上确实是这个样子。

他们做了一个很有名的实验，通过运动来分析，比如研究一个东西究竟是对你好，还是对你坏，比如你喝咖啡，对你好还是坏？他让你把咖啡杯抓到手里，另外一个胳膊举起来，然后用你的手去压他的手。当你抓的东西对你身体有好处的时候，你是摁不下去的，它是有力量的。

后来发现这个方法不仅可以判断一个物质的好与不好，对于判断一些非物质的东西也一样有帮助。

比方说打坐对你有没有帮助，你看一本书对你有没有帮助，哪一个对你是正面能量或者负面能量……这些研究都非常有意思。其实发现了什么？内在意识和外在力量是有关联的，但你自己还不知道，你的意识还没有反应，可是身体已经有反应了。所以结论就是，我们的身体永远比我们的脑袋聪明。

田　原： 也许我们的意识最会穿越，如电光石火。我做过这样的实验，静坐观想，比如痒，真的不觉意识萌动，身体已经行动了。中医很早就告诉了我们"诸痛痒疮皆属于心"。

9. 人不自救天难救!

田　原：不管贫富贵贱,生命的意义都是一样的,生命的价值都是值得尊重的。但是我在想,在临床上,是不是有很多患者的病是医生治不了的?

你这根针下去,所有人的病都能应对吗?都能打开这种所谓的"气感"吗?

左常波：田老师,我觉得要回答这个问题,可能得从几个层面去解析。

有些人的病,我确实治不了,但是做医生做到今天为止,我最欣慰的地方在哪?当一个病人坐在我眼前的时候,我通过我的手段,包括望、闻、问、切,经络的探查,了解完情况之后,很多时候,在真正治疗之前,我基本上已经可以判断出这个病人我能不能治,多少次能治好,能治到什么程度。

凭的是什么?"经验"和一种"感觉"。我不相信一些玄虚的东西,当我把依据一、二、三说出来的时候,相信很多人都会认可的,这不单纯是我的灵感。

但还有一部分人,病情比较复杂,看完以后,你依然不知道能不能治好的,那我就治疗三五次,心里就有底了。这个病我治不好,意味着什么?有可能是我治不好他,不见得这个学科治不好他,也不见得别的医生治不好他,这里面也确实有些我治不好的。每个医生都难免会有自己的误区。所以,医生能懂得进退最难。

田　原：我们把每个"病人"放在自然境遇中,尽管每个人的结构基本是一样的,但是,人和人的心境又有很多不同。

左常波：病人的问题,从更深的意义上说,可能有些人的病,我们真的很难治好他,跟他人本身的习性有关。比如说我刚才讲的,那个肝癌病人,我为什么要给他接诊?我依然认为,我先要了解这个人究竟是个怎样的人,如果他一直什么都放不下,想抓住一些东西,我用针灸真的无法介入他的身心。

田　原：年轻的你,面临高龄癌症患者的时候,如何穿透到他的生命之中,来引导他的生命回归?他的问题在哪儿,你看得出来吗?

左常波：我知道,因为中医能解释它。

田　原：你会跟他有交流?

左常波：我会有交流。我还是讲这个病案,这个病人我见到他以后,我说我帮你做五次,五次以后我就知道可不可以做下去,能否帮到你了。我跟他聊了两个小时，聊聊他对于生命的看法。

我说你是怎么看这个病的？他说这个病，跟我这么多年的吃喝、还有欲望太多有关。我说你现在能做到什么？他说我现在公司不管了，让我女儿管，我现在也不参与了，现在也吃斋念佛。得了这个病，老天让我死就死，不让我死，反正我也不干了。我觉得他可以放下了。有这个前提的话，我可能还能帮到他。

他是个很善良的人，如果不是这样一个人的话，可能我看不了，也就不看了。

田　　原：是一个迷路的羔羊，他需要引导和帮助。

左常波：对。我觉得他的病是有因果的，这不是迷信，有因就有果，也是多面的。内因是最主要的，外因是条件，内因、外因结合，促成了这个结果，所以佛家说"因缘相合则为果"。如果从现实去考虑，跟他的生活方式有关，跟他的内在压力有关，如佛家所说，若人有往世的话，可能和这个因果也有关系，我就没法探究了。

但是首先来讲，我看病人，如果一个人有他不好的"因"，这个"因"可能是一个不好的习气、生活方式，如果它在的话，它会招来一个不好的"缘"，最终导致不好的"果"，你可能就要承担它。假如这个人内在有一个很善的"因"，同时也会有一些很善的"缘"出现，这就是外在条件。那么好的，外在条件作用在好的内因之上，因缘相合就可能会出现一个好的结果。

所以这个病人我分了两个阶段，第一次聊完以后，先决定我能不能给他治疗，我能不能帮到他。如果一个人放不下，我们真的帮不了他。

田　　原：你的心里也会抗拒？

左常波：对，如果抗拒，我也没办法进入后来的阶段。所以有了这两个条件，我就决定开始第二步，跟他聊完以后，我说帮你看看，我们设定一个期限，如果方法做对了，方向对了，那么，在很短的三五次以后，身体会有重大的改变。

田　　原：依然做得比较仔细。

左常波：对。如果一个病人做三五次，五六次，依然没有改变，说明目前我看不了他。如果我的方法对，我真的认为，运用针灸，就必须在三五次以内有大的改变。所以当我做到第三次的时候，他跟我讲丹田发热，气往上冲，一波一波的热浪往上冲，冲击肝区，然后通过大便排了很多脏东西出来以后，我就认为我有可能会帮到他，至少是部分地帮到他；做完五六次以后，我又决定继续做下去。经过一年十多次的治疗，这个病人的肝脏肿瘤全部消失。但后来他还是走了。

那是到了第二年的时候，我离开了澳门。我就嘱咐他一句，因为当时他患有乙肝，有肝硬化没有最终解决，我说叔叔，你千万不要认为你这个病没有了。本来没有病的，无中可以生有，因为这个病跟习气有很大关系，你千万不要再像以前胡吃海喝，千万不要再生闷气，动肝火，你还有肝硬化，最忌讳的就是大动肝火。

肝火郁闷三五个月，会直接加重病情，这在临床上是经常见到的。他肝硬化一直没好，肿瘤是没了，但肝的问题也是非常麻烦的。后来他活了将近3年的时间，到第3年的时候，他的公司碰到一场纠纷，打了3个月官司，结果肝硬化导致腹水，很快就走了。

他后来还是很感谢我，他说医生说我活两三个月，你让我多活了三年，我用这三年的时间，把我的后事都安排好了。其实生命也是有定数的，不是我们用外力可以解决的。我们只能治他的病，很难救得了他的命。

当时我第一次给他看的时候，我说，叔叔，如果有一天你的肿瘤真的都消失了，我现在就可以告诉你真相是什么，是你自己的身体把它解决了，我只是一个局外人，我只是帮忙促成了它，不是我把它解决的，而是你生命当中的潜在力量被激活了，你身体的潜能自己解决的它。所以后来发生的一切，让他觉得非常好。所以田老师，您刚才问的那个问题，其实是一个非常复杂的问题，临床上我们看了这么多病人，我们真正治愈了吗？根治了吗？我觉得很难这么说。

我觉得从更深意义上讲，如果没有真正扭转他内在的思想，内心没有改变，其实很多病也没有根治。

田　原：我在采访一位民间治癌医生的时候，那时候我对中医积累得还比较少，走得也没那么深，但我通过对他的写作，我得到了八字箴言，就是"洗心革面，重新做人"。有时候疾病是人生的一个里程碑，你真的要重新活过来；否则，就像一个人犯了错误，你把他关到监狱里，改造的是他的身体，但没有改造他的灵魂。所以说，医生说"我能治愈你的病"，这个话其实是很难讲的。

左常波：爱恨就在一瞬间……有人真的很难转变心念。

我为什么会对心理学的一些问题感兴趣？我通过针灸的治疗，发现很多人从小就有的性格缺陷，可能通过针灸，会在一定程度上得到转变。针灸调的是"气"，气是形、神之间的东西，它既对实实在在的形体有帮助，又对看似虚无缥缈的神也有帮助。如果我们把气调得很细腻了，有些人的习气真的会慢慢改变，把好多事情都放下了。

田　原："气是形、神之间的东西"，说得好！

左常波：病人最关注的是什么？你能不能给他治好。当你心里有数，你在治疗的时候，他的内心信念也会改变，当有一天，真的快好了，这个时候他同步发生着一些变化，看世界的角度也在改变。这时候我就会告诉他，把我所认为的生命真相告诉他。我会说，其实人真的要有一颗善心，这个非常非常重要，境由心造。可是我们往往会误解说，我们所遭遇的一切，都是这个世界安排给我的。其实反了，这完全是内心世界直接投射到外面，而呈现出来的一个现实，我们所有的境遇，包括疾病，皆由内心世界招摄而来。

10. 内心的力量可以改变命运

田　原：这个世界上美好的东西太多了，原野上一株野花会为生命而美丽，画家随手涂鸦也是难忘的美。但是如果有人看不到这些美好，而看到渺小的、残缺的，身体里边也会产生这种负能量的东西。

一直在追问，生命的奇异之美，大智之慧，在如董师公这些奇人眼中一定会"了了分明"吗？

左常波：这可能永远是一个谜。这也是我们这些后学和他的距离。也许生命、身体在他们看来，依然有未解的谜底。是什么让他和针结缘，以至于后来，他把一个完整的奇穴体系留给后人？我们一直想探究他的老家，在他的家族里发生了什么，他肯定有背景，是不是另有一个师傅给他一个秘密的传承？我们不得而知。

我们都说他是家传的，但后来我了解了一下，他父亲是干什么的？似乎跟这行业无关，但我可以断定的是，他父亲一定有东西给了他，而他所看到的东西是我们没有能看到的，他能抓住人的象、信息，他并不是通过摸脉看病，他有一些感应的东西。其实中医讲究"取象"，这个"象"的思维是很重要的，而我们都忽略了。这些"象"的信息，比如说我们一摸脉，脑子里一下子出现一个象，它是一种信息的表达方式，看起来虚幻飘渺，但是中国几千年来的思维模式一直都是从这里来的，这很重要。

田　原：说我的一个感觉，李嘉诚、成龙、李小龙……极少数天之骄子，他们是不可复制的。董师公这样的人，都是不可复制的。

左常波：我是这么想的，每一个时代都会出现一些很卓越、很杰出的人，他们都是很难复制的。他们的存在可能是因为有了使命而存在的。

李连杰跟我说，他在20来岁的时候，他就拥有了一大笔财富，那个时候是上世纪80年代，没有多少个亿万富翁。那个时候他就在想，人活着，到底是为了什么？他说这么多年来，他该有的都有了，太太漂亮，孩子出息，反而在什么都有了以后，他依然选择了皈依佛教。很多人都以为他是在海啸中逃过一劫之后才真正皈依的，其实他很早就在想这个问题了。后来他的一个上师告诉他说，你的存在，你的价值就在于你有使命，你的使命在哪里呢？你依然要在红尘中，树立一个很成功的形象，告诉大家，你这么成功，依然想在这个成功的背后，找到一个更真的答案。所以他现在做一些事情，推动着一些事情，非常棒！

田　原：作为"火炬"，他会照亮很多人的内心。

左常波：作为一个个性化的人来讲，我个人理解，每个人在这个世界上都会有一个轨迹在，每个人的轨迹是不同的，使命也是不同的，但这个人你到底可不可以改变他？我这么多年一直在思考这个问题。我通过很多人，确实看到他们身体上的改变，内心的改变。

这么多年看病，很多病人身体改变了，病没了，他的内心也改变了，后来慢慢地，他们的一些生活理念改变了，他们的命运也改变了。

后来我又看我自己，突然觉得我们这一世，可能会有某些命定的安排，那是不是我们没法改变这个？我觉得不是。这个改变源于我们内心的改变，当我们内心真正改变了，依然可以做一些调整，甚至有的时候是一些重大的调整，人的命运也会改变。

我这么多年，很多人都觉得我挺顺的，但我走的每一步，其实都跟我的内心世界有关。

我人生有两个很重要的人出现，一个是1997年12月份，杨维杰老师出现了，我跟着他，学习了"董氏奇穴"；隔了12年，2009年12月份，我遇见了南怀瑾，南先生邀请我去给他针灸。12年一个周期，他们出现在我的人生当中，对我产生了非常重大的影响。结识南怀瑾先生也是机缘。当时他的眼睛有些微恙，想找个针灸医生，好多人推荐一些医生给他，然后他选择了我。

田　原：选择了你的人，还是你的医术？

左常波：我觉得他对我的针灸技术并不了解，是有朋友给他介绍我，他又看了我的照片。然后这个经历也是对我的重大转变，为什么呢？他让我重新回到大陆开诊所。

南先生的学问真的是一流的，儒、释、道都很通，这个时代，通家很少，他的修行功夫也很深。我见过很多修行人，但很多人在心性上修行不够，而南先生身心合一。回到大陆，我觉得靠他近一点，可以经常过去听老先生讲讲经，在他的身边待一待，这对我来说，又是一个重大转折。

田　原：这两个人的出现，是自己的期待吗？

左常波：我觉得内心存有这样的念头，生命中就碰到了他们。

在我的生命中，很多从前的偶像都一一见到了。比如说从小看过电影《少林寺》，我就特别喜欢李连杰，但我没想到有一天他真的成了我的朋友。

后来我上了大学，在读研究生的时候，新东方的俞敏洪我觉得不得了，他说的一句话一直在激励我们往前走，"在绝望中看到希望，人生终将辉煌"。

再后来有一天，当我想通过修行的方式去了解人生真相的时候，我生命当中所渴望的，都一一出现了。我于是相信，这所有的一切，皆是我内心招摄而来。一心向善，莫问前程。

11. 唤醒身体的自觉

田　原：你从 2001 年开始"董氏奇穴"的推广工作，以什么方式？

左常波：讲课。这么多年，第一，我不保守，你要问的问题，我会坦诚告诉你，而且我能表达出来，能说清楚，你听得懂；其二，我敢于现场操作，很多病的治疗都可以现场演示。

我讲课随性，我举一个例子，有一年给 200 多个临床医生讲课，我说我演示一个"以柔克刚"的针法。

当时走上来一个女生，现场躺在一张床上，200 多人看着，我找了一根 1 寸的针，很细，0.16mm 的针，常用的是 0.30mm 的，我在我发现的一个穴位——手上的"大叉穴"上扎进去，然后开始操作，从进针到调针，到留针，大概有 3 分钟的时间，进针半寸左右。有什么变化？因为我要演示的是"以柔克刚"，病人说没有酸、麻、胀，什么感觉都没有，也不疼。

田　原：她身体有什么问题吗？

左常波：没什么问题，就是演示针法。她告诉我，没有疼，也没有酸，也没有麻，在轻轻调针的过程中，她就开始描绘她的感受，说丹田有一股热量，越来越大，压力也很大，这股热量就找出路，结果找到后面去了，从尾骨尖往上走，这个力量在下面顶着，一个劲儿往上窜，像水银柱似的，有的地方走得快，有的地方走得慢，我估计有病不通的地方气行就会慢一些。这边手下加着力量，那边气上冲，哎，就过去了。行针两三分钟的时间，气行至颈椎往上，她不说话了，她可能有颈椎病，而且在道家修炼里边，这里有个玉枕关，最狭窄的一道关口，气很难通过去。

手下继续行针，丹田力量继续增大，这个时候，现场 200 多个医生看到一个很奇异的现象，这个女生本来很安静地躺着，呼吸很均匀，刚开始还在描述，现在不说话了，突然间全身上下震颤，跟鲤鱼打挺似的，弹离床面老高。当气机发动要通过某个路径，如果遇到阻力过不去，这边力量又很大的时候，在气机通过的一刹那，带动全身都会颤动。

后来当她醒来的时候跟我描述说，当时气顶得很难受，但是气冲过去的时候，脑袋里听到了雷电般的轰鸣，气从前面一下子顺流而下，她就平静下来了。躺那以后，这个时候我们看到的表象是什么呢？她平静地呼吸，好像睡着了，呼吸非常均匀，但是她告诉我们，她不是睡眠，我们说什么她都能听到，但是她很静，不想说话。

我当时没有预期到这个样子，我预期她扎针的时候身体会有反应，但没想到反应会这么大。

田　原：像这样的案例很多？

左常波：有一些。前几天我给成都的一个领导看病，当时脚上扎了一针，他感觉这个状态很舒服，又像睡着，又像没睡着，他一会儿睁眼一看，看到一件令他有些"无奈"的事情，他说我都没觉得我的手在动，为什么它在动呢？他的双手非常有节奏地画圈儿舞动。其实很多人在修炼的时候会出现这样的情况。

田　原：有反面的案例，失败的时候？

左常波：有治疗无效的病例，但很少见到负面反应，因为你用很细的针，只是轻轻引导、点拨了一下，身体是最聪明的，你不要强力去干预它，只是一个小小的信息，微弱的信息去启动它，这时候身体本能干的事情，都是对自己有利的。所以，只要针法柔和，极少出现负面反应。

田　原：这个感觉很好，只是给了一个信号，类似"红灯停，绿灯行"。

左常波：很多病确实是生活中的一些习气造成的。我举个例子，有一段时间，我在研究道家的"辟谷"，我想用针灸演绎这个过程。

我扎完针以后，人体就是这样，想吃就吃，不想吃就不吃，我发现可以轻松地演绎出辟谷的全过程来。比如有的人半个月一口没吃，也没饿死，我就根据里边的每一个细节，去验证辟谷的说法，哪一些是真的，哪一些还有待考证。其实真的严格按照辟谷的流程，一个月，什么都不吃，得到的惟一副产品可能就是，好多现代病自己就好了。

虽然现在"辟谷"有些泛滥，但我依然认为这个过程是有道理的，我把它的理路弄清，然后一步一步地，用针灸去演绎它。就像你说的，身体充满能量的时候，是没有食欲的，很多人根本就不吃了，因为脂肪燃烧之后，你吃两口就饱了。身体是很精密的东西，碰到那个机关，一下解决了问题。

田　原：要辟谷，扎针之后，人首先会有什么感觉？

左常波：第一，丹田发热，有的甚至发烫，像沸腾的水那样滚烫；第二个，胃里面有一种满满的，像吃饱了饭，一口气顶着的感觉；第三个，哗哗地分泌口水。

只有两三针，而且我观察到，有些人14天，一口饭不吃，越来越精神。

田　原：14天都在扎针？

左常波：一个礼拜扎三四次。最有趣的是，有一个人，在扎针的过程之中，不仅一个礼拜一口饭都不吃，体重竟然不降，你怎么解释这个事情？哪儿来的能量？既不吃饭也不降体重，这很奇怪。

所以，我非常喜欢去了解一些既成事实的东西，我认为它是对的，然后摸清它的理路。一旦摸清之后，我就换一个工具，用针灸去演绎它。面对的都是身体，你是修炼，我是用工具而已，结果发现这一根小小的银针就有它的优势，很有意思。

左常波观点辑要：

★ 为什么我们比较忌讳谈一些玄学的东西，而我们又对本土文化充满了信心？有些东西，不可否认，确实在我们的认知范围之外。但是后来，我的实践慢慢引导我走到这个方向，我的师公把我引导到了这个方向上，当我真的走进去了以后，我发现一些看起来很虚的理论，听起来很玄的东西，当我用针灸针这个工具参与进来，便展现出一些实在的疗效，这就是"虚实转换"。用实在的工具演绎出实在的疗效，才能建立起你对它的信心。

★ 董景昌先生如何做的？这个事情很重要！

董景昌先生号称有 73 个弟子，大多在台湾或国外，而实际行医的不多。作为我来讲，我依然希望"董氏奇穴"能够保持它的纯粹性，然后将这种纯粹性传承下去。我很担心董氏奇穴的现状，我觉得很有必要告诉大家董景昌先生是怎么做的。可是当我直接把我所理解的"董氏奇穴"，讲述给大家听的时候，这本身就是一个问题。但我们依然有责任，把"董氏奇穴"原汁原味的东西介绍给大家，还有一件事情你也可以做，就是把你所认知的体系，跟大家一同分享。

★ 现在学术界也好，文化界也好，东西方对针灸的探究还是一个谜，空间仍然很大。

"董氏奇穴"不但给了我医术的东西，面对针灸这个学科里不能突破的疾病，很多表面上看似针灸搞不定的疾病，都突破了。它提供给我们传统针灸之外的另外一个范本，这个范本完全是行得通的。你了解得越多，才能越全面。如果传统的范本是经学，那么"董氏奇穴"就是纬学，方向完全不一样，这对我们全面了解针灸是有帮助的。

★ 如果一个人修行到了一定程度，稳了，他说能内观看到自己的五脏六腑，我一点不奇怪。

有一个人，今年回去我给他扎针，扎针以后他说能看到自己的脑子，看到他的心脏、肺脏，他说在哪个位置，血管是怎么分布的，后来又往里边看，看到肾，看到他的骨头……这是气脉通了以后，自然而然发生的事情，你的感官全被打开了。但是三天以后，就又渐渐看不到了，因为他没有通过自我修行，把这个状态保任下来。

★ 在中国，你只要具备两点，就可以活得很精彩！

第一是你的本分，你有了本分肯定会有真心的朋友；第二是你的本事，你有了本事之后，你会被朋友所需要。既有本事又本分，我相信你会活得很精彩。

如果一个人老缺钱，老抱怨命运的不公，应该好好反省一下自己，是不是做到了以上两点。

★ 最顶尖聪明的人，往往很难信赖一个人。

我举个例子，前两天看的一个病人，国企的老总，他头晕，头重脚轻，血压高，高血糖，生活都不能自理了，走路得让人扶着。找了很多医生，先是介入的西医，心脏也装支架了，完了之后还是不好，这个病人也找过一些中医看过，后来经朋友介绍，找到了我。

这种人往往很难信赖一个人的，他会问你，你得在理论上给我讲一讲，为什么扎一个针，不吃药，能把病给解决掉？他会这样，一般人都会这样问，这也是很合理的要求。我跟他说，把这个事情跟你讲明白，是很难的一件事情，难度系数能达到一百分。我宁愿先做一件简单的事情，我给你先做三次，然后再决定未来做不做。我说完这话以后，我说我们要做的是两件事：

第一，我们把你身上的病解决掉，临床症状完全缓解、完全消失，包括血压完全恢复正常，这是第一个阶段性目标，如果做成了，再进入下一步。下一步是什么？你的气脉通了，很多人可以回到十年前的精神状态，这是他们更需要的。当你把第一个阶段的目标达成了之后，他会信任你的后期阶段，他会感觉到精神、体型、面貌，渐渐地跟十年以前很接近了，这个事情更重要。

所以，整个治疗体系应该有两个阶段，第一阶段用的是"祛疾之术"，第二阶段是"演道之法"。

★ 民间的绝招，也有着太多的社会尴尬。

在学院派体系里面，可能是因为历史的原因，或者传承方式的问题，我们在这个体系里面，很难找到一个真正让我们信得过的、具有实战性的东西，这个很难。我们看过书以后，觉得古人写的事这么神奇，但是我们看不到，它缺乏理论体系的呈现，写到书里面看得了了分明，操作起来却有困难，很难承载我们对针灸神奇的向往。这个现状是有问题的，很尴尬。

我们看到民间有一些绝招，往往简单有效，但这里面也有尴尬，他可能不想说出来，或者根本说不出来，不知道其中的道理。这些绝招有一个特点，在某一招数方面，在某个片断，或者某个方向上，有其特殊的地方，却很难在学科素养方面，让主流看重它，他们也往往没有能力构建一个完整的理论体系，或者缺乏跟主流沟通的通行语言。既没有平台又没有机会，人们就以为他是瞎忽悠，十分尴尬。其实高人真的很多，可是愿意说出来的，毕竟是少数。

附：_____

谈谈大叉穴

左常波

在五一学习班上，师叔提到了董公晚年尤喜玩手，在手上下了很大功夫，这对我的启发很大！也印证了我多年来的一个想法，完全可以从"董氏奇穴"的"一一部位"入手，破解隐藏在董氏针灸里的某些秘密。

感谢师叔讲的话，坚定了我的信心。

我在手上曾发现"大叉穴"，它有这样一个背景，我想在引申"应象"思想的同时，把我的构思过程跟大家分享一下。

人在胎儿时期，身体是蜷曲的，身体从躯干中间处呈折叠状态，大体如此：头颅埋下去，与小腹部重叠，这是一种先天的状态。与此同时，两只小手是握固的，大拇指蜷下去，折叠在手心里了。

我们来看看，在手呈握固状态下，大拇指、第一掌骨、第二掌骨、食指这一部分，所呈现出来的"象"，是个什么象？

从外形神态粗略望过去，象个母胎中的婴儿：

拇指远端指关节是"头"；近端指关节是"颈椎"；第一掌骨是"胸椎"。

这个婴儿在十二胸椎和第一腰椎处折叠了，折叠处是"灵骨穴"所在，此处相当于人体的"命门"，用手触摸此处，恰恰可触及一条小动脉（桡动脉掌浅弓分支）在搏动，在此先天的微象上，恰与"肾间动气"暗合。而在实际的身体上，神阙穴的深层，可触及腹主动脉的搏动。

在大叉穴的位置，其体表投影点处的外形，像不像人体的"肚脐"？

接下来我们来看第二掌骨，从近心端到远心端依次看去，应该是腰椎和骶椎。

第一、第二掌骨之间的肌肉，对应着折叠在一起的胸腔、上腹部、盆腔的器官。这样看来，灵骨、大白是扎在人的"盆腔"里了，此处是丹田所在，所以温阳补气作用极强，又可治疗妇科诸病。再来看看"合谷穴"在此先天微象中所处的特殊位置，是不是更加有助于理解合谷穴的广泛而重大的临床意义？

如果仅仅从十二正经的角度理解，我们就变得无法准确解释，为什么偏偏是大肠经的原穴，而非别的经的原穴，具有如此重要的大机大用？

第二掌指关节接合处，是髋关节。食指的三个指关节，从近心端到远心端依次排列，分别为"大腿"、"小腿"、"脚"。顺便插一句，在另外一个"象"的设置中，食指对应人体的上肢，这是否有矛盾呢？非也！

人体的"象"是重叠的，就象生命的本质规律是非线性的一样！

经过临床的验证，在食指相应处运用"应象针法"，真的能够上、下肢体同治！

举个例子，上次学习班上现场演示了这样一个病例：

某男，三十余岁，头皮搔痒难耐，皮屑很多。

【治疗构思】

①病位在头——大拇指远端指关节背面，指甲后面对应后头、头顶。

②在皮——肺主皮毛，此处为肺经所过。

③痒——此乃风象，治风先治血，血去风自灭，故在此处找皮里肉外细小皮络紫筋放血。

当场止痒，次日头皮屑大大减少。

我们回过头来说说"大叉穴"。

"大叉穴"的进针方法如下：

针尖透过合谷穴，对准桡动脉掌浅弓分支搏动处——相当于"肾间动气"的地方进针，针尖抵达灵骨穴附近。

此针法相当于从神阙穴进针，直抵命门穴"肾间动气"处。

此穴经过数百人次的临床验证，确能振奋肾间动气，很多人会感觉到从骨头里面向外透热，气势雄浑。

依据董公命名习惯，我把独立发现的此穴称为"大叉穴"。

当然，上乘的针法，不刻意求"气"，而在于求"机"，一派天真自然。

经云："机之动，不离其空，空中之机，清静而微，其来不可逢，其往不可追。"此话令我久久回味。

针灸治病，实质上是调动人体的元气来达成目标的。当把病治好了，要引气归原，把散布全身的阳气收回来，收到丹田，这叫"刀枪入库"，以休养生息。

此时，用"董氏奇穴"的"火连穴"来收手，中节合拍，恰如其分！

下针片刻，有时不到一分钟，全身的温热便消失，只有丹田里面暖暖的了！

此针令病人神守天息，复入本原，命曰"归宗"，念念在兹，如鸡抱卵，如龙养珠，此法久持有大效。

为何"火连穴"能达到如此功效？

因为它恰与十二正经的脾经原穴太白相当。

看一下太白穴，属于阴土经——"脾经"之真土穴，土主纳化，静以守位，只有以土来伏真阳之火，才能真正发挥潜阳的效应。

与此对比，足三里，乃阳土胃经之土穴，阳主动，引气归原伏火作用远逊于太白，临床验证，确实如此！

想想"火连穴"，有些类似四逆汤中大量炙甘草的作用。

我在想，所谓的"火连穴"，是否可以当作"火敛穴"看呢？

因为在董公的平度口音里，此二穴发音一样。就象董公当年的"建中"穴，叫来叫去，就成了现在书上的"肩中穴"了！

所以进一步大胆推测，所谓的"火菊穴"，是否可以当成"火聚穴"来用呢？我临床试过，有点意思。

我在诸多方面思考了很多，自己认为也不成熟，有些荒唐，甚至有些幼稚！但我没有自我标榜之意，纯属分享一个构思的过程，一个流动的思想，旨在和大家相互交流，多多批评指正。

一个美国人 de 中医寻「道」之路

——和美国中医李道安面对面

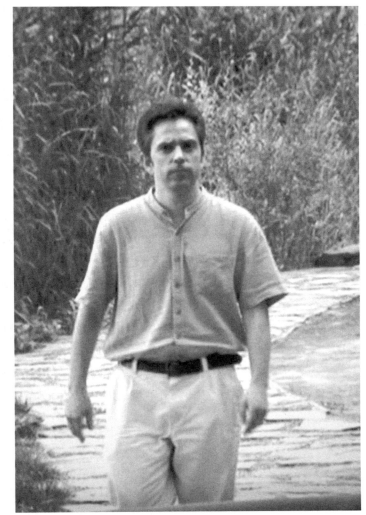

题叙：

几年前，采访腹针创始人薄智云的时候，他常与我提及门下一位洋徒弟，姓李，名道安，来中国学中医，已经17年的时间，不但中文说得好，针灸扎得好，对中国传统文化也有独道见解。"道安"这个名字，是受之于前不久辞世的国学大师南怀谨。

李道安往返中美之间，这次回美国的前一天，我们有缘见上一面。

相对一向高大挺拔的美国人，李道安更显"中国式"身材，适中而英俊。一身中式衬衫和白色休闲裤，背着硕大的登山包，走路时微微含胸，后来才知道，为了找到了解中国文化的切入口，他一直在学习"意拳"，那含胸，恰是学武之人最讲究的"含胸拔背"，习惯性地护住胸口一团阳气。

17年，从最开始想要来寻找身心灵的合一，找到并把握自己，到后来学针灸，练太极，努力融入中国人的社会和生活习惯，深入探索中国传统文化的核心价值……

就是这样的历程，将中国人的传统文化移植并融入了李道安属于美国人崇尚自由、个性、独立的基因里。他说，自己变得成熟了，比较能够包容，能忍，而作为一个"洋中医"，他希望通过他，通过他的针灸，将中国的儒、释、道带回大洋那端，为西方人在"中国制造"之外，开启一扇了解真正中国文化的大门。

这次访谈，在北京的柳荫公园进行。

倚在那个随风摇曳的小湖畔，夏日的午后，微风轻拂，没有汽车的鸣笛和人声的喧嚣，身处这样安静、恬淡的环境，似乎心灵也沉淀到另一个世界——在这个世界里，语言的内涵被无限拓延，再无隔阂与阻碍，我们能听懂鸟儿们的歌唱，看懂小草舞蹈，在绽放的荷叶间，解读它们正在吐露的自然奥秘……我们也能看到，中西方文明之间的沟通，可以跨越语言的界限，因为对于生命真相的困惑和探索，是人类共同的祈望，因为大自然给了人类共同的智慧，还将决定人类的未来。

采访现场:

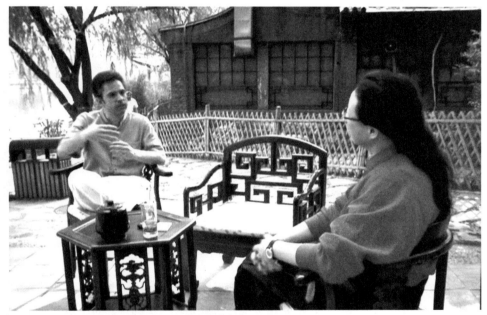

2011 年 7 月：北京朝阳区柳荫公园田原、李道安采访现场

1. 在中国我是属鸡的

田　原：今天的访谈，时间安排得比较紧，听薄老说，明天您就要回美国了，我也没做什么准备，对您的背景和这么多年在做的事情都不是特别了解，我呢，就跟着感觉，咱们慢慢聊。（笑）

李道安：我不说话，我就在这坐着就行，挺好的了。

田　原：不说话不行啊，今天您可是主讲。（笑）而且我觉得您普通话很棒。

李道安：但是用词不是最准确有的时候，我总会问薄老师。老师说我用词准确，就是词汇量不足。词汇量不足，对，这是我的问题。所以最近我跟着老师讲课的时候，我开始磕巴地去讲，因为我知道那个词汇不是最准确的，不会讲，开始有退步的感觉，这可能要吸收更多的词汇量，就会进步了，还得下点功夫。

田　原：您叫薄老师，这是美国的表达方式还是我们中国的？

李道安：这是中国文化吧。在西方没有人直接称老师为"老师"，在小学、中学都是先生，薄先生，Mr. Bo，没有人说 Teacher Bo，到了大学之后就是 Professor Bo，称呼教授了。所以叫"老师"这个是中国文化。

田　原：或者是您更愿意叫老师？

李道安：因为最初就是这样的，好多薄老师的学生、徒弟都会叫。可能在外面的话，有可能会说薄教授，但是跟老师一般就是说"老师"。对不对？我有的时候不知道啊。

田　原：薄老之前介绍说，您的汉语言底子特别好，不仅能流利的读写中文，对文言文，一些古典书籍也有研究。

李道安：我觉得老师说的也是夸我的，我觉得我能读中国的一些古书，而且我喜欢，但是有多高水平我不敢说。（笑）

田　原：我个人一直觉得，西方人是以美国人为典型的，坦诚率真，有童真，可爱、直率。今天在李先生的脸上也看到了这些东西。

李道安：我们读《孙子兵法》读得少，谋略的东西都没有。

田　原：没学过三十六计（笑）……在美国文化中问别人年龄是个禁忌，但是作为中医，会有人想知道您的年龄，方便说吗？

李道安：可以，我今年 42 岁。

田　原：在中国的十二属相里是属什么的？

李道安：属鸡。

田　原：在您所了解的中国文化中，觉得"鸡"这个属相对您的意义是什么？

李道安：它可能有概括我性格上的一些特点啊，但是其他的我没想，除了有人说如果我要结婚的话，应该找一个属龙的。其他的就没有想。（笑）

田　原：有想过找个中国媳妇吗？

李道安：要找的话，可能还是会回美国找。我想这样是最好。一个门当户对的，文化差不多的，但是呢，也很热爱中国文化，这是最好的。

田　原："门当户对"，这个词儿用得很准确呀。"鸡"这个属相，能够概括您性格上的特点，觉得自己什么性格？

李道安：比较容易急，或者思想比较活跃，容易想来想去的，不容易沉淀。

田　原：我记得一个中医人说，鸡的火气非常盛，所以有斗鸡的，没有斗鸭的，这样看，属鸡的人性格也相对热烈一点。

李道安：反正我另外一个同学，最好的朋友啊，也是属鸡的，同年龄，他的性格跟我很接近。

2. 到中国来追寻身心的合一

田　原：李先生在来中国之前，在美国从事什么工作？

李道安：最初我在佛蒙特州州立大学学习的时候，学的是"营养学"，为什么选择"营养学"？当时是上世纪90年代初期，西方国家惟一的预防医学，就是"营养学"。当时它也是在起步。其实当时我最感兴趣是"心理神经免疫学"，就是Psycho-neuro Immunology（简称PNI，是一门研究心理和行为通过神经系统作用于免疫系统的交叉学科），我感兴趣，是因为想更多地了解自身，还有心理跟身体之间的关系是什么。

田　原：对"身心关系"感兴趣，是因为当时大多数人都感兴趣，还是您更感兴趣？

李道安：应该是我比较突出点，比较感兴趣，但是那个感兴趣，大概也是高中毕业以后。

因为当时我是滑雪运动员，一直很想成为一个世界级的运动选手。当时我膝盖受伤了，没法滑了，所以怎么办呢？我就开始研究"运动心理学"，这个学科主要研究人在从事体育运动时，表现出来的心理特点和规律。我觉得学这个，可以学到不同的放松方法啊，然后提高比赛的能力吧。

田　原：觉得没有办法控制自己的身体，有了精神压力，所以想寻找一个突破口。

李道安：可以这么说吧。所以呢，我在研究这个的过程当中，就发现有好多类似于静坐的东西，从静坐的东西就发现，咦，这个跟中国文化，跟东方的佛学文化好像有关系，就开始喜欢这个领域，探索人的心理和身体之间的关系，之后呢，就开始练太极拳，学习心理和身体的整合，这样的话比赛当中就可以做到忘我。

田　原：开始有意识的训练心身，寻找他们之间的沟通。

李道安：是这个意思。这个是作为一个基础啊。完了以后呢，当时也是觉得，哇，还是滑雪不滑了，就想上学了，就去读了"营养学"，同时选修了一些心理学的课程，后来就觉得，如果真想学一些东西，是不是学 Psycho-neuro Immunology？就是"心理神经免疫学"，但是我发现，如果我选择这个科目，或者说研究这个专业吧，我可以研究心理、神经和免疫学之间的关系，但是我好像还是不能做到自己去掌握它。

田　原：比如说？

李道安：就好比什么呢？我们以前做的一些实验呢，比如说可能请一个西藏的喇嘛，或者请一个气功大师，来和某个著名的科学家合作，那个科学家呢，他可以研究，在那个喇嘛或者气功大师练功的时候，他的身体有什么变化，科学家会用各种仪器观察到这种变化，然后把它作为一个现象记录下来。但是最后呢，那个科学家他学不到气功大师的东西，他就是知道了而已。

田　原：所以您不想只能做个旁观者，而是想亲身去体验这种变化。

李道安：对，我想自己学会，所以我觉得我不要去当一个科学研究员，我还是去学这些东西，我应该去掌握它，所以我到中国来，就开始学中文，学习中国文化，还有练功。

3. 把真正的针灸文化带回美国去

田　原：最初的目的，就是想探寻身心之间这种微妙的关系，如何学会心灵和身体的对话，进而能够身心交融。但是相关的知识体系，在印度啊、阿拉伯等一些古老的国家也有，特别是古印度医学，有学者评价它与中医学是"异源同根"。是什么原因驱使您选择了到中国学中医？

李道安：我也接触过印度医学，但是我觉得就是一句话，缘份，跟中国文化有缘。

田　原：缘份啊，这个也会说呀！（笑）说得真好，您觉得自己跟中国文化有缘？

李道安：因为我以前学习语言呢，包括学法文的时候，我觉得学法文很困难，我学中文，也有一定的难度，但是我觉得来了几个月以后呢，就会说了，就觉得说话很自然了。我学中文学得很快乐，所以我觉得这是一种"缘"。

田　原：在美国通过什么接触了中国文化？

李道安：从太极拳开始，当时也是因为喜欢中医。我在毕业的那一年呢，跟我的营养系主任谈了，有一门课就是专门研究不同文化的饮食，我说这个课呢，我不要学，但是我想拿出来一些时间备课，给学生们讲课，讲中医的饮食，中医药膳方面的文化。

田　原：哦，有着一段渊源。插播一下，现在觉得当初在美国学习的中医饮食、药膳文化，和到中国来感同身受的中医文化，两者之间有差异吗？

李道安：应该说有很大的差异，但是差异是一方面，还有一个是深度的问题。当时我看着一本书，按照书本上写的，给学生去讲啊，但是其实自己不懂啊，就是这么读出来。

田　原：英文书里怎么描述中医的饮食文化？

李道安：大体上就是食物的不同分类啊，有分阴、分阳，如果人体是阳虚体质，应该吃什么样的东西，羊肉类的，各种热性的，或者什么肉类的，就去补啊；但是如果是偏热性体质呢，那应该是吃一些比较性凉的食物，比如说水果、蔬菜等等，大体上是这种。

田　原：一些基本的中医知识。

李道安：是的。

田　原：我曾经问过薄老，因为他经常到各个国家去讲学，第一次出国讲学是1992年，到现在20年了，在他看来，二十年前的美国人或者说西方人，他们对中医的认识和了解属于一种朦胧态，模糊不清，就是好奇，有一种猎奇的心理，觉得这是另类文化，有意思。具体是怎么回事？说不清楚。

您最初接触中医，也是这种猎奇心理，觉得好玩？

李道安：我就是一句话，很感兴趣，也不知道为什么，就很感兴趣想去了解和学这些东西。主要的原因是什么呢？因为中医对人体的认识，不是一个心理和身体分开的认识，是一种合一的认识。就因为这个，我觉得，哇，在这个基础上，它建立的医学，应该比目前西医啊，对人体的这种认识，还要好，我自己就是这么认为的。

田　原：从最初学习营养学，到对中国文化、中医文化感兴趣，后来为什么选择了针灸学？

李道安：也是有缘份。在学校里面学的东西往往是打基础的，我自己认为是，对各种门派的理论做个了解，然后呢，在这个基础上，你才能选择自己想找的那个路。那么呢，一个学生啊，他自己选什么路，跟他自己的条件有关系，我自己还是很喜欢用手，技术性的治疗，给人看病。在美国也学了一些日式的点穴治疗，那么还是觉得喜欢这个，到了中国以后呢，也是喜欢这一方面的，身心统一的东西。可能东方人会说有什么样的天赋，对不对？但是我觉得你有什么样的条件，我就是觉得给人用手这样看病能够感觉好。

其实我给人开药呢，也能开，但是呢，那种感觉就没像我用针，或者用手的感觉那么好，我就比较喜欢这样。

田　原：是不是也想过，作为针灸医生，回美国以后有更大的发展空间？毕竟上世纪 70 年代美国兴起针灸热以来，西方人就将针灸看作是一种绿色、环保的物理疗法，接受程度比较高，处方医生则比较受限制，美国很多州仍然不允许中医开药方。

李道安：其实，我可能后来有这方面的考虑，刚开始的时候，第一个，还是看它的疗效；第二个，我能不能掌握它；第三是什么呢？其实我来中国以前，已经想好了回美国以后做事情的一个方向，或者说是目标，想把中国最优秀的传统文化带到美国去，和西方人去交流。

那么我认为呢，薄老师腹针的一个特点，就是它的整个思维啊，既有中国传统文化的基础，又建立了一个很系统化的学习方式，或者说表达方式，还有操作方式，能做到一病一方，操作规范化，辨证条理化。

田　原：您更喜欢腹针的规范化和科学化。

李道安：对，有系统化的基础，在治疗和教学的过程当中，你也可以给别人讲，它的原理就是找到肚子上的"全息"，对吧？这是西方人容易接受的一个理论。他首先会感觉到疗效，做多了以后呢，就会越来越感兴趣，那么你可以把他们一个一个引进来，讲更深层的东西，逐渐地，我希望通过这样的一个体系啊，搭建起一座桥梁，让更多的西方医生对中医感兴趣，想要了解，想要学习，慢慢地，很多人会想深入地了解中医文化，中国的传统文化，是这么循序渐进的一个过程。

其实能不能学会都没关系，只要他能够好奇、欣赏、认可，这些就是我希望做到的。有了这个基础呢，我还是认为，中国文化最优秀的地方，是它修身养性的那个层面，儒、释、道的文化。

田　原：渐入佳境。走入广阔、深邃的中医世界，进而体会到中国传统文化的魅力！

李道安：是。可能我这辈子，只是通过中医这个层次去做更深入的中国文化传播，因为有可能，别人没有办法真的去学中国很深的文化的东西。但是呢，我这样做了，给下一代一个基础啊。我现在学的中医，那好，能给人看病了，可是它背后是什么呢？背后的文化是什么呢？

田　原：这要经过几代人的努力，您做了自己能够做到的，其他的让后代一点点去做。

李道安：对，所以这是很有意义的事情。

田　原：谢谢您！您用了17年的时间，"下了一盘很大的棋"。其实学习针灸不是最终目的，它只是一个切入口，您的最终目的，是希望自己成为向西方人传播中国传统文化的使者。这是一个令人尊重的理想。（笑）

李道安：我当然希望成为传播中国优秀文化的使者。中国是个大市场，外国人都想到中国买卖东西，但是除了"中国制造"，我觉得世界对中国文化、中国人应该有其他的认识，而且这种认识应该是在文化的层面，而且是在中医和儒、释、道的文化层面。

如果说我光把针灸传播出去，能治好病，这是个好事情，但是人类心灵层面才是最重要的。而且我觉得世界有那么多问题，如果中国的古老文化或者一些儒、释、道文化能够让人的心灵平静下来，这样的话对世界是有好处的。

田　原：解决人类的心灵困惑，或许为人类和平找到一个很好的途径。

李道安：能够对一些人有帮助。比如说西方科学是"实验科学"，或者是一种"外观科学"，科学家是研究别人的，而不是研究自己；但是东方文化，尤其是中国哲学，是研究自己，研究自己的心，中国的古人是通过静坐、反思，来改变自己的。

我刚来中国的时候，不就是这个问题吗？我看到很多东西，觉得自己不能接受，那我要去改变它，而中国文化是，哎呀，外面世界上有很多事情，看着不顺眼，或者有问题，但是外界不能改变，那就改变自己……

田　原：就像打麻将，您会打麻将吗？

李道安：看过，也玩过一两次，但是很早以前了。

田　原：怎么样，是输是赢啊？

李道安：当然是我输了，因为我也不会玩啊！

田　原：麻将胜利的一方，叫"胡了"，就是和（hé）的意思，中国传统文化的核心，就是"和文化"，不是对抗，而是求同存异。如同道家的生命观，认为人与自然是一体的，您刚才说不能改变外界，但是可以改变自己，其实在中国文化来说，就是寻找人和自然界之间的平衡点，所以在道家的文化中，没有绝对的好和绝对的坏，一切都以和（hé）为贵。

李道安：我理解这就是中国儒、释、道文化。所以我希望西方人也能够更多地去接触这些，认识到这点，不能说要求别的人怎么样，而是从要求自己开始，去改变自己。

田　原：今天很多中国人向往着西方人的生活方式，自由甚至肆意地享受生活，反而李先生作为一位地道的美国人，用自己整个的青春岁月，到中国来寻"道"，寻求一种"和谐文化"观，尊重自然的生命态度。其实从这点来说，也不是所有中国人都能很好地理解中国传统文化，您作为外国人，这种深悟非常难得。

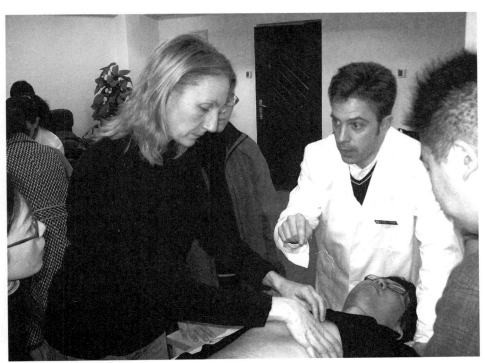

李道安为外国针灸学生讲解穴位

4. 在疾病中悟"道"

田　原：我很好奇，当年放下美国的生活，到一个完全陌生的国度，而且这个国家的生活，从物质层面来说，当时跟美国有很大差距。

李道安：我就是认定了。我毕业以后呢，因为当时还有个想法，美国那时有过六十几所中医学院吧，我想也可以在美国学，但是呢，如果我不了解中国的文化，我没有办法真正地去掌握中医、学会中医，那么我想了解中国文化呢，必须从中国的古代思想开始去学，如果我真想了解中国的古代思想，那我至少必须学中文。所以当时我来的目的，其实就是把中文学好，其他的我没想。

来了一年以后呢，也是有一个老师介绍我到北京中医药大学去。那当时我就在想，我是必须要留在这里学中医，还是回美国去啊？当时还拿了一个奖学金，到台湾的台大那边，因为那边跟斯坦福大学有一个语言培训中心，所有的国外学者先到那边去先学中文，再到日本去学，完了以后回去做他们的研究。几年以前，那个中心移到大陆了，但当时我已经拿了这个奖学金，在想我是不是要回那边去？还是留在中国继续学习，后来决定我就留在这里学习，因为找到一些老师，可以继续练拳，而且我想学的东西就是在这儿呢，所以我就留下了，这样的。然后当时想着，肯定两三年，四五年，我没想到，17 年，我还在这呢。

田　原：在北京中医药大学多长时间？

李道安：大概有 10 年左右，一直在中医药大学，2004 年从那边研究生毕业的，之后在北京中医院待了一年，跟着周德安老师学针灸，以后呢，我一个很好的朋友，也是搞针灸的，左常波老师，他就介绍我到薄老师这里。开始有机会跟着薄老师，听了一次他学习班的课程，而且全部课程是薄老师讲的，完了以后呢，到了薄老师那边的门诊，看了他给几个病人看病，效果是立竿见影的，让我觉得，哇，针灸啊，疗效那么明显，那么快速，哎呀，我本来想马上就回国了，但是我又重新考虑一下，觉得还是想多待几年，跟着薄老师学习。

田　原：在中医药大学学习中医，和中国学生相比，在理解上肯定要困难。有没有那么一段时间会觉得，哎呀，太难了，我坚持不下去了，还是回美国吧？

李道安：有几年呢，主要是身体不好引起的，不太适应这边的环境，饮食上也是，生活、社会环境也是。

田　原：因为没学三十六计，在人际交往方面也有点儿应付不来？（笑）

李道安：对（笑）。所以老想很多问题，然后还都想不通啊，就容易长白发。我觉得我好像二十几岁就开始长了。

田　原：那说明您是个爱思考的人。

李道安：是爱思考，但是一边思考，一边操心，思虑过度了（笑）。因为我本人内心跟中国这个环境还不能融合，就是在那段时间呢，一直在想，我怎么能够适应这个国家？后来呢，想通了一些问题，慢慢自己调整了，身体也慢慢地好起来了。也是感谢一些老师的帮忙，还没认识薄老师之前，有一些民间的老师，做陈氏正骨手法的老师，还有老师给我开中草药……这个过程对我是很好的。我觉得大概用五六年的时间，慢慢地自己调整。

田　原：现在说起来很轻松了，但是当时一个人在这样陌生的环境中摸索、适应，想想挺难的。

李道安：是，但也是我学中医非常好的过程。因为自己的身体不好了，不断地从中医的角度，对自己的身体重新去认识，慢慢地调整，这成了我学习中医一个非常良好的条件。

过去啊，美国的印第安人，原住民，他们有一个说法，如果你要成为一个医生，你得要经历比较严重的病情，才能真正体会到什么是生死，才有资格去给人看病。

田　原：我采访的一些民间中医，都没有在医学院校里系统学习过，很多都是因为自己经历了大病、重症，他要活下来，必须去学习中医，包括古时的中医大家黄元御和民国时期的中医大家恽铁樵，包括朱良春老先生，都有这样的一个经历。在和疾病对抗的过程当中，对生命文化有了更深刻地理解和体会，最终不仅恢复了健康，也发现了生命的价值，更为治疗一些疾病找到了合理的通道。

记得薄老师就说过，我们的大学里边学中医啊，是考上了以后呢，把它作为一个专业，像数学、英语那样去学，他本身不一定喜欢，理解也很有限。但是如果得了病以后，重新认识中医之后呢，才变成一种对职业的求索，有兴趣，有动力了。

其实中医是这样的一门学问，一旦入了门，会发现它是一片汪洋，走得越久，疑问越多，想知道的答案也越多，越走水越深。知识是海水，越喝越渴……（笑）

李道安：是这种感觉。（笑）

5. 所谓中庸啊，就是去理解别人是怎样想的

田　原：17年，对个人来说，很漫长的过程，人生最好的年华来到北京，您的性格，处事的哲学一定有变化吧？

李道安：很大。我觉得主要的变化，也是跟我修行有关的，跟学佛，学儒、释、道都有关的，主要就是这个。所谓的中庸啊，就是去理解别人是怎样想的，能够包容、接受这个社会的现实。我刚来的时候，就是一定要很刚强，我自己要干嘛就要干嘛，现在可能比较成熟一点。

田　原：怎么理解您的成熟一点……

李道安：是可能比较成熟一点。然后呢，也觉得比较能够包容别的事情，还有能忍一些。

田　原：在包容的时候，有没有感觉到很难受，甚至觉得委屈，为什么我一定要这样呢？

李道安：这是最为关键的。其实包容和容忍的时候可能还会感觉不舒服，但是你化解了，也就没有了，无所谓了。

特别是有病那几年时间呢，让我的生活还是有一个大的变化。

我练"意拳"练了10年，但是我从一开始跟老师说，我学这些可能不是最感兴趣的，可我是通过这个来学习中国的传统文化，然后老师非常赞成，就一直想通过这样的方式让我去了解，通过我自身的一些体会——松而不懈，紧而不僵，既不能松，又不能紧，但是也不能懈，也不能僵，就是怎么在里面去玩，既有松，又有紧的。

田　原：这个用中文来概括，可以用"松弛有度"这个词，其实中国文化落实在很多事情上，就落在一个度上。

李道安：是，我也从这个里面想到给人扎针的时候，又要让他调气，那个刺激不能过强，也不能太弱，要根据他的病情来变的对不对？这就是怎么去找那个所谓"中"，中国文化可以用一个字来概括，就是一个"中"。

田　原：也可以把"中和"当成一个词。早在《说文解字》里已经说到，"中"就是"和"，而"和"是中国传统文化的内核。您作为一个外国人能悟到这一层，

真的很棒。

李道安：在某一个层次，这个东西叫"中"，在另外的层次它叫"和"。其实它是一体的，不是分开的，因为有中医啊，中国古代的思想，有个延伸，有个变化，没有中医，中国古代思想也不会有这样一个变化，是不是？

《黄帝内经》它是收集了前人的好多思想跟认识，因为当时在司马迁之前呢，儒家和道家是没有分的，而《内经》把所有文化都融汇在一起了，你可以看到儒家对人的认识，比如说每个脏腑有它的官位嘛，"肺为相府之官"、"肾为作强之官……"是吧；它也有阴阳五行，就跟道家有关系……这是不分的。

不说了，见好就收吧。（笑）

田　原：看来您已经把中国人的"中庸之道"学得非常好了。（笑）

李道安：怕说不好。

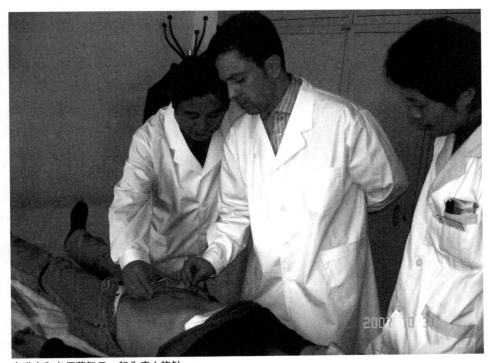

李道安和老师薄智云一起为病人施针

6. 扎针就像钓鱼

田　原：用西式的思维学习中医，到慢慢向中医思维转化，这种中西方思维的转化，您觉得最困难的是什么？

李道安：可以这么说吧，在我刚开始研究中医的时候，当然首先还是西方人的思维，经过一些反思，从苏格拉底、柏拉图，到亚里士多德……西方人的逻辑思维慢慢形成以后呢，逐渐地又融入所谓的科学领域以及医学领域，可以用一个词来解释，就是它是一种"外观科学"，或者是一种"实验科学"。

田　原：一些学者将这种思维概括为"线性思维"。

李道安：从思维的方式可以说它是线性的，或者说用另外一个说法叫"还原思维"。

这种思维是什么样的呢？他对某一个现象或者是事物，在一个理想的隔离情况下，进行一些研究，看看它那个实体，内在的结构是什么，变化是什么，是研究它本身。

然后呢，还要从还原的角度，就是说如果我们要研究一个事物，我们把它分到最小的分子，或者成分，了解了每一个最小的部分，等于了解了它的整体，就是还原思维一个基本的思维方式。那么在东方思维里面，当时我比较难理解的就是，我们对一个事物的认识，不一定要那么明确、精准，它可以是对内在结构的一个模糊认识。

比方从西方来说，会分析您喝的这个茶里面有什么成分，哪些成分是对人体有好处的等等，但是中国古人不看这个，可以不知道茶里面有什么成分，知道喝这个茶以后呢，它会带给我一种什么样的感觉就可以了，他讲茶有苦、寒的性质。什么叫苦，什么叫寒？苦是它的味道，寒是喝了以后您的感觉，觉得很清爽……这就是所谓的"内观科学"，或者说"体验科学"，这就不是"实验科学"了。

还有一个就是气，气是什么？中国人不谈，不从物质的层次，分析它里面到底是什么，我们只要了解它怎么运行，跟其他的事物产生什么样的关系，它对外在的影响，有什么样的变化、规律就够了，最重要的是它的变化规律。这个思维方式就不同了。

当时我想学针灸，一些老师们教我的时候呢，说我把针扎进去以后呢，它起什么作用？很简单，调气血，把这些调好了，病就没有了。

好，红色的那个东西就叫血，那问一下，气是什么呢？气就是气呀！但是那个气从哪里来，怎么运行的？可以不知道。就是病人扎针的时候有感觉，扎完针舒服了，或者医生有感觉，这就够了。气调好了，把针拔掉了就可以了。至于这个扎针的过程中到底发生什么了，因为它可能属于"意会知识"，而不是"明细知识"，有可能在我们的理性思维下，是不能知道的。它是这么一个情况。

田　原：针灸不好学，因为真正的针灸高手，功夫全在手下三寸银针，通过这根针感知人体气机运行、变化，这种感觉只可意会，不可言传。扎针还要得气，但是这个得气呢，是病人得气，还是医生得气？记得程莘农院士和我说，病人和医生都要有得气的感觉，医生"手如握虎，势若擒龙"，是以气御针。

李道安：说到这个"得气"，我的老师讲传统针灸，要有酸、麻、胀、痛的感觉啊，就是扎到病人的身上以后，一定要有那种针感。但是呢，我了解到一些日本针灸，病人是没有这些酸、麻、胀、痛感觉的。

我记得有一个美国人，到澳门去学中医，学了几年以后，回到美国去做事，他现在是哈佛大学替代医疗中心的副主任。

80 年代呢，他在美国有一个病人，怎么扎都扎不好，后来就转手给一个从日本过去的中医生来治了。这个日本医生扎完了以后呢，他后来见到那个病人就问，你的病怎么样了啊？病人说，好了啊。他说我问一下，日本医生给你扎完针以后呢，你有什么感觉？病人说没有感觉。他想，诶，你怎么没有感觉呢？《内经》不是说要得气吗？他跟那个日本医生语言不通啊，日本医生不怎么会讲英文，所以他就拿了《内经》去，就指着书说，你用的针灸对吧？对。不是要得气吗？得气啊，对，但是，这个《内经》没有说是谁得气，是病人得气？还是医生得气？

所以呢，这可能是一种误读，会有人认为应该是病人得气，可是在日本呢，他们的理解是，医生得气。

田　原：《内经》里有讲到"气至而有效"，有很多经文提到"得气"，有的说得气是"气来如鱼吞饵"，但是它是谁的感觉呢？没有描述。所以近代有一些大家，会说"如鱼吞饵唯自觉"，不是病人的感觉，应该是施术者的感觉。

扎针的人就像渔夫，人体经络中的气机就如同江河奔流，鱼上钩的那一瞬间，渔夫是马上就有感觉的，就要立刻挑杆收线，但江河是没感觉的。

李道安：在《九针十二原》里面讲"空中之机，清静而微，其来不可逢，其往不可追"。

就是说你扎了以后呢，里面气的变化，是不能用意识来控制的，不能说我一定要扎到什么的，所以说"下工守形"，下工呢才总想着我用什么样的针灸方法，才能去完成得气，其实不是这样的；"上工守神"，就是，你扎进去以后呢，会产生一种共鸣，我全神贯注，在针灸的过程中，在手下能感觉到，发生了一种共鸣，那个"空中之机"，你扎的位置，它里面的空啊，有一个机啊，机器的机，扳机的机……（笑）

田　原：内有玄机，像是触动了一个机关？（笑）

李道安：对，这就属于"清静而微"，非常非常微妙。"其来不可逢"，就是说你不能等待他，诶，这马上来了，"其往不可追"，也不能开始有感觉了，再去做什么，那就晚了，不行了。

田　原：针灸和用药都看中一个"时机"，《伤寒论》中讲疾病的"欲解时"，或早、或晚效果都不一样。再说通俗一点，就像人们唱歌、跳舞的时候一样，人的声音、脚步跟音乐的节奏一定是合拍的，两者之间有一种微妙的同步互动关系。

李道安：它就是一种守神、治神的一个反应，就是你有了，诶，这个时候呢，人家问你怎么治好的呢？你不知道，就是一种瞬间的，调平了，气血调和了，完成了。

田　原：这种感悟太棒了！如果不说明您是美国人，读者一定不相信这段对人体气机的精彩解读，出自一个美国帅哥。（笑）

李道安：我看老师扎针的时候呢，经常会觉得，他一给病人扎针的时候呢，就是旁若无人的感觉。那个病人脂肪那么厚啊，应该用的是一寸半或者两寸的针，但是老师仍然用的是30mm的针，很短，而且他扎得很浅，但是扎完以后，病人马上就会说，哎，好了。为什么呢？因为老师能够感觉到，有针感了，我们可能要扎得深一点，才感觉到，其实我们可能已经扎过了，不需要扎那么深的。

田　原：这种得气的感觉是一个很神秘的瞬间，没有几十年的功夫，没有几十万人次的体验，很难捕捉，这也是"神来之笔"的那么一瞬间。

李道安：对。薄老师就和我谈过他的经验，他说："其实这是一种体悟。我的一个学生学了5年，他来问我：老师，我学好了吧？我给他写了一个导语，'十年捻得一字功，择方遣穴在心中；手法技巧勤苦练，临床又是十年功。'手底下这种感觉，这个功夫，不是简单的我一教你就行了，你就能会了，它不是单单一个知识，它是一种厚积薄发的技能，做到几十万次以后，手底下的敏感度会越来越高。就好像一个资深的外科大夫啊，他就是凭感觉，这刀子切下去到什么部位，用什么样的力度等等，心里都有数，这是他十几年，甚至几十年的经验使然，但是外科刚毕业的学生，就得试探着来，切开点，看一看，到了没有啊？不行，再切一点……"老师的这段话很讲道理的。

田　原：这堪称是功夫！

李道安：老师功夫了得！（笑）

7. 对针灸更敏感的西方人

田　原：除了"功夫"之外，学习中医，悟性也很重要，照本宣科就很难达到一定的境界。您觉得自己的针灸功夫到了什么程度，手下已经有"感觉"了，还是按照老师教给您的方子，哪几个穴位，就治疗哪些疾病？

李道安：刚开始学的时候呢，觉得有点困难，等到磨练一段时间呢，基本上穴位能找得准了，第二步就开始掌握穴位的深浅，能找到这些感觉。现在比较简单的一些疾病，落枕啊、肩周炎啊，随着我的水平的提高，逐渐地感觉是越来越轻松，深浅能够掌握了。

田　原：讲几个成功的病例？

李道安：前一段时间在美国有几个案例。一个腰痛的病人，是外伤引起的，他是一个军人，受伤以后，椎间盘和腰4、腰5做了固定的手术，但是做过两三次手术以后，仍然腰痛、腿疼，不能走路。在我给他治疗之前，他去找过他的医生，医生说，你说你疼痛，但是你没有问题了，我们只能给你打"封闭"，因为查不出任何问题。

那个病人本来从家里走到旁边的信箱取个信，回来都得躺半天才能好，平时刷牙、洗碗，都不能坐的，我用针灸给他治疗了不到一个月，就基本上好了，我当时都没想到好那么快。

这是大概半年前的事情，因为这个病容易反复啊，治好后又过了一个多月，我问他，你为什么还不来继续治疗？他说他好了有百分之八九十了，也没有指望再继续做治疗了，而且他那边有一个比较近的医院，说如果还疼就可以找他们。所以我觉得他当时已经不需要治疗了。

这个病例出乎我意料，没想到会那么好。而且第一次来治疗的时候呢，我让他做直抬腿的实验，他一点都抬不了，我给他扎完以后，当时就能抬腿了。他觉得，哇，这是个奇迹啊！

田　原：好像西方人比我们中国人扎针的时候，效果往往还要好一些。为什么？是因为中国人被"开发"得太久了，产生"耐针性"了，还是西方人的体质决定了他们对针灸更为敏感？

李道安：跟生活方式有关系。西方人可能比较开朗，活动比较多，不能说特别肥胖的一些美国朋友，但是呢大体上他们比较开朗，要是比较开朗的话，可能气血就比较流畅，我觉得跟那个可能也有一定关系。

8. 西医解决不了的重度眩晕

田　原：以美国为代表的西方人群，有哪些身心健康方面的疑难问题，是现代医学难以解决的，但是针灸，或者说中医恰恰在这些方面有一个优势？

李道安：有啊。我是5月份刚回到中国，临回来啊，有一个病人，83岁的老太太，是一个护士，在最近这一两年的时间里，眩晕逐渐地加重，这9个月里是最严重的，基本上生活不能自理了。西医给她检查了内耳有没有问题，神经内科也做了检查，还做了一个颈动脉血流的检查等等。从西医的角度认为，所有能够引起她眩晕的可能性，都检查过了，发现没有问题，就没有办法给她治疗。

这位老太太很痛苦。我呢，就往前追寻她的病史，她是2003年动过一次颈椎的手术，当时她是有神经根型颈椎病，主要表现是颈痛、肩痛，手臂有麻、胀、痛的感觉。动完手术后呢，这种症状就减轻了，但是过了段时间，慢慢开始出现眩晕的症状。

我问她除了眩晕以外还有什么不舒服的吗？她说只有两个，第一个就是鼻根这里很紧，第二个是脖子右边这里（斜方肌）感觉很硬。

西医没有检查出来她是什么问题，因为它对人体的认识，仅限于一个解剖结构的认识，而我呢，她出现这种现象，这里（脖子右侧）很紧，这也紧（鼻根），这反映了什么呢？可能她的膀胱经的经筋系统出问题了，因为很明显她这些地方是跟膀胱经有关系的。

那么我再去找，膀胱经上哪里出现筋结，很明显，她这里有（脖子右侧），肩膀也有，后背腰也有，甚至她的小腿都有。

可能西医会认为小腿有个筋结，跟她的病有什么关系呢？

西医的思维就是"还原思维"，就是说西医要认识一个事物，是在割离的情况下去认识的，不会从整体上去认识它；而中医提供的好多信息和知识，是整体思维所产生的知识，把这个地方（鼻根）和脚、小趾头连起来的一种思维，成为一个理论，就是"经筋理论"。

那我就可以按照这个去给她治疗，我先用腹针扎，缓解她这些筋结，再加上"董氏奇穴"对基底动脉型颈椎病的治疗穴位，就按照这个方法去治疗。把这些地方都松开了以后呢，她的症状自然就减轻了。

后来我又在手上加了一个放血的方法，根据手上的全息信息，给她放血。当时基本上她所有的症状都消失了，治疗前她是被人扶着进来的，治疗完成，她自己走出去的。

那这个病人会不会反复？我认为会反复，因为只给她治过一次。她打电话来的时候呢，我在打包行李，没有多少时间了，我说我后天就要去中国了，只有明天有时间，如果你真的很痛苦，那我就让你过来。她过来了以后，从检查，到治疗，再跟她沟通，两个多小时之后，她就能走路了。

我觉得这是中医给西方人，西方医学带来的，对人体的一个新的认识，就是人体这套经络系统、经筋系统（经筋系统：是十二经脉之气"结、聚、散、络"于筋肉、关节的体系，经筋具有联络四肢百骸、主司关节运动的作用）。

还有就是脏腑辨证，因为她脏腑的不平衡，肝肾阴虚、肝火上亢的一些证，也得去治疗。但是我先从外面……经络是属表，属于外在。

田　原：表里的问题。

李道安：就是有一个表的问题，有一个里的问题。表的问题是经络系统、经筋系统，同时再调整脏腑，这是解决根本问题了，如果能做一段时间，我相信会有很好的疗效，但是这次没有机会，因为第二天我就飞到中国来了。

现在呢，西方医学已经开始转过来了，虽然还在继续进行微观地研究，但是10多年前吧，建立起一门叫"自组织理论"的学科，Self-organizing theory，它对事物的认识可以有好几个层次。有一个是还原的认识，一个事物它是由什么样的结构，有哪些成分……但是这种认识，你把它结合起来，不等于一个整体。

比如说一个人，你把他剖开了以后，我们人体细胞里面的每一个小结构是什么，我们都知道了，但是你不能说人就是这些东西组成的，因为组成之后也可能成为另外一个东西。比如说人的大脑和躯体，你把它建构起来不等于是一个人，人还有他的思想，还有他的情志等等。英文里面是这么讲的，"the whole is not the sum of the parts"，"sum of the parts"是指所有的部分组成的不等于那个整体。

田　原：西方的"整体观"更加理性。

李道安：它是有这样的认识。比如说，刚才讲经筋那个系统，西方也有一个对筋结的疗法，叫做"trigger point therapy"（触发点疗法），比如说，我这里出现头痛，那么我可以找相关的胸锁乳突肌，scalenus muscle（斜角肌），中文忘了怎么说；还有斜方肌，里面一些筋结，叫 trigger point（触发点），我把这个松开了以后呢，疼痛就减轻了，西方已经有了这样的认识。但他没有的认识是什么呢？就是处理跟这块肌肉好像不相关的肌肉群，症状也会减轻。

比如说曾经有一个病人，被诊断为三叉神经痛，表现是除了面部的疼痛以外呢，还有颞叶，头的外侧，包括枕部，也会很痛。我先去找触发点，我一碰斜方肌的位置，他就开始头晕、头痛，腿发软，站不了了。那我就知道，哦，这一块跟他的病有很密切的关系。再去摸，我发现在他的腰那里，有很明显的一个筋结，我按这的时候，他也觉得浑身难受。小腿上也有一个筋结。

我用针灸先把小腿的筋结松开了，再把腰部的筋结松开了，然后我再去摸斜方肌的位置，他就没有之前那种感觉了，觉得还行。但是我摸他斜方肌那还有个筋结，把这里松开了以后呢，他就觉得整个后半边脸，全部都轻松了。

他这个病啊，没有明确地判断是三叉神经痛，他可能是枕骨的神经紊乱，但是我不去管他具体是哪一种病，就是按照中医的思路，按照经筋的理论，经筋系统，跟刚才眩晕症的病人一样，去看他哪里有问题，再用腹针，在肚子上找到相应的位置，松开。

田　原：做过几次，病人就缓解了？

李道安：我只做过一次，就不用再做了。

他还有个体质问题，经常出虚汗啊，舌苔白腻，很厚啊。我说这个不能一次就给你治好，需要从脏腑调，经过一段时间才能调好，但是这种表面的现象可以缓解。再过一个多月，我又给病人打电话，他说脸痛没有再犯。

田　原：我感觉您在治病的过程中，很快会找到自己的东西，而且是独特的，在中医理论基础上，还会遵循自己的感觉，去感知存在的问题。这种思维方式对于病人来说很给力啊。

李道安：可以这么说。第一个条件是要诊断清楚，然后根据每个人不同的病症和体质去诊断……其实您说的感觉的东西，一方面可能就是人的直觉，还有一个是根据自己对人体认识的角度，经筋的体系我是学过的。

田　原：所以，中国的"胸有成竹"这个成语正好可以形容您的感觉，经络和经筋系统对您来说像是画好的人体地图，将它们烂熟于心了，当一个地方出现问题的时候，这个知识体系也会迅速反应，引导您沿着某一条路线，去"巡逻"一下，去看一看？

李道安：人是个整体嘛，我就可以按照这个去寻找都是哪里出现了问题。

比如颈椎病的病人，咱们说简单的吧，一个落枕的病人，他是哪里痛啊？是在颈部这里最痛啊，还是在肩部这里最痛呢？根据他的病情去扎。但是一定要去摸，自己去感觉哪里有筋结，哪里出了问题，或者说如果他没有筋结，属于"不荣则痛"，是虚的问题的时候呢，也可以去摸……

9. 迷恋气功的美国人

田　原：在美国，现代医学自有优势，相对而言，面临的最大问题是什么？预防医学在西方好像一直很热闹。

李道安：预防医学在西方很重要。有些疾病西方医学没有办法很好解决。比方说颈肩腰腿痛。

田　原：大概10多年以前吧，他们构建了一个疼痛治疗中心，希望麻醉科的医生，通过封闭的方法把这个问题解决，但是似乎没有找到方法，所以最近这些年，西方对痛证治疗的研究团队不断扩大，骨科医生、神经科医生，还有心理科的医生，都来参与，但还是解决不了，于是向东方医学来寻找解决方法。所以为什么最近这些年，针灸在国外越来越热？其实主要是为了痛证。他们对疼痛没有办法，这是第一个重要原因。

曾经听薄教授讲，在国外，中老年人颈肩腰腿痛，它的发病率比例应该占到人群总数的70%以上。中国似乎也是同样。这是全世界面临的一个难题。随着老龄社会的到来，发病率越来越高。从中医治病必求于本的角度来说，这类痛证的根本原因，是年龄渐长以后，导致的脾肾两虚，可以说它是一个自然规律，是一种退行性疾病。可以把症状缓解，痛苦减轻，提升病人的生活质量，这是中医做得到的。

李道安：老师说得对，这个退行性变化是个自然的规律。

田　原：除了缓解症状，我觉得另外一点很重要的是，即便这种随着年龄增长出现的退行性疾病是一种自然规律，但是我们中医有一些方式、方法，能够有效推迟衰老，这应该也是中医可以做到的。

李道安：但是中医一直在讲"三分治，七分养"，你可以减轻人的痛苦，但是如果因为他的生活方式而造成了这些问题，就是改变，也只能是短期的。

如果一个病人，看他是什么样的问题，比如是外伤引起的疼痛，那就可以通过你的治疗方法把他完全治好，除非他再有外伤。但是像这种年纪越大，出现的颈肩腰腿痛，医生对病人的帮助其实也是很有限的。

有人说西医医生像修车的，车坏了，他会帮你修好，但是什么叫好了？暂时修好了，等你再开，坏了，再拿去修。

预防包括什么呢？一方面是知识传播，就是你怎么去养生，怎么自己去调整自己的生活方式，能够不得病；还有一个是医生所做的，传播一些知识和一些类似于治疗的方法，然后去防止你得病。这是我们想做的工作。

田　原：也就是中医养生理念的传播。美国的养生文化是怎样的呢？

李道安：美国的养生文化应该是从 80 年代开始比较流行，主要是个人肢体的锻炼，到健身房举重，或者去跑步，到了 90 年代呢，开始重视营养学，注重饮食的调理。

田　原：以补充一些营养元素为主？

李道安：可以这么讲吧。比如说各种维生素的摄入，如何去均衡使用……这样去考虑得比较多。或者用一些特殊的植物，像螺旋藻啊，或者其他的，麦芽啊……随着市场的膨胀，一些人对这些微生物啊，或者补品啊做相关的科学研究，发现有效，慢慢地这个市场就越来越大。应该是 2000 年以后，有人开始重视身心，重视心理方面的健康。

本来"健康"这个词，对应的英文是什么呢？就是 health。过去说，医学是为了治病，现在提出来医学是为了保持人身体的健康。

但是现在西方文化里，还有另外一个词，不仅是 health，而是 wellness，它包括身体的健康，也包括心理的健康。所以人们开始练太极拳，练瑜伽，不是为了我有多强壮的肌肉，是我对我自己的了解有多少？通过练瑜伽呢，我能够放松自己，从医学的角度，调整自己的交感神经系统和副交感神经系统，除了肌肉和身体之外，这样去平衡，还有静坐、打坐，这种东西慢慢地越来越多。

田　原：从 2000 年开始，美国的养生文化开始从关注身体的健康，到重视身心的和谐，现在依然如此吗？

李道安：对，依然是这种方式。也许他总体的思考还不是太深，有的可能就是学几招太极拳就当老师去了，或者我看书学怎么去打坐，然后就去教人家了，或者通过看书再自己去学……很少有真正的、深入的研究者。也有一些在美国做佛教啊、道家等文化传播的，或者一些真的有功夫的老师，在那边去教学，也有。但是，往往人的一个特点是什么？我发现这一点在美国和中国是同样的，就是人心比较浮躁。

比方说，一个老师教气功，气功是什么呢？调息、调心、调身，好，你自己闭上眼睛，去关注你的呼吸，感觉你的呼吸。

有的人听到这个老师这么讲之后，他就会说：哦，可以啊，让我这么去做。他其实可做可不做。但是如果有人说我是个气功大师，我给你发个什么功，你会有什么样的感觉，而且他是能够做到的，比如说我给你所谓的发功，不管是怎么做到的，肯定会有感觉，人往往比较喜欢这些东西，容易走偏，被这些现象给蒙住了。

田　原：这大概是人类共同的心理，迅速获得。

李道安：对。所以他不会想要真正去修行。

田　原：美国练气功的人多吗？

李道安：越来越多，至于对气功的认识到底有多深，我也不知道，但是他们全都会接受这么一个现象。

田　原：美国的气功老师都是从哪来的呢？

李道安：有的应该是从中国、日本，或者是韩国过去教学，还有一些是美国人本身学气功。但是我自己不练气功，我是练拳的，以练拳为主，站桩，对气功其实不是特别了解。还有一个在美国最热门的，应该是跟中国一样，就是练瑜伽。

10. 每个人都有自己的一条路

田　原：在您看来，今天的西方人更需要的是什么？

李道安：其实最需要的，是解决他的欲望问题。这是人类的通病。因为地球的破坏，环境的污染等等很多问题，都是跟我们的欲望有关系。比如说，如果每个中国人都要过美国人的生活，可能需要 4 个地球的资源，才能有这种条件。所以美国人将来就不可能过这种生活。因为那个资源不够啊。

田　原：可是现在美国人已经在过这种生活了，他会把这种生活扔掉，回归到一种更为简单、质朴的生活吗？您是想说，像中国这样的发展中国家，不要向美国学习，一定要过那样的生活，我们已经很好了，是吗？

李道安：这就是像薄老师说的那句话，怎么讲？取其长，补己之短……择其善而从之。好的美国东西我们向他学习。

田　原：我们是要学习美国的先进，还是我们需要反思一下美国人走过的路？

李道安：最好就是后面那个。

田　原：您认为人的欲望问题要怎么解决？

李道安：就是修心，就是中国从古代就开始有的那个"心法"，怎么去把握自己的心，就是这样。

我学的"意拳"，它最早不叫"意拳"，它叫"心意把"，怎么去把握自己的心意，这是最重要的。

中国古代不是有叫圣人嘛，孔子、孟子、老子，这是圣人嘛，他们是做人最高层次的，那我们做不到圣人，就要看能不能接近贤人，做不到贤人呢，就做个善人，做不了善人，就做好人。如果我们一直是利己害他，那这个社会就没法生活了。

田　原：中国的太极拳同样是中国文化的精髓，打太极，所谓能前能后是本能，能左能右是技巧，唯独能上能下是奥妙……这个能上能下，内涵太丰富了。我觉得17年在中国的生活、历练，最终您带回美国去的，不仅仅是中医文化，也不仅仅是中国的传统文化……

李道安：对，怎么做人！

田　原：对，您可能在这个古老的国度，找到了关于人类的很多真相。其实我们也在做这样的事情，中医是我们的一个载体，我们通过对中医，对中国传统文化的不断学习、探究、深入，最终也是想要寻找到作为人类，生命的真相是什么？如果把我们放在自然环境中，我们和小虫、小鸟，和路边的树，没有区别。问题在于，您刚才讲得非常好，就是人类的欲望超出了肉体的承受能力，这样的话，求助于西方医学，会发现有很多问题可能解决不了，求助东方医学，有时候也很难达到彼岸……

李道安：我回到美国，还是任重道远，要做的事情很多。

田　原：不管东方文化还是西方文化，一直以来都在探寻一个哲学层面的问题，就是"我是谁"？这是一个很有趣的问题。而每个人都是不可复制的，都有一条属于自己的路，您从美国来到中国，把自己的青春岁月都留在中国了，相信您也是无怨无悔的。也感谢您把中国优秀的针灸和文化带到美国去，并传播得更广、更远。

李道安：这是我应该做的。

田　原：时间如果允许的话，我们还能探讨好多问题。

李道安：差不多了吧，总是有不完美的地方。（笑）

田　原：说得好。那我们就留给下一次了。（笑）

李道安：好的。

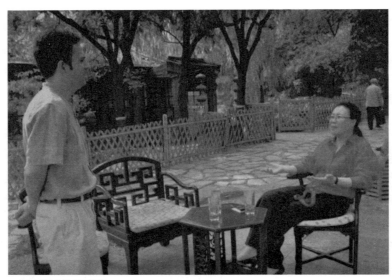

一场中西文化的交流

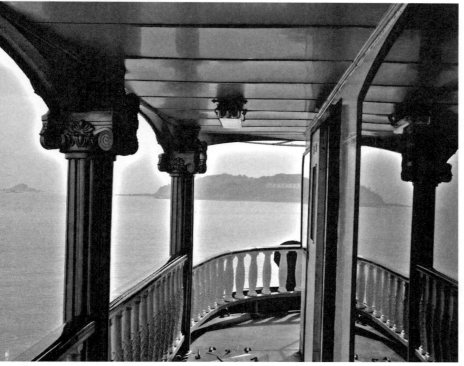

在船上拍摄的金门岛远景

中医漂过澎湖湾

台湾著名词作家、中医后人詹德茂的原乡情怀

编者前言：

晚风轻拂澎湖湾 / 白浪逐沙滩

坐在门前的矮墙上 / 一遍遍怀想

也是黄昏的沙滩上 / 有着脚印两对半

……

一首《外婆的澎湖湾》，承载着上个世纪 80 年代，大陆人对台湾最初的印象——不仅歌词里的椰林、斜阳，海浪、仙人掌极具画面感，还能真切地感受到字里行间，带有温暖乡情的文化风尚。

大陆人不知道的是，彼时的台湾，刚刚经历了一场"乡土文化论战"。

这场论战，如同炸开的爆竹，彻底颠覆、摧毁了五六十年代以来，台湾体制和台湾人内心的禁制，也炸出一个前所未有的文化盛景——台湾民谣的重生、校园民歌的流行，就在这样的时代背景下，酿生了。

有人称，这个时代，是台湾的"文艺复兴"。

彼时的台湾，倡导"回归传统、关怀现实"，民间文化、民间文学集中发力，"文化寻根"盛行一时，"原乡情怀"空前高涨，并蔓延涉及经济、政治、思想文化领域。

也是在这段时间里，"民间"一词，悄悄地消失在台湾人的词海中。

对今天的台湾人来说，民间的，即是主流的。

遗憾的是，在这场论战中，数千年来紧附于中国传统文化根脉，最具乡土特点的生命文化——中医学，却未见提及只字片语。

台湾人是如何看待中医药的？中医的种子，是否也跟随大量移民乘着小船渡海，在台湾的土壤上播种、生根、长大？台湾同胞的健康可曾得到中医药的佑护？他们的生活中，可也存有中医理念的蛛丝马迹？无从得知。

一直到前年，与詹德茂先生结缘，这位自小生长在台湾的客家人后代，祖上几代都是中医。祖上积攒下来的缘份，使得在台湾文学和传媒领域卓有建树的詹先生，对中医情有独衷，也带来了海峡那端中医传承和发展的信息，以及台湾文化现状。

记忆里那座诗意的小岛，面临着经济和文化自信的双重失落；疲累追撵经济高效的台湾人，也同内地人一样，陷入了对健康的渴求，对生命真相的茫然和追索。在这样的时代背景下，台湾出现了一场养生保健热，孕育于乡土之中，古老而幽秘的中医学问，像当初传统文化的片段被"唐山客"们承载着过海一样，借着纸张与文字，漂洋过海。这其中，也包括经詹先生亲自引进，前年在台湾一上市便热销的"田原寻访中医"系列图书，将会陆续在台湾以及东南亚一带发行。

"——他把孤独裁缝起来，当一件衣服穿，穿过他看来木讷的表情，穿过他踽踽来去的路，每一天的早晨他把时间固定下来……"（摘自詹德茂诗作《一个叫老的人》）

美好的诗句，会一击即中心房，这首诗虽然谱了曲，但内里深重的情感力量，怕是老练如齐豫这样的歌手，也无法全然参透其中深意。

写词的詹德茂先生，就是这样一位情感内在，丰厚、深邃的人。

采访时间 2011 年 10 月～ 2012 年 6 月

采访地点 北京朝阳区麦子店金色阳光会馆

参加人员

詹德茂（台湾著名词作家，电视人，中医世家后人）

林子敬（台湾著名 IT 人，中医爱好者）

田　原（中国医药科技出版社，中医文化传播人）

赵中月（中国医药科技出版社，中医文化策划人）

1. 再回首，八千里路云和月

　　总有那么一群人，医者或是墨客，从夹带泥土气息的乡野田埂中走来，遍行乡野，悲悯众生，对土地怀抱敬意与深情。因为无心流连城市的缤纷光鲜，所以转身回到乡间。匍匐聆听大地的沉吟，小心细嗅泥土的芳香，手捧清凉甘冽的井水，感受趾缝滑动的春泥。

田　原：詹先生背景很丰厚，涉足很多领域，著名词作人、电视人，现在又成为了中医文化传播人……咱们从何说起呢？先聊聊大家都熟悉的话题吧，听您说起我才知道，原来您是电视片《八千里路云和月》的策划人，又是央视前不久播出的纪录片《再说长江》的文学顾问。上世纪八九十年代，内地最火的电视节目，一个是《星星知我心》，另一个就是《八千里路云和月》，达到了街知巷闻的程度，内存在几代人的记忆里。

詹德茂：有这么大影响吗？

田　原：真的。您给我们讲讲《八千里路云和月》的幕后故事？

詹德茂：其实讲起来源头还是凌峰。凌峰来这里拍了两年了，1987 年他就进来了，他那个时候假借探亲的名义，带了机器进大陆来拍，是偷偷拍了两年后，回来他就想尽快整理成节目。当然他也去新闻局，说为什么不让我播咧？那个时候根本就是被压制着，他做了很多地努力，让这个节目可以播出。可是，可以播出之后，他发现无法完全靠原来的摄制组去整理出这个节目。

田　原：需要有人协助做一个整体地策划？

詹德茂：对，他就是在那个时候找我的。通过很多老朋友的关系，包括他的家人，找到我，其实那时候我们已经大概7年没见面了；我就到他家去，他给我看整理出来的片花，我觉得这个有意思，也让我感觉到一股好像与祖先信息接上电的使命感。

最初他找了三个人来写本子，我是其中之一，每个人发一些东西回家就去试写。本子写出来之后，那两个就不敢动了，我就继续帮他调整节目，怎么分单元，解说词要用什么方式，用什么样的语法、表情等等，因为题材本身已经很厚重了，那么悲苦、沉重的历史，千万不要再用很沉重的语言方式去解说了，还是应该用轻松一些的语言，然后呢，有点幽默，有些开玩笑的样子，带出有血有泪的故事，举重若轻，说大历史就像是说一个小人物的故事一般，让观众能够以同理心感受到这片子所传达出的温暖，人文关怀。

这个片子后来就开始迅速红起来，而且开辟出了一个解说词新的套路出来，就是从来没有人用那么轻松写意、温馨调侃的大白话，抛掉历史的包袱、八股，结合新闻时势，以古讽今地去解说这么庞大、深厚的题材，取得很好的效果！

隔着海峡，彼此原本难免怀抱有很多的疑虑和敌意，《八千里路云和月》给出了很多美好的意愿和意象，抚慰了很多人的思乡情怀，满足了很多人对这里的好奇，也缓和了很多存在已久地疑虑和敌意，节目播出以后，也的确带动了一股探亲和观光热潮，包括后来不绝于途，积极投入到这里的台商。

在台湾播出前后6年，那阵子凌峰多半都在大陆赶拍嘛，我就守在台湾给他编、给他写，带了几个企划和剪辑师一起做，怎么剪内容、怎么编结构、怎么做节奏，所以大家都开玩笑说我是《八千里路云和月》的驻台代表。（笑）

田　原：那十几年，台湾文化在大陆真是热，台湾本土剧、电视节目、校园民谣，都非常受欢迎，但是因为那个年代信息没有今天这么发达，很多人不了解，当时的台湾，处于一种什么样的社会和文化背景下，怎么能够滋养出这多的动人之作？

詹德茂：在台湾，大概30年前吧，那时候曾经发生过一个文化地运动，我们那会儿叫"乡土文学论战"。有一批知识分子，对民间文化非常依恋的这群人，他们就提倡人民的力量，草根的力量，他们叫"乡土文学"，就是要让文学关注、回归于乡土。

那时候社会风气也稍微开放了，有不少人竭尽全力地在做这件事情，跟原来的主流文学就产生论战，持续了非常长的一段时间。紧接着后来的校园民歌，对乡土文学这整件草根和民间自觉风潮，起了推波助澜的作用，它的诞生年代就是那个时候。

现在回过头去看，它虽然生涩，有些东西不那么成熟，但它唤起了一种浪漫，土地的浪漫，这些滋味到今天都还在心里留存。那一拨作品，对台湾后来的文化风气和流行地走向，影响非常大。

两蒋时代，其实气氛是非常肃杀的，所有东西都是正正规规地，一板一眼地。那时候谈文学，甚至通俗歌谣，就是你除了进到旧有的主流里面之外，其实没有太多可伸展的余地。但是因缘际会，在蒋经国最后的那几年，就是那么一些人，特别提倡这种从民间生起的力量，民间的力量。大家都在讲说民间生起的力量的时候，开始很多的人，包括媒体，回头来关注民间，包括民间的生产力，民间文化的活力。

田　原：还有从亘古绵延下来的生命力。

詹德茂：大家回头来关注这些事情的时候，民间的很多活动，就开始转化成正的能量出现了，阳光的一面出来了。很多原先在民间默默努力的人，得到了鼓舞，愿意出来了。初期还很有些顾虑，但因为整个社会都很愿意给他们非常正面和善意的响应，所以他们后来也都显得很抬头挺胸。

可是那时候呢，为什么乡土文学会那么快起来啊？它如同，比方说像赵老师这样，有满腔热血，有文化准备，有你的知识储备，而且你有武器，就是你这支笔。他用原来是高高在上的，殿堂里面的工具，回头来帮土地、帮老百姓出声音，帮民间出声音。倒不是说民间都是好的，他回头来去赞扬那些从土地、草根之间发生的事情，就引得大家更愿意往回走了。

其实以前都在半空中。他们叫做"回来踩踩大地吧"！

田　原："回来踩踩大地吧"，说得真好！现代人的浮躁、迷茫，说穿了都是因为生活节奏太快，导致大家都"飘"起来，不得回归。

詹德茂：踩回到大地，就是下凡啊，所有的事情，都让它下凡了。

那时候就是有这么一批知识分子，用原来歌功颂德的笔，回头用民间的语言开始写东西。

罗大佑也是那个时候盛行起来，没有那一拨，不会有罗大佑的《鹿港小镇》。那一拨前后有校园民歌的包覆，校园民歌蔚为风潮以后，等于土壤就形成了。后来罗大佑的崛起呢，造了后面那么多的歌手，包括李宗盛。他们说的话变得浅白了，可是用情真，用情变得很细致，很细腻，直接打动你的心。就是这样，所以大家就跟上来了。

可是对我们而言呢，我们也会非常怀念，尤其蒋经国那个时代，那种纯粹。

蒋经国比他爸爸其实已经开放很多了。但若非蒋经国，也不会有后来的"乡土运动"。其实那时候他已经行动不便了，身体有种风中残烛的感觉。只因为蒋经国讲了一句话：我是台湾人！台湾的这些老百姓忽然觉得我好有信心哦，台湾人没有什么应该觉得自卑的，我就是台湾人嘛。所以"乡土文学论战"有这么几层的背景，才起来的。

2."唐山客"，载着传统文化种子过海

赵中月：有个问题，关于"民间"这个概念，在台湾是什么时候出现的？什么时候意识到这个概念的？

詹德茂：应该是上个世纪80年代。

赵中月：是解禁了，有言论自由了以后？

詹德茂：那时候还没有。党禁、报禁之所以解开，是后来蒋经国要走之前，他亲口说的，说解禁，所以党禁、报禁才给解了，也开始逐步开放，可以来这边探亲了。

赵中月：在当时，"民间"与"官方"，是一种二元对立吗？

詹德茂：不是，它就是融合的。后来民间的力量变成政府地支持。到现在他就变成监督官员施政的力量。民间的力量可以把贫户出身的陈水扁平步青云地送

上最高领导的位置，也可以让他从云端下来送进牢房。要在以前谁能关这种层级人啊？然后做官的做不对，老百姓可以破口大骂的，甚至可以到他家门口去拉白布条的。反过来说，民气可用，民间的力量是大无畏的。

赵中月：一直以来，"原典文化"不断割裂、丢失，但它的根系，仍然深埋在土地上，藏在民间里。这些年内地注意到"草根文化"，实际上，是在经济高速发展的境况下，"飘"得有点晕，渴求民间力量地回暖，渴求脚踩实地的踏实感。

詹德茂：乡土文学兴起以后啊，原来传统主流文学那一派的人，以及官方这一派的人，其实都有点紧张，因为不知道会闹出什么东西来。

可是后来他们发现，当这些乡土文学的东西崛起以后，从民间能够发现扎根更深的中国文化，扎根更深的儒文化，扎根更深的亲情伦理文化，统统都对了，你这里也更稳了。

而且因为发掘了民间文化，你才会知道，原来啊，我们政府过去做了那么多事情我们都不知道，可不是用喊口号的哦，我们已经做了什么八十大建设，什么重大公共建设，为人民做了多少对或不对的事，都不用喊那个了，一一都被老百姓自觉地浮显出来，你只要看到老百姓生活的改变，你就知道了。那其他人才会发现，哦，原来政府做那么多事情，我们都不知道。

另外一方面也看到政府有哪些事情还没做到，老百姓还在受苦的，那我们就盯着走嘛。另外一个是说，你看到了，包括许多原乡文化、文化和血脉的薪传，原来我们扎的根，根本不是日本，是从"唐山"，唐山就是大陆，是从"唐山"过来的！

赵中月：台湾为什么把大陆称为"唐山"？

詹德茂："唐"，原来就是华人在外的一个重要的代称词，比如说全世界各地都有的"唐人街"。早期原乡渡海移民，都把对岸、大陆叫做"唐山"，所以以前来的人，就叫"唐山客"，这是一个非常具有思乡意味的指称词。而且，我们小时候念书，几乎每学年，学校都会要我们填具一份身份数据，上面都要写明自己的"祖籍"。比方说我们家的祖籍就是"广东饶平"、他们家是"福建泉州"，还有"山东蓬莱"等等。再者，几乎每一个家族的老房子上面，都会挂上自己的"堂号"，比如我们姓詹的"河间堂"、姓徐的"东海堂"、姓杨的"四知堂"等等，祖坟的墓碑上也是这么刻着，很容易就可以追溯自己的祖源、家族的香火。乡土文学之后，你才又发现，为什么南部很多乡下，有一个庙，叫做"陕西府"嘞？

彰化县还有一个"陕西村"……我现在只是打比方啊，比方说，张巡，安史之乱的大英雄；另外，台湾还有两千多座关帝庙，拜关公的，遍布全台。

赵中月："唐山客"们带去了中国文化的传统。

詹德茂：对，人家就回头去想，逐渐地理解，为什么这个地方会有这样的名字、会有这样的神明、这样的庙宇……从那边找到什么陕西府啊，才知道原来最早我的祖先是怎么过来的。你就更懂得感恩，你会对你的祖先感念了，你还会叛祖背宗吗？！尤其南部，南部是非常闭塞的一个地方。

赵中月：南部指台南、高雄那一带？

詹德茂：台南、高雄还比较大，可以接触到外面，像有一些小地方，台中过去以后，还没到台南，中间的，整个嘉南平原里面的一大片绿油油的农村，他们非常闭塞，可是民风淳朴。其实南部人非常可爱，还很淳朴，之前他们对官方、对主流原本就保持着距离，有很多的不安全感，可是就是被选举炒作的结果，慢慢偏向绿色意识，甚至偏狭的独立思想，贴上标签了。其实原先不是这样子的。

再来就是说，当民间文学整个崛起以后，它鼓励了很多人，更愿意把自己的思想袒露出来，这一说出来，它会熏染地，他都可以说了，我也说说吧，每个人都有自己来自原乡、来自祖先的骄傲。

所以那个年代，真是百花齐放的时候，百鸟齐鸣啊！

"乡土文学论战"刚开始点燃了那个火苗的时候，彼此都很沉重，可是很快，它就变得很亮，然后变得越来越轻松，越来越活泼，弹性越来越大。

也因为这样，"云门"就起来了。"云门舞集"，是一个非常值得台湾人骄傲的现代舞团，那个创办人叫林怀民，他就是在"乡土文学论战"后期的时候，编了一支舞，叫做《唐山过台湾》，啊，你知道多少人看着那个掉泪啊！林怀民一下就起来了。

然后也在那个时候出现了一本杂志，叫《汉声》杂志，每一期讲一个主题，几乎每一个主题都牵涉一个薪火相传、源远流长的话题，一组原乡的意象；有一期它专门讲剪纸，然后人家才说，哇！剪纸那么漂亮！色彩这么斑斓，这么丰富，那只手是多么巧啊！你会有所怀想，原来我们家贴的窗花，最早是从陕西过来的。然后就越来越活跃了，你看那么多艺术团体啊，都愿意投入，冲《汉声》杂志来的。所以《汉声》杂志呢，也专门在发掘民间力量、原乡意识，光明、温暖的一面。我们那一个世代，包括我自己，受这些影响是很大的。

赵中月：台湾乡土文学、校园歌曲等，从在民间发育、成长，到现在初步成熟，这是非常有说服力的。

詹德茂：两位老师也是忧国忧民，情怀很深啊，走在这个寻访民间中医的路上，其实也不止是民间中医，你们可以看到民间文化的力量其实是很蓬勃的。

3. 陈立夫救下的台湾"中医"

田　原：作为传统文化当中的重要脉络，中医药在台湾的发展现状如何？它的存在形式是怎么样的呢，有公立医院吗？

詹德茂：很少，大部分都是民间的。虽然现在医院都有中医科啊，但也都是附属在大医院里面西医系统的羽翼下，权充辅助治疗的，中医大部分还是在民间开展的。

我个人认为啊，台湾的大部分中医，他就是考上那个执照，背书、考证，然后考上就开业了，谋生的意义大过一切，极少能看到真正在努力钻研中医学问的。我曾经碰过几个我认为还不错的医生，可是很愤世嫉俗，他们觉得这个体制不太对；要不然呢，就是把自己活得很神气的，眼睛长在头顶上的；还有就是那种特立独行吧，就像我们遇见的某个医生，就跟个流氓一样。在台湾没能看到几个那种有真材实料、有扎实的功夫，还真正有能力且愿意教授给你东西的人。反倒是后来从田老师的很多书里面看到，大陆这边，真的有好些大医，凭自己努力这样起来。

田　原：对于内地的很多人来说，会觉得台湾有很好的中医文化氛围，但是通过跟您这么聊天，真的觉得两岸三地的人们，有共同的需求。

詹德茂：我觉得台湾文化的一个优势，是台湾比较懂得去整合，比较懂得怎么去对外连结。你说台湾的中医有好的没有？有，只是真正的好中医好像都很低调。台湾那么多年来，若非陈立夫当年坚持着，其实中医很可能在台湾就消失了，也只剩下这些草根大夫了。

145

田　原：据我所知，20 世纪 80 年代后期，陈老蜚声国际，除了因为他主张"用中华文化统一中国"，另一个让世界为之津津乐道的，是他的长寿之道。陈老过世的时候 101 岁高龄，大半辈子的时间都在研究《易经》，研究中医的生命观，衣食住行都非常细致，还总结出了一套"立夫养生法"。

詹德茂：没错，陈立夫先生一直都是倡导复兴中华文化最有力的"党国元老"之一，我们那边叫做"党国元老"。他年纪很大以后，才被蒋介石授命担任我们那边一所叫做"中国医药学院"的董事长，私立性质，那是当时惟一专业培养中医人才的高级学府，层级相当于一般大学。

在台湾，有好长一段时间，中医基本上已经被西医压得抬不起头来。那个年代，民间大部分都还仰赖中医甚深，至少在乡间一直是如此，但中医人才始终都没有比较正式的、系统性的养成教育，也没有官方正式的认证作业，人才的断层严重、经验的断层严重，所谓的中医师良莠不齐，谁能看病、谁不能看病，根本没有一个可供依循的尺度。

陈立夫先生成立了这所"中国医药学院"，至少让中医、也让社会大众看到了一点传承和发扬光大的希望。90 岁的高龄，用他写书法得到的募款，成立了基金会，提供资源去鼓励中医的保存和研究。

另外，也是因为他的奔走，政府开始研拟了一套广纳中医人才的考试制度，让许多没有机会进入本科的一般人士，能够参加中医检定考试，检定考及格，取得参加特考的资格，特考及格就能取得中医师的执业证照。这对后来中医地普及，发挥了非常大的影响力。

我自己也去参加了这个检定考试，也顺利取得了参加特考的资格，但没有再接再厉，参加过一次特考没过关，就迫不及待转到电视这个行业了。

不过，现在想回头也来不及了，这个拿检定取得特考的制度，到今年也是最后一年了，以后就只有本科毕业生才能参加中医证照考试了。

田　原："检定考"相当于要先取得现代医学的医师资格，生化、英语什么的就都要过关？

詹德茂：是的，倒没有要考英文，但有了检定考及格证书，才可以去考中医特考，本科生出来是直接可以考的。今年"特考"是最后一届，明年开始，也许叫做专业高考了，中医的专业高考，就像律师高考一样。考过了才有做中医的资格。

这个考试制度延续了二三十年，的确帮台湾增加了很多的中医中药的从业人员，也因为至少有了官方地认证，让中医的地位有了相当程度地提升，至少也是个医疗人员。但也因为这个制度下，大家就是为了应付考试而死背书，背《医宗金鉴》、《本草纲目》、《汤头歌诀》……背熟一点。当年就是这样背的。然后背的时候还会有人指点你，你背吧，哪些会考、哪些不会考，哪些常考、哪些不常考。

田　原：跟高考一样，老师还得给学生"圈题"。

詹德茂：差不多，这项会不会考啊？那项你要搞清楚，要怎么读？好了，这样培养出来的医生，你能怎么样呢？我的感觉，这样考下来的中医，就是只会套装开药的医生，变成药剂师了，又演变成了另外一种型态的良莠不齐。我都怀疑很多人连把脉都搞不清楚。要是这样谁去相信中医呢？中医怎么形成力量呢？

田　原：读书本的时候头头是道，上了临床，亲自看病了，很多人就懵了。其实学习中医很不容易，学好了不那么简单。

詹德茂：一些中医人其实应该惭愧啊，《伤寒论》背一背，《本草纲目》背一背，《医宗金鉴》背一背，就去考试了，考上执照就挂起招牌来了，所以在台湾，满街的中医，也就是同一个样子，心态上多半就只是开业谋生！有理想抱负的，虽然也有，但毕竟是少，剩下的只是说他稍微准一点点，他比较不准一些些……

有很多开业谋生的中医，开药的时候都是用计算机，这个病人是怎样，感冒、咳嗽，然后还有糖尿病、高血压什么的，对应哪个病症，一输入，软件包，开药过程就完了！再怎么弄就是这么几套药，他能把病治到什么程度，也就是这些了。一般中医诊所也就是那些小病可以看，感冒发烧啦，你真要是大病还真是找不到好中医的。我看了很为这些中医师，更为整个中医感到悲哀，心里很痛啊！

田　原：在台湾，中医究竟也是这样一个位置，大病、急症一定是西医了。人们怎样才会相信中医能治得了病？

詹德茂：糖尿病这些慢性病的调理，他会愿意相信中医，但是也很难遇上可以完全相信的中医师。

田　原：但是我在您的讲述中，感觉到一种不甘心啊。是说不管怎样，民众对中医一直是有期望的？

詹德茂：很有！非常有。而且台湾这么小的地方，想要形成影响力、知名度，其实是很容易的，而且它城乡距离那么短。它不像大陆，相隔这么远，乡村发生什么事，城市不知道，城市发生什么事，乡下也不知道。台湾不仅是城乡距离短，而且信息很发达，所以太容易了，你一个医生做得好不好，大家一下子就都知道。就是很难找到好的中医。

所以自救的人很多，反正得了慢性病，你也找不到可以相信的医生。另一方面，也会想一旦上了大医院是不会有机会了，到医院去等于是一半进了坟场一样。

据朋友转述，有位"党国大佬"那时候躺进我们那里非常顶尖的一所大医院的高级病房里，就开玩笑似地讲过一句话，他说关系不好进不来，因为没有关系就要不到病房；关系太好呢，出不去，有了病房你就未必能出去了。他后来果然也就没出来。

像我妈妈这一次，因为感冒引发急性呼吸衰竭，不得不送大医院急诊，然后再转送 ICU 加护病房，我就特别有感受，西医院是连个冠心病都治不好的，所以一旦真要发展成急症、重症，进去就机会渺茫了。进了加护病房，就等于被软禁了一样，病人受煎熬，家属也只能束手无策，你什么事情也别想做了。那边的规矩非常严。

田　原：只要你进了医院，就得完全听医院的。

詹德茂：完全听他们的。像我们一天有两次看病时间，医生、护士过来给你报告一下，今天什么状况，这个指数到哪里，我们用了哪些药。态度虽然非常和善恳切，但就是反正一半以上你都听不懂。我有几次真的很想把那个管子拔掉，把我妈妈往回送，回到家里我好歹还有个机会。但是我也不敢，我不知道到哪里去找对的医生。

田　原：民众也是盲从的，他不懂医学，也就无从选择。在这一方面，就体现了中医文化的优势，好的中医，大医，不仅仅能给出一些养生、治病的方法和技术，关键的是，中医传达了一个自救的、有关解读生命文化的理念。

4. "下载"宇宙信息的超级天才们

田　原： 您是中医世家出身，从曾祖父开始就是中医，还记得爷爷那个年代的台湾中医是什么样子吗？

詹德茂： 我爷爷基本上就是草根中医，和您寻访的很多民间中医一样，自觉性比较高，都是通过上一代人传下来的知识和经验啊、自修啊、自己亲身地实践出来的经验啊什么的，没有经过所谓正规地教育，基本上都是草根中医。但我觉得他们都比较愿意去认真对待人命，比较懂得去尊重生命本属自然的价值。像我爷爷，我曾祖父，他们都是属于这个阶层的，自己摸出来的，曾祖父摸出来给我爷爷了。

到我爸爸那个时候，像我爸爸学中医，他是完全不信我爷爷那一套的，甚至拒绝那一套，其实他自己还蛮排斥当中医的，但是我爷爷常跟他讲，你去学好了，你要考上，其他再说，没考上你就别说了。那我爹真的去考中医啊，可惜他考上中医那一年，我爷爷还来不及看到就过世了。

田　原： 到爸爸这代，基本上就跟现代中医靠扰了？

詹德茂： 他考上中医之后就是完全照书来的，《内经》、《难经》、《医宗金鉴》啊，《伤寒论》啊，还有一些中医大家流传下来的书籍，他就完全遵照这些来的，他很用功，也很勤奋好学，但基本上就不碰我爷爷那些草根的东西。

我爷爷走了以后，我也整理、收藏了他的一些东西，他有些笔记，我爷爷的汉字也不是很娴熟，所以他留下来的很多笔记我是看不懂的。

田　原： 爷爷不是汉族？

詹德茂： 他是标准的客家人，但没有正式地上过正规的小学、中学，他完全自学。可是我觉得我爷爷是很棒的，他有一些很奇怪的招数。我小时候有一天早上，朦朦胧胧刚醒，就看到一个小孩子腮腺炎，长得很大一个，妈妈抱着来。我爷爷就拿了一把菜刀，当场就在他脸上一割，那个血就下来了，也没看到那小孩特别痛，只看到那妈妈颤抖着双手捧着血。然后割下来，等浊血流完了就帮他敷药，然后过几天就好啦，就没事了。

赵中月： 说到腮腺炎，我小时候在辽东山区，最偏僻的小山沟里，很少见赤脚医生，更谈不到医院。但是腮腺炎，山里人有很简单的办法，就是抓条蛇，把蛇皮扒下来，切碎，打两个鸡蛋，蒸个蛇皮鸡蛋羹，吃了两天就好了。

詹德茂：真的啊？

赵中月：民间这种方法特别多，而且非常有效。

詹德茂：抓的什么蛇都没关系吗？

赵中月：那我就记不得了，我就记得肯定是毒蛇，无毒的就不行。

詹德茂：我爸爸呢就说，我爷爷那一套根本没科学根据，也没有书本的根据，就拒绝学他那一套。也很可惜的。

赵中月：其实在古时候，是没有"民间"这个概念的，也可以说哪里都是"民间"，今天中国人生活里的所知、所用，除了从西方舶来的，多数都是古时"民间"的经验总结，包括《黄帝内经》等经典，都是在"民间"实践基础上概括和成熟的。在访问民间中医的过程中我发现，他们的体验、感悟，很多和先祖们是一致的，是曾经的主流，包括现在很多成文史籍，真正的"民间"要早于这些书本知识，比他们更原初，更有活力，因而在广大的民间中医那里得到一脉相承，将祖宗的医道、医术传承了下来，将其中鲜活的文化生命力也传承下来了。这是让人非常激动的一件事情。

詹德茂：我觉得现在的民间中医，还可以鲜活着的另一个原因，是原先他们的环境和时代都非常纯粹，没有太多杂乱的东西让他分散专注力。

我们那边有中央研究院，里面有几个院士，还结合了大学教授等几个各个层面的人。他们组织了一个协会，专门研究物理天体这些。

前年办了一次讲座，那个讲座是每个月第二个礼拜四，每个月一次，我就报名参加了。

就有一点像读书会的性质，每次课就找一个院士或者专家，来分享研究的心得，不是成果，重点不是报告成果。那么来的人呢，大部分都有这方面的爱好或基础。一次下来三个小时，前面两个小时录音，后面一个小时就不准录音。

田　原：可能真正精彩的就在不准录的这段儿……

詹德茂：田老师真是说对了。其实他们也提到，为什么不准录音，因为我们以下要讲的话，是找不到科学依据的，你用科学来论证这个东西，是论证不完的，找不到理论根据。但是它实质上就是这个样子。

我上次不是提到一本书叫《气的乐章》嘛，其实就是中央研究院一个物理院士王唯工教授写的，他也受邀请在这个系列里面。他从小生病，病得死去活来，可是每次他妈就带他去中医那边，然后把他医好了，他就觉得中医太神奇了！所以后来，他当了中央研究院的物理院士以后，就运用资源去研究中医的经络到底存不存在？怎么存在的？后来就写的那本《气的乐章》，那本书很好看，非常有意思的。

田　原：在大陆有发行吗？

詹德茂：大陆有，后来发行了。在这个系列的某一堂课里，就讨论到人纯粹到一定程度的时候，当然有些人天赋异禀，天生就这样没办法，就是人到了个纯粹的境界，其实是可以有能力"下载"的。

什么叫"下载"？你知道宇宙里面，多少讯息就这样被"下载"下来的？古今有多少大医，有时候你已经没法用天才来形容他们了，基本上直接"下载"。当他够纯粹的时候，他就可以接受到这种信息，我们讲参透吧，他参透了天地的道理，天地的规则。

课堂里提到我们那边有一个物理学家就是这样，你想一个物理学家穷其一辈子啊，论文发表个两三篇就很了不起了吧？不是，他每个月给你一篇。他们说没什么科学道理可以去解释，他就是"下载"，一路"下载"。

但是他会说吗？他也不会说，说了也没人信啊，什么叫下载啊？凭空就可以下载东西？是，他就可以。

那几个物理学家，为什么后来一个小时是不录音的？因为很多事情原来就不是现代科学可以解释、可以解决，留下录音，徒留不必要的争议，包括对这些专家学者们立场和人身的争议。

你像即将卸任的台湾大学的校长李嗣涔，他就是曾经非常认真对待这个事情的，他研究了很多年。他认同人是有特异功能的，天生就有，但是要你做人要做到一定纯粹的程度，功能才会显出来。

田　原：当一个人真气充盈，浊气消失的时候，也可以理解为心无旁骛。比如孩童的眼睛，纯净，所以能看到大人看不到的东西。

詹德茂：我们一般人太污浊了，感应不到那个东西了，但小朋友活在一个纯粹的境界，李校长也曾经做过多次验证，你现在在纸的这一面写一个字，翻过来他让那些孩子一摸，就好像能看穿是什么字。我们本来就具备有这个能力，只不过没有被提炼出来，没有被激发出来，或者说你的开关没有被打开。

田　　原：总是肉身沉重啊！有些人这辈子都想不明白一个问题，临终了，顿悟了，想明白了。其实不是想不明白，是人生在世，被太多物欲和外在的东西纠缠着，到面临死亡的一刻，什么都放下了，生命重新纯净起来了，一辈子都打不开的结儿，啪，打开了，就想明白了。

詹德茂：所以我非常崇仰这些民间中医，也非常尊敬这些人，我也不是说假的，因为这些人透过他们的努力，证明了中医它原来可以是这样子的，或者原来就应该是这样子的。他们是体会到了生命的大智慧。他们是另外一群纯粹的人，对天地万物有深层理解的人。

现在有机会跟别人聊天，或者我到书局、书店这种通路上面，就跟他们报书，要跟他们讲这个书有什么好。我总是先从"什么是中医"这个概念，来导向这个书，这个书的价值在哪里？我不是告诉你说，这个书里面有多少方法，你吃了哪些药，按了哪些穴就好，不是，最重要是告诉你，你的生命啊，身体啊，就是这个样子啊，没什么神秘难懂的。

像中医就是回归到你身体里面，那个叫"中道"嘛，有偏离的就失衡了，它就会有你身体不需要的东西出现吧，所以你身体会难受，大部分就从这个角度跟他们聊。

田　　原：谢谢詹老师，您绝对是生命文化的超级导师。（笑）

詹德茂：那我这样子聊下来的效果其实很好。太复杂我也不知道怎么跟他们讲，我就简单告诉你，身体本来就有她的防御能力，你也承认这件事啊，它们会给你报警，只是你没学会把它看懂而已。它报警，你不知道它，它就以为你不理它，它就继续往前走，继续往前就要倒霉了啊。

从田原老师的书里，那些民间中医人的身上，我看到了执着，那种执着超越了一切，你知道吗？

田　　原：这份执着也是您让我非常感动的。现在看来，民间中医也分了层次，这个话题以后有时间咱们再聊。但是，有些民间人真是历练成"精"，他看到了，感觉到了，于是他坚定地相信生命可以长生，可以规避风险与疾病，甚至可以真正做到了解先天，以后天养先天不足，以期圆满。

5.“世界第一”的台湾洗肾热

田　原：依您所见，今天的台湾人对生命、对健康的认识，整体上处于一个什么状态？

詹德茂：我跟两位老师说，因为我自己从中医世家出来，我爷爷其实最后一句话就指着我，说这个小孩子要让他当医生。可是我看过后来的中医，因为我曾经去参加考试，我看到现在台湾的中医，其实心里很痛。

我的母亲现在生病了，我知道一定要找中医，可是我不知道他在哪。今天，我到现在还是不知道他在哪里。

三年前医院就跟我妈说，洗肾，这边叫透析。台湾现在是洗肾全世界第一。多糟糕啊！有那么严重要到第一名吗？！三年前医生就说，哎呀，你的尿毒指数偏高啊，你都已经超标很多了，你再不洗肾就不行了！

田　原：为什么台湾做了“世界洗肾第一名”？是人们认为洗肾对肾功能有帮助，还是普遍的肾脏存在问题？

詹德茂：有不少医生都很懂得吓人。不行啦，这样下去再怎样，你就没命了！然后洗肾呢，因为我们那边有健保嘛，叫全民健康保险，我们看病基本上是不用花很多钱的。比方说我领工资呢都有部分的款扣下来，投健保，那像我妈妈，她现在已经没工作了，已经退休在家了，老人家啦，她可以附在我们儿女这边，从我的薪资里面去扣。所以她到医院看病，一般的病呢，进去只要挂号费，其他什么费用都不用再付。

我们的挂号费就50元，台币。然后医生看病开药之后，你再付上一点额度不大的医药费，这医药费的绝大部分都是以这个健保基金来补贴给付的。

健保这样的照顾，的确是非常好的，可是呢，有人就会占便宜，滥用健保，一点点不对劲就去看医生、找药吃，还有一些人不住院就不安心，老喜欢往医院钻，反正政府会给钱嘛。其实我的健保没用过几次，我不喜欢看医生。

田　原：因为有了健保，就好像在医疗方面有了经济靠山，可以得病。这个心理不好，我自己好像多年不用啊。

詹德茂：对，看病、吃药代价不大，没什么代价的。

田　原：这种认识上的误区跟内地很相似，我们这边叫医疗保险，有人觉得医保里的钱不用白不用，有病呢，随便医生挂吊针，大病也听之任之，反正有医保撑腰呢，自己对医学又不懂，就觉得不需要有独立的判断力。

詹德茂：其实这个独立的判断力是应该要有的。

回头来说这个洗肾，你来看病啊，你只是付了挂号费，有不少医生会想，我这边的费用怎么办？用药或是住院啊这些费用是政府给的，所以他的病例越多，那这边给的款就越高。某种程度来说，洗肾就是这样，洗肾有健保的嘛。

台湾啊，不是大医院才能洗肾，满街都是洗肾诊所。

田　原：天啊，满街的洗肾诊所，听起来就是挺恐怖的一件事。

詹德茂：有些有钱人呢，甚至干脆买一套设备在家里用。

三年前，医生跟我妈说你要洗肾，我一听洗肾，就拒绝了，说如果妈妈有事，我负责。

带回家，我跟妈妈说：妈妈，别担心了，我一定会想方设法把你治好，别怕你没有洗肾，因为你根本没这个需要。我妈也听了。两年前呢，她被检查出来膀胱长东西。膀胱长东西十之八九不会是好东西的，那她也好像没什么意外，快到二期了。后来医生就跟我说，这样吧，手术吧。

那是一位态度非常好，也非常专业的医生，但一听说手术的时候，我当场拒绝，医生也吓一跳，为什么不手术？就说：那这样吧，我帮你打一个卡介苗进去吧，就是介入疗法，它可以形成一个薄膜，里面就不容易发炎，不容易感染。

我说那请教一下医师，这个算不算化疗，他说严格讲，也算化疗。我说谢谢，那我就不用了。一样，带妈妈回了。我不是不相信这位医师，而是无法完全信任西医、西药的那些治疗的思路，经常带给病人和家属很多不必要的痛苦。

我怕妈妈担心，我跟妈妈说我保证你能健康起来，你就别太过把医院的情况当真了，我来帮你找方法。

结果，我妈到现在也没事。不过她最近两个月之内连续摔了三次跤，摔得很严重。否则，我妈妈身体基本上都已经逐渐稳定了。

这两年，因为我太太一位朋友地推介，我吃一种提炼24种有机蔬菜成分做成的保健品，我吃了以后身体反应不错，而且非常缓和，也给我妈妈吃了，这两年我妈妈原来是一路断断续续的血尿，她吃到第二个礼拜，基本上尿就变清了，人也变得有精神了，气色变好了。

事实上，在台湾，正有越来越多的人意识到医院和医药对健康、对生命的负面作用，我们越来越懂得取向自然、取向另类的途径，寻求养生和健康最好的出路，能不吃药就不吃药，包括中药和西药。

这个取向，也包括对中医地期望，但也不限于中医。也有越来越多的人，走向更贴近心灵的层次，相信心灵的健康才是身体健康之本。许多人都在为这些默默付出更多地努力。

6.被日本整容的"金匮肾气丸"

田　原：其实我一直都有个忧虑，今天中医药的传承问题迫在眉睫，我首先想到的，是我们的孩子怎么办？传承了几千年的生命文化、中医文化，随着老一辈人的故去，一点点地从生活里消失了，将来我们的后代用什么来指引自己的人生，照顾好身体？怎么才能过得更好、更有质量？到哪儿去摸索生命的意义？

詹德茂：是，看您的书，我感受到这些民间中医热爱生命的那一股力量，同时我也感慨这个力量怎么维系下去，谁接这个棒？

田　原：一个月前，我受邀到深圳讲座，顺道去了香港，我就想把香港的中医药传承、发展情况，它的文化氛围做了个简单考察。之前在深圳的时候，一天两场讲座，晚上要两三点才睡觉，再加上还有采访任务，非常累，到了香港呢，我每天要走七八个小时，到处走，药房、诊所……就感觉有点儿不太舒服了，睡眠不好了，我就在香港的药店里找，看看什么药对我能有帮助的。

香港药店里的中成药品种挺多的，后来发现一个药，好像叫"强力日本益安宁"。晚上吃，还挺好，睡眠也不错，心脏也舒服些了。一查它的资料，就是"金匮肾气丸"的组方啊。

我就思考什么呢？日本的汉方医学是怎么来看待古典中医的？这些年也听不少中医人说日本的汉方界非常重视张仲景和他的经方，"金匮肾气丸"就是《伤寒论》中"肾气丸"的加减嘛，是经方中的经典了，日本叫了这样的一个名字，他们在中医、中药的继承、挖掘和创新上，下了多少功夫？我们又是怎么做的呢？很多问题，都值得思考。

詹德茂：你知道我一直在读中医养生保健这方面的书，家里人有些小问题，我基本上都自己来。

像我们家的小朋友，有时候我说，哎呀，这边不太舒服，他就冲过来说，爸爸我帮你按穴吧，当然他就是随便抓的，然后问我舒服不舒服？其实我自己心里蛮高兴的，这就是一种小小地启蒙吧。

其实那天孩子突然发起高烧，我打电话给田老师，原来只想听到田老师说，你那个适合藿香正气水就可以，或者说你这个只要银翘散吃一吃就可以了，我只要理解这个就好了。没想到田老师真是热心、周到，还特地帮我向几位大医打了一圈电话，我当时特别受到感动。说到这里，我还要特别再补上三个感谢，就是再三感谢的意思⋯⋯

田　原：您太客气了，我也是一个学习的机会。况且这么关键的时候，您能够从那么远打电话给我，首先对我是一份信任，但是我又不能随便地说出一个方法，还是需要把孩子们的情况告诉他们，向他们请教一下，这样也相当于有一个相对周全的辨证过程了。

詹德茂：是，而且有了这回被田老师关照的真实体验，我因此特别相信田老师在书里提到的那位眼睛视力受损的孩子，您是怎么帮助他们推荐医生，怎么帮助他们从大北方千里迢迢到南方，找到那个广东的医生，怎么帮他们解决被医托诈骗的困境，最后那位母亲如何专程带着孩子来向田老师致谢，您又是怎么鼓励那孩子。送佛送到西天，我特别相信田老师真可以做到这么周全。菩萨心肠啊！

田　原：言重了。其实我一直相信"同气相求"，不仅是病人和医生的缘份，对于这些孩子们来说，也在他的生命里种下了一颗中医的种子，特别好。孩子们吃了药以后情况怎么样？

詹德茂：那天晚上，田老师帮我们问到了药方，我们第二天就去抓药，我们家老二吃了两服药，吃了第一天就好了，烧也退了，人也变得活泼了，就没事了，再也没烧过。可是隔两天，老大就来了，发烧到最顶峰的时候40℃，头痛欲裂，整个人趴在沙发上面都忍不住了，嚎啕大哭。我赶快帮他做了一些经络穴位按摩、拔罐，汗就排出来了，整个儿排出来，马上就退了，迅速退了。

田　原：出汗，没出水痘，疹子也没出？

詹德茂：没有。然后那两个孩子好了，我们心里就比较放下了。当天半夜三点，换我们家老三那个小 baby，全身发红疹，妈妈抱着下来说怎么办？然后我们马上用了一些藏医的手法，加上我们上师教我们的意念地灌注，前后不过 40 分钟，就眼看着他身上的红疹一片一片这样退掉。

田　　原：也是用的手法吗？

詹德茂：用的手法，它跟中医常用的手法很不同，但原理也颇为相通。小baby 红疹退了，后来也出现发烧现象，起起伏伏烧了两天，烧起来也就 39℃。后来拔罐也来了，灸也来了，从田老师那两本《深入腹地》和《脸上的真相》读来的摩腹也来了，还有吹风机，全都自己来。

田　　原：用吹风机吹哪里？

詹德茂：吹那个督脉。吹了大概 20 分钟，就开始发汗，然后继续吹，前后吹了不超过 40 分钟，大概吹了两次吧，烧就慢慢退了。

田　　原：有想过家里的孩子为什么会集体"暴动"吗？

詹德茂：特别湿。去年 12 月到现在，到我出发的那天，基本上见不到太阳，天无三日晴，一路都是这样子。然后还又闷。

田　　原：也挺凉的？

詹德茂：凉，雨要来的时候就起风，带着很重的湿气，之后我也感冒了。我为什么会得感冒了？其实是那天礼拜天，我自己在楼上书房里待着，书房的窗子开着，觉得还挺闷湿、闷热的。那时候呢，正准备要下雨，风就一阵一阵来了，当时只穿着一件背心，也没感觉到特别冷，只感觉到湿、热，等你意识到有风的时候，已经来不及了，一下子就着凉了。

田　　原：这在中医里叫"痹"，把湿、风、寒啊，都关在身体里了。我感觉，这也足以说明你们一家人平时的身体素质是比较好的，而且有一些内热，可能是因为家里人静的时候比动的时候多，多走走挺好的。我这回去香港，因为时间比较紧，每天要走 8 个小时，特别累，但是我发现，哎呀，能感觉到整体的循环变得很好，走真是一个很好的锻炼方法。不过是我这样的特殊体验。不可盲目推广。

詹德茂：田老师也是每天忙到几乎没时间锻炼吗？

田　　原：对，几乎没时间。所以才有对比了，在香港的时候，每天走八个小时，我身体有怎样的变化，吃东西很多，但消化很快，代谢也好，我才发现，哦，原来身体的要求很简单，只要你动起来，就能解决很多问题，老这么坐着肯定不行。

7. 台湾读书会的文化力量

田　原：我们的编辑通过网络，简单地了解了一下台湾的养生保健类书籍市场，他们跟我说就四个字能形容，"热火朝天"。各种养生保健类书籍，有西医的、中医的，还有一些带有宗教特质的，五花八门，书籍的封面也和内地的差不多，一眼看过去花花绿绿，都为了夺眼球。我很想知道，在这么纷杂的图书市场中，读者怎么去挑选适合自己的？

詹德茂：在台湾是这样子啊，因为台湾在早期，受到一些日本的影响，台湾最早出现的跟健康、跟养生有关的信息，多半就是从日本传过来的。

这是一开始，那第二个呢，就是从西洋那边过来，美国、英国啊。美国、英国呢，后来另外一拨人，就专门讲"能量医学"、"顺势医学"，还有就是自然疗法、另类疗法。

那后来呢，就有一帮子人称自己为"NewAge"，就是新时代的人，他们也不是佛教，也不是基督教，也不是什么教，他们自成一个流派叫"NewAge"，就是他们觉得新世纪的来临，新世纪的信仰，应该是这样子，他们非常讲究和追求心灵和身体的"能量"连结，就是你的身体本来就有调理的能力，自愈嘛，它来自心与灵的宁静，启动和接收，只是一直以来，我们都让它沉睡了。

那我们用什么方法把身体的自愈的能量唤醒？那有一本书叫《零极限》，这本书其实不好读，厚厚一本，字又小，可是它真的畅销啊，你常常能看到几十个人，就在那个读书会里面，互相宣传交流、交换学习，影响非常大。所以《零极限》这样的书，不是那种我们打开"博客来"的网络书店啊，或者"金石堂书店"，或者"诚品书店"，去看到宣传海报，大范围飞宣传，就没有，它们完全靠读者的口耳相传。

其实《子宫好》有很大程度也是靠这些人，要不然我们一开始主打的都是《发现治癌大药》嘛，"诚品"的那个海报，放的都是《发现治癌大药》，然后底下小小的一条字，写着《子宫好，女人才好》，可是《子宫好》为什么冒出来，在台湾畅销起来？"女人会"啊。

田　原："女人会"是一个女性自发组织的读书会吗？

詹德茂：我们那边有很多的读书会，一般爱读书的、爱学习新知的、爱好追求自然或心灵层次的，一旦遇上了同好，就可能自发地组织成一个读书会。这些读书会的成员，十之七八，甚至更高比例，都是女性。而且，女性对一本好书或一种新知的流通，特别热情，恨不得她们的朋友们都能拥有、都来分享。"女人会"只是我对女人特别主动投入、参与、分享新知、邀集同好的这种现象的说法。

田　原：在台湾有很多这样的读书会？

詹德茂：多，很多。台湾这些读书会，几个人乃至几十个人的都有，他们每天在互相交流，能量医疗啦，自然疗法啦，都是自发的，很好。像我们现在读书会已经谈到什么呢，人其实是有"以太体"的，"以太体"就是身体本有的一种看不见的能量，它充满着你的身体、覆盖着你的身体，好像肉体之外还有一层，所以当疾病临身的时候，"以太体"是最早先接触到的，也是比你的肉体预先受到感知的，"以太体"受损，身体就必然受损；所以你怎么去学会感知你的"以太体"，疾病还没到，你就已经知道了……哦，他们读书会聊这个聊得火的嘞，这些学习"以太体"的学员，大家穿衣服都穿得宽宽松松的，纯棉的衣物，以保证自己的"以太体"得到充分伸展，能量流通。

田　原：一起练习感知"以太体"？这种形式太有意思了，而且有意义。在内地，我偶而也会听到一些比如网友啊、同事啊、同学啊，组织的"读书会"，大家在一起读某个类型的书籍，然后彼此分享感悟。但是听您说起台湾的读书会，似乎更成体系，甚至已经成为一种普遍的文化现象。台湾的"读书会"以什么形式存在呢？有固定场所吗？

詹德茂：场所有些固定，有些不固定，比方我们几个人这个礼拜到你家，下个礼拜到他家。然后逐渐地，圈子越来越大，"读书会"有时候也会去邀请，比如说他们觉得田原这个作者或专家不错，那就邀请田原来给我们讲一讲，再不然就是每个月大家给一个功课，看一本什么书，比方说能量医学方面的，他们就专门搜索这个书，一起来研读，一起来做心得分享、意见分享。

很多企业里面，也都有读书会，当然民间自主的更多。我也参加过一些，他们那些东西会越碰越多，越来越广泛。甚至我看到你有什么需要协助的，我就会邀请你说，你来我们读书会看看，其实你的状况不严重的，你不要担心，其实你的心理是怎么形成的，你的身体是怎么样的。

哎呀，我们那边的读书会形形色色啊，有喜欢搞营销创意的，就有搞营销创意那一组的……各行各业的，各个领域都有，但大体上还是以身心灵相关的议题比较多。

你知道我们那边有一个非常特殊的读书会，他们在研究什么呢？家族排列。太神奇了那件事情！

田　原：更像是互助会了，不但有利于信息的分享、传播，而且有效地拉近了人和人之间的关系。台湾有一个难得的读书氛围啊。

詹德茂：所以《子宫好》为什么会推起来那么快？就是口耳相传的力量。有一次博客来网络上搞活动呢，书籍特卖，他们每天推出一本特价书，有一天《子宫好》是特卖书，卖 6 折，当日特卖哦，这种特卖书出版社是不赚钱的，但是没办法，也要配合一下这种通路商的特卖宣传。那天，也就 24 小时而已，《子宫好》卖了多少本？将近 1900 本。到现在为止，很少看到哪一本书一天是能卖得到那么多本的，几百本就了不起了。

您知道在我们那里啊，在花莲、台东啊，就是台湾的东边这一块儿，书店比较小、也比较少，但那里有几家民宿，女主人很慷慨，很显眼地就摆着那个《子宫好女人才好》。

田　原：是她们自己摆的？

詹德茂：是他们自己摆的，这些民宿的老板娘就觉得这本书太好了，就摆到里面，一摆就摆好几本。民宿就有一点很高档的农家乐的感觉，很有特色，甚至有些住宿费比酒店还贵。它们遍布在很多靠山、靠海、偏乡、平畴绿野的地方，大大小小，什么风格都有。去的人都是想要品味一点不同生活的人。到那边呢，有些甚至也没电话，也没电视，住上几天，没有人来打扰。

田　原：可以安安静静地读书。

詹德茂：就是，偶而出去走走，回来以后就看看书。譬如有这么一家民宿，那边真的漂亮啊，你是睡在那个山涧边的，因为那个水是温泉水，又没有蚊子。有些民宿会有蚊子，但是他们怎么赶蚊子的？他们就搞了一缸子水，然后里面养鱼。这个鱼不喂的，它饿了，就吃那个孑孓，蚊子的幼虫啊，吃得久了，蚊子都没了，还没长大、还没生 baby 咧，还没有下蛋就把你干掉了。（笑）

田　原：有意思，太有意思了。巧妙地利用了大自然的生物链，这些民宿老板们可太聪明了！

詹德茂：不用喷这个、弄那个，真是太聪明了。然后还有一种也是用一缸子水，用洗衣精啊，或者洗手的皂丝啊，放在水里面，水就成了碱性的。可是蚊子还是喜欢水啊，而且那个洗衣精它有香气，蚊子会喜欢去。都奔去那里产卵，但因为是碱性的，那里面活都不能活。

国外很多团体都来台湾考察这个东西，看看是怎么弄的，又不污染水源。我非常期待两位老师有机会到台湾去走走，我来接待，找几个有特色的民宿，住上几天，体会体会。

田　原：台湾是一定要去的。我常常感慨，现在人真的是离自然太远了，领略不到大自然的智慧多么神奇。我记得有一个纪录片，说现在为什么老鼠这么多，杀都杀不完？因为人类研究出来的各种化学药物，远远赶不上老鼠的繁殖速度。过去怎么杀老鼠的？不是人来杀的，而是蝙蝠，那种盖满了瓦片的房子，是蝙蝠们很好的藏身之所，白天在瓦片里睡觉，晚上就出来捉老鼠，这是一个平衡的生态环境，后来，人们都住水泥房，高楼大厦，蝙蝠就生存不了了……

8. 读一本好书，接收一个微妙的"念力"

日本作家井上厦说：当一个社会处在封闭迷惘的时代必然有三热，一是语言热，二是历史热，三是养生热。

其实，热，也未必不好，也未必会熏晕了所有迷茫者的大脑，当热潮冷静下来，犹如海潮褪去，沙滩上，会留下许多来自深海的宝贝。也就让经历过热潮的人更为清醒，越发懂得聆听那来自心灵深处的声音。

田　原：台湾有这么好的读书会氛围，我想问问，在中医文化、养生保健类图书领域，是什么情况？

詹德茂：台湾买书啊，这些作者受了几个影响。当然，第一个比较突出的影响就是《身体使用手册》，它从台湾开始卖的，也是从很多读书会、从热心女人的口耳相传热起来的，一开始就卖得非常好，原因也是因为它很容易理解，整本书只深入一个道理，只提出一个非常清楚的创见，一个概念，而且操作很简单。

我不用问医生了，我就自己来了，每天就这样敲就对了，而且那本书很容易让人看得懂的，哦，原来身体就是这样子。然后受它影响，从那以后呢，养生书就开始热起来了。

田　原：足见海峡两岸的人，都很需要这种关于身体、关于生命的启蒙。

詹德茂：还有一个是日本人写的书啊，其实我自己还没看到这本书，就已经听很多读书会的朋友在说了，说书里的观念非常有创见，《不生病的生活方式》，不知道两位老师有没有看过？

田　原：这本书我有关注过，但还没有仔细地读过，作者是石原结实，我近些年是比较关注他的书的，比如《温度决定健康》等等，他的书里有很多不同的观点。

詹德茂：对，他只是给你一个非常重要但又不复杂的原则。爱吃肉，你就是想吃肉，都没关系，想吃肉照样可以让你不误事，照样可以满足一些口腹！但是大原则就是只能吃一种。

尤其在餐馆里面，我又吃猪肉，又吃鱼肉，又吃虾，再吃个鳖……身体受不了的，因为你身体要转化太多次了，来不及的，就好好地，一天吃那么一种，你的身体就专心做一件事。

田　原："转化"，这个理念很有意思。吃专一的食物，有点像对身体机能的一种驯化，或者说强化。

詹德茂：如果你身体差一点呢，你就三天吃一种肉。身体更糟一点的，就一个礼拜吃一种肉！所以不是不吃肉，是你要懂得身体的负担值，就好了。

那本书真好，一出来，卖疯了，每个人都好像紧箍咒被解掉了一样，哇，自由了，解放了，可以吃了！即便是有什么慢性病的，高血压、糖尿病的，都可以吃，你只要记得吃的原则和方法。不要去背食物了，没那么多东西可以背的。你要是背食物，你会发现，根本没有一种东西可以吃了。

第二个，他说啊，一定在家里准备一个浴缸，尽量保持住自己的体温。他说现在生活里面对人最大的戕害，除了餐桌以外，另外一个就是浴室。大家都是淋浴。你说泡澡对人的循环有多么重要？！

田　原：这个观点好像就回到《石原结实讲：温度决定健康》那本书的主题了，泡澡可以借助水温来提高体温，很好地促进血液循环。泡澡也是中国比较传统的一种民间文化，老人们都很怀念过去热气腾腾的澡堂子，很多老人的老寒腿啊、关节炎啊，都在里面泡好了，这种设置有它的科学道理。可惜啊，现在泡澡成了一种有点儿奢侈的享受了，除了在家里安浴缸，很难找到带热水池的澡堂了。这本书好像大陆已经引进了。

詹德茂：有。而且我听说大陆这边是花了非常高的代价……

田　原：但是石原结实的书，用句娱乐圈儿里的话，在大陆一直是"人红书不红"。可能还是因为文化差异吧。倒是很多策划人从中看到了亮点，借用了他很多精彩的理念，进行重新地编著。

詹德茂：可能还有一些阅读习惯和消费偏好的差异；或许还有一个，就是我们这边的读者群显然比较"爱用国货"，更愿意支持中医（笑）。总之，《身体使用手册》大卖以后，带动了另外一本书，就是我们前面谈到的那位"中央研究院"的院士王唯工教授，写的那本《气的乐章》。

"中央研究院"等于是我们那边最高的学术研究机构。王唯工教授进入"中央研究院"以后，他有资源了，就组织一个研究班子，专门研究中医的经络到底是怎么回事。他把他研究的成果，研究的过程写成这本《气的乐章》。《气的乐章》很早就以前就出版了，《身体使用手册》把这本书重新又带起来了，就是我想要知道，我身体是怎么样的。也因为这样子，所以后来带动起《思考中医》，这个是很微妙的。其实大陆啊，最早进去台湾的就是《思考中医》，那个时候也卖得很好，我还很纳闷，这么不好读的书，为什么那么多人读？真的不好读诶，你没有一定程度还读不下去。可是就卖得很好。

田　原：因为读者接收到了作者传达出来的念力，用个比较流行的词来说，就是"正能量"。

詹德茂：对啊，这个时候，其实书里有没有实用的方法，读者已经不在意了。还有一个，我为什么说您是个菩萨啊？菩萨就是那种做事情，很有心念，你从什么心念起来，来做这件事情的，高低层面差距太大了。比方说做饭这件事情，我只是把它当做我的工作，当做我的责任，和我是妈妈，要给小朋友做最好的东西，两个念，就不一样了，同样煎个蛋啊，味道就不一样，做妈妈的，有爱在里面，那个力量是不一样的，爱是有甜味的，都不用加味精的。

田　原："爱是有甜味的"，这句话太浪漫了，可以加载"詹德茂语录"（笑）。

其实书也是这样，我常常跟我的编辑们说，我们要做有温度的书。

詹德茂：书也是一样。有讯息的，有念力的，它跟对错无关。就是那个念力，我会接受么？读者买了书，他也说不出来，为什么就跟这本书有缘了，就会买这本书呢？就是作者发出地这个念力，读者接收到了，就是这样。单纯、良善、爱，很重要。你没办法具象它，但它就是会透过你的文字、文章，你的内容，传达出去，让人感悟！

田　原：就是超越了空间的一种心灵沟通，这是我们一直以来所追求的东西。只是工具论、玩技术，到处都是人才，唯有真心才是大智慧！

詹德茂：技法不足品。技法，一个刚出社会的孩子，只要磨上个三年，他也有技法了。可是心念是没有技法可说的，心念是从根本上去修养出来的。

田　原：这个心念真的是一种修为。

詹德茂：为什么现在有新的一些疗愈的方式，包括什么能量医疗，讯息医疗……其实当我心念起来的时候，就像赵老师说的，我们刚才不是在聊男男女女间，是你追他还是他追你吗？其实这个心念起来了，讯息自然就发出去了，用语言说不上来的，另外一个人就接收到了，两个就来电了，在一起了。

田　原：和你一样有这种心念的人，或者拥有共同心灵色彩的人，你发出去的声音，他是能够感受到的。这个话题让我想起，崔健，号称内地"摇滚之父"，有首歌的歌词写道"我的病就是没有感觉"，没有感觉，成为了现在人的一个通病。所以这些年来，不管是中医还是现代医学，现在都强调人的情志病、心理病，号召人们回归感觉，回归心灵。

詹德茂："念"这件事情，它其实是很细微的，细微到我们有时候根本发现不了，它不是"观念"的"念"，而是"心念"的"念"。那个"念"产生一下而已，非常细微。

田　原：有个词叫"一念之差"，就是这个"念"，它极其微妙，不易察觉，也在无法察觉中导致了不同的结果，或许是好的结果，或许是坏的结果。

詹德茂：没有错，"念"其实是经年累月地累积出来的，好的念在累积，如果你不是那么好的念，它也在经年累月地累积。当然你细微的念，也会导致事情发生变化，但是被累积出来以后，发生的事情才显现，你才会感受到。

田　原：所谓的因果报应。一念起时，一因已生。

詹德茂：人家讲因果报应，会有恶报，它就是一个念的累积，就算你没做坏事，但是坏心眼多了，你自己就受不了，你都不知道为什么你身体会变成这个样子，就是因为你的念。可是那个念是你察觉不出来的，可怕就可怕在这点上。我跟学长（詹德茂朋友、台湾著名 IT 人林子敬—编者注）在一起之所以可以对他口无遮拦，无所不谈，因为他"念"是正的。他有时候会说我很烦，每天想事情非常复杂，但是他"念"正，所以他整个心灵是开放式的。朋友都说我有福报，我能遇上像华健、像学长、像二位老师这样，志同道合、心念纯正、心灵契合的朋友，真的是有福报。

田　原：其实我们每个人都有灵感，你如果尊重它的话，它是最大的智慧，是能够帮助我们察觉微妙之念的，可是现在人不敢相信自己的感觉了，或者被私欲遮住了心眼。

詹德茂：说得好！所以心念地自我觉察，是很关键的，佛家叫做"正念"，这是一个很重要的心性修炼课题，如果念念都是正念，剩下的就是个直觉，正念生出的直觉，其实我们应该就可以放手让直觉带着我们走。

田　原：您说的这个让直觉带着我们走，又是台湾的一首歌曲了，就是当年苏芮唱的那首《跟着感觉走》。我经常会跟别人分享我的一些感悟，比如失眠的人越来越多，我说，午夜，一切都寂静下来的时候，睡不着了，就在月光下静坐，试着跟自己对话，和自己聊天，你会发现，在表象的这个"我"背后，还有一个"我"，跟这个"我"去沟通，你才知道两个"我"之间出现了什么问题，才能找到不安、纠结、焦虑、沮丧等种种情绪的症结所在，面对尘世中的金钱、名利、情感等欲望，你才知道你真正想要的是什么，你是谁，你在做什么，为什么要这样做，你应该去做什么……最后总是慢慢地，那个真我胜出了。

詹德茂：其实啊，这个有分几个层次的，一个叫做自我省察，就是自己跟自己，类似自省；另外一个就是自觉。自觉是什么？就是当我们跟自己在一起的时候，根本没对话，一点对话都没有，静坐到那种程度。比方说，我们会觉得自己被身体困住了，被体制束缚了，不喜欢这个时代，也不喜欢这个社会背景……当你不喜欢的时候，你就会发射一个信息出去，然后一定会有一个相等质量的反作用力回来。

田　原：又被这个反作用力打压了，成了自伤了。

詹德茂：就困在里边了。就是说，当你觉察到另一个自己，这个对话的过程中，发现这个念跑出来了，它是不对的；那个念跑出来了，哇，也不对，我要纠正它、修正它、扭转它，不要往这边跑、不要往那边跑……其实你不要去想它对不对，就像你看着云飘过、水流过，看它来了又去，随顺它，就不要了，马上就丢掉，反正让你不舒服了，你就不要，当场不要。否则又要纠结在对和错里面，那还是纠结啊。

田　原：您这番话让我不禁想竖起大拇指，赞一声詹先生，高，实在是高！其实这没有脱离我们之前谈到的话题，最终，人还是要把自己倒空，要做"悟空"啊。（笑）

詹德茂：就是比较容易找到出路。其实那时候为什么把田老师这套书，归类为"生命有路"系列，生命自有出路，它有来路，有去路，就一定也有出路。从这几个概念来看，身体也是这样。身体其实有它的"气聚"，跟汽车一样，你叫BMW也好，叫福特也好，不就是这样子嘛，人体就是这个样子，那谁在牵着它走？

田　原：还谈到刚刚您提起的"转化"这个词，我采访过的一位民间中医师，一些被他治好的肿瘤病人，可以说重生了，容貌上年轻了十几二十岁，白发变黑发。我们每个人一生，都会感到有许多负担，肿瘤如此，其他重大疾病如此，平时恩爱情仇、家长里短也是如此，就好像我们每个人身上都背着一个驼峰。很多人都会把这个驼峰看作是包袱或者是累赘，但要是从骆驼的角度去看，它是储存能量的地方啊。至于人们所储存的是负能量还是正能量呢？端看自己如何去转化了，负能量完全可以转化为正面的能量。

詹德茂：也因为是这样的感悟，我把两位老师的作品陆续推介到台湾去，刚好也就有这个自然地"转化"过程和机会。浅层地，要把简体转化成繁体，这里面有很多用字、用语习惯的差异；即使只是如此，有很多出版社或出版人把这里的书引介过去，也只是直不楞登地直接在计算机上按个"简转繁"，就这么排版印刷去了，实在很粗糙、很糟蹋。

中层地，要把这里的阅读文化所积累的习惯，转化成岛屿的阅读文化习惯，还包括适应读者群的消费行为惯性；这牵涉到的作业和心思就比较细腻、繁复了。

更深层地，就是经过前面几本的"热身"之后，我越来越期望能够有能力把两位老师的作品，转化成一种更能够贴近"直觉式阅读"的"新品种"，简洁地，一本书只给读者给出一个阅读任务的。不过，说起来容易，我也不确定自己足不足够这样的能力，这难免会经过一些实验性的过程，也必然要面对一些比较大刀阔斧地编辑作业；最重要的，还是要取得两位老师的信任和慷慨地授权。

只要敢于撷取、敢于向前一步，我觉得这样地转化终于会成功。两位事实上已经在原本的作品中给出了很好的基础，除了准确的知识涵养、信息含量，更关键的，就是那个良善的、纯正的心念。

9. 在一百零八拜中悟 "空"

田　原：跟您聊了这么多，我发现台湾的养生保健爱好者，大致有这么两类需求，当然这中间有所交送，一类，书里简单实用的方法越多越好，当然语言也要简明易懂；另一类，以您为代表，追求一种更为纯粹自然，或者说更高层次的养生之法。比如说怎么来唤醒自身的力量……

詹德茂：其实我前天听两位老师在讲，我觉得两位都已经累积有一段时间了，对中医体会很深。我非常赞同，中医其实不应该只是叫中医。但是为什么会被叫中医？是因为有西医出现了，相对地，那我叫中医。其实不是！以前老时代的时候谁去谈什么中医、西医啊！我也从包括田老师在内的许多书里面，慢慢去体会何谓取之中道谓之 "中医"。 "医"，基本上就是个生命的态度啊，是一个调适的过程。

身体比我们的脑袋聪明太多了，我们的身体有时候根本不需要用药啊或者什么，身体会自我调节，可是就像田老师上回说的，用药基本上就是身体有时候也需要交朋友，我需要一些力量来支持我、帮助我。

田　原：对。我觉得中医是生命的条件。因为人生总有陷入困境的时候，没有人从出生到死去，都是一帆风顺的，人生中必然要经历坎坷，所谓疾病，也可以看作是身体陷入了困境，它需要救助。但是这种救助是阶段性的，最终还是要依靠生命里的一些大能，去调整、恢复到一个相对稳定的状态。

强调一下，身体有大能。你要对自己的身体有信仰。

詹德茂：而且身体的机能，有时候会迷路，药进来是把你带出去，帮你领路，迷宫就能走出来。

田　原：但从我的角度来说，我觉得目前寻访到的这些答案还不够完满，似乎说清楚了，又都没有说清楚，所以我的寻访和书写会一直走下去，也是对生命真相地不断探求。

詹德茂：我是这样理解，说身体是我们的孩子，或者是别的什么，这基本上，身体还是"他者"，还是没回到本我，本我才是最强大的，找到本我了，什么东西你都不用怕，你还怕什么？我们在那边很多人，也不吃药，就像那个西藏做大礼拜的，西藏做大礼拜是五体投地的，"刷"下去，整个身体是伸直的，就有一本书它就倡导一天一百零八次，拜出身体的健康。

田　原：每天"一百零八拜"，效果怎么样？

詹德茂：非常管用！对我们的腰啊、肺啊很好。因为一拉直啊，身体的经络都活络了，然后瘀的部分也出来了。就每天一百零八次，光做个二十几下，汗就已经出来了，臭的就都出来。我刚开始拜的时候，天呐，真是臭。

田　原：您现在还每天坚持吗？

詹德茂：我现在坚持得不好，家里三个小孩儿要照顾，自己工作也忙，难得有时间。但是有一阵子真的坚持在做。

田　原：《贤劫经》中有这样一段话，"总成八万四千度无极法门。此之法门。为三界无上良药。为百千种人除八万四千尘劳也"。简单地理解，人有八万四千种病，就有八万四千种方法来解这个病。生命的无限可能性，是大多数人类还没有参悟到的。

詹德茂：其实你只要"一门深入"就好。就"一门深入"。

田　原：这是个诀窍，将一件事情做到极致。

詹德茂：没有错。你像在韩国有一个出家人，在寺院里的和尚，病得起不来，但是他说，我不能这样死，即使要死，我也要死在佛前。他到了佛像前，怎么样都要跪下去，拜下去。以他的健康状况，根本跪不下去啊，但是他咬着牙，就是要坚持一百零八拜，死了就算了，我就是要死在佛前。

你猜他那"一百零八拜"拜了多久？他拜了三天。第三天，奇迹出现了，他的病就好起来了……以后他就每天规律地拜，刚开始拜得慢，韩国那边的"礼拜"，是学习我们汉传寺院的拜法，又跟西藏的不一样，西藏是整个下去，他们汉传的，这边是半跪的，韩国人是这么拜的。

田　　原：这种大拜，除了是对身体的一种舒展和锻炼，对人的心灵起到什么作用，您分析过吗？

詹德茂：心灵上，很奇怪，因为你在做的时候，到后来，你的心就是空空的，什么事情都想不起来，你只会想着赶快。刚开始拜的时候你还会想着，田老师昨天书里的内容啊，是不是要打个电话给学长了……很多繁杂的事情，刚开始，十几下过后心胸就渐渐放出来了，真的就没太多事了，你心里没有太多东西可以想了。

田　　原：佛说"万法皆空"，这种静拜才能够帮助人们达到一种"空"的状态。

詹德茂：嗯，大多数时候，人们都把自己塞得太满了，产生了浮躁、烦乱等种种纠结的情绪，这种功法能帮助我们安静下来。其实我们不是一定只为了要拜佛，当然拜佛也可以啦，拜耶稣都可以……这些都只是个形式的问题。

田　　原：这个方法可以推广一下下，您给我们分享一下，您在做一百零八拜的时候，需要做一些什么准备，比如在前期心灵地调试，环境地选择等等？

詹德茂：是这样，一，你不要在空调的房间里做这个，风还是要注意的，因为你毛孔很快就需要打开来；然后第二个，就是不要在不洁的地方，比方说厕所门口啦，在浴室里面啦，厨房，不要在这种地方，一定要找到那种通风、清爽的环境，然后穿着轻松就好了。

10. 台湾没有自己的历史感？

"为什么我的眼里常含泪水？因为我对这土地爱得深沉。"即便不
曾居住过一天，不曾闻过一丝属于那古老土地，水的味道，风的味道，
DNA 里，也内存着祖辈传承下来的情感力量、文化内核。
灵魂深处那份温暖和初心。这就是原乡的魅力。

赵中月： 我们的今天的话题，是台湾的中医药境况，但是我觉得在这个话题
的背后，还有更复杂的背景。今天的台湾人，生存于中西文化的交叉点之上，不
只在面对疾病时，苦苦寻找着更好的健康方式，认知身体和生命的方式，骨血传
承下来的原乡情怀，也让他们患得患失。

詹德茂： 我每次来北京感触都非常多。我第一次到大陆是 1990 年，陆陆续
续这样进进出出。以前我刚来的时候，觉得这边大家生活好辛苦，可是也没看到
不快乐。回到台湾，觉得台湾还是富足的；到了接近 2005 年的时候，台湾相对
在很多方面还有相对的优势；2008 年之后来，就发现，天呐！台湾被落得越来越远，
不管在经济实力，还是产业实力等很多方面。但是台湾人在长期的蓝绿拉扯里面，
他们的眼界被关起来了，就很可怜，认为自己很有优势，很优秀，还是用以前的
眼界来看待别人。你看四小龙里面韩国跑得多快？我们这边跑得多快？唯独台湾，
一直还不自觉地陷在蓝绿意识形态的政治漩涡里，十几年来停滞不前。心很痛。

赵中月： 在文化认同上也存在危机？

詹德茂： 我们早年可以把精神气度集中在一个人身上，叫蒋介石。大家团结
在里面，没问题。可是人死了会换人嘛，那人们对领导的概念就会转移，也就会
越来越模糊，就逐渐地幻灭了。再加上领导人选举，现在四年来一个，头都痛了，
所以我们讲台湾的时候，始终就讲不出一个所以然来。

当然有人说台湾像个"地瓜"，"地瓜精神"什么的，可是每次碰到政治，
南部那一块是绿色，北部那一块是蓝色，东部是不蓝不绿，多偏蓝，中部又是怎样，
我们自己头也昏了，在认同上也混乱了，我在效忠什么呢？还是不知道啊！

也因为这样子，长期以来它没有一个忠诚的精神土壤，不知道扎根在什么地
方，我长到哪里去了？

其实台湾内敛的力量还是有的,那么多年来台湾已经走出自己的样子了,但其实它本体、血液里流的,就是我们讲先天"肾脏"里面藏的,它还是在民族的循环里嘛!怎么跑得掉呢?根在这里,只是向外生长出新的枝桠而已啊。

有一阵子经济起飞,就骄傲了。那经济为什么起飞?老实说,是最初有一个原住民的部落养出了一只少棒队,小孩子球棒也没有,就从山上随便弄个木棍,削一下就这样打,连手套都没有,就这样用手硬接球,结果被他打出一个世界冠军来!就是那个时候,人家才捐手套给他们。他们先跟日本一个刚拿到世界冠军的少棒队,日本人很骄傲,我们就邀他过来打球,打个友谊赛,结果被我们打得稀里哗啦地,才知道原来我们是这么强的!自信心才升起来了。

最早升起信心的是商人。商人看出了信心,就开始拿着手提箱,我们叫"007手提箱",早期的那种,打开来"啪啪",左右两个扣子会强力弹跳起来的那种,里面一堆数据和产品说明,就在全世界到处跑,这群人就跑出了台湾奇迹啊!多了不起!所以后来我们有一首歌叫《爱拼才会赢》嘛,就像这帮子人,你不要管过程是什么,有最后的成果就对了。

然后台湾人就开始有钱了,到哪里去大家都觉得台湾是富足的。上世纪90年代之前,我们到哪里都会觉得:这边的机场怎么那么破啊?和我们公路局总站差不多啊。可是后来一直停滞不前,应该是从李登辉过来以后,你看李登辉干了几年?12年,再加上陈水扁干了8年,再加上马英九现在干到第5年,那么久的时间了,20几年,基本上台湾就是这样,没有再有新的突破。在世界上没有新的主题、没有新的话题,你就会沉寂,你就会被摆着脸,到外面去,头很难抬起来了。基本上台湾人的信心就是一上去又下来了,就这样,好不容易培养起来的自信心,始终没有再爆发出来。

所以,像咱们这边也是一样,好不容易得来今天的发展,好不容易得来现在的稳定,一定要好好地善自珍惜、脚踏实地地对待,每个人的心中都要好好守护这样得之不易的成果,过去不该妄自菲薄,现在更千万不要得意忘形。就像我爸爸教我的,"有情绪的时候,记住不要下决定"。你在处于过喜、过悲、过怒的时候,决定必须更要谨慎,否则要不高估自己、要不低估对方,然后误判客观事实,很容易败家的。

当然,难的就是怎么察觉自己此刻是否存有过了分寸的情绪。

中医讲得好,情志致病哪!只是这个病牵涉到整体国家、社会,整体民族的发展健康与否,十几亿人的命脉,举世几十亿人的安危啊!

两岸现在的情势,国际现有的情势,都是这样,无论哪一个过喜、过悲或过怒,打错了一个其实可以不必有的喷嚏，都可能赔掉历史。

我早在 2003 年来北京，回去跟我妹妹的孩子说，你们不要以为在班里跟同学的竞争就很了不起，你们真正的竞争者在对岸，而且很快会来。为什么他们要自己起来？我不说他们的教育制度，现在全世界的人才都往那边灌，这些人灌进来会刺激他们，他们不能不如人，必须自己起来，不能老是仰仗外人来带他们，而且我在本质上面赢不了你，我在形式上面我先抄上你的样子，我慢慢底子再磨啊。就像人家讲我外面光光鲜鲜，我穿个破内裤又怎样呢？你看得见吗？我可以回家啃馒头，可是在外面就是这样子啊，所以真正的竞争者就是在内陆，快了。

对于台湾的社会文化氛围，日本殖民台湾半个世纪，形塑了我们许多的价值观，无声无息地影响我们不知道多少层面。

赵中月：现在还是这样吗？

詹德茂：现在还是这样，而且它的这种牵制和影响比大陆的要大。我们常常在讲台湾要复古，要重回老台湾。从明朝末年郑成功那个时期过来，后来明朝灭了之后中间这两百年，台湾是没有历史文献的。

赵中月：具体怎么体现出来，在哪些方面呢？

詹德茂：你包括很多看得见、摸得着的东西，像是"乡土文学论战"的时候，那些轮廓隐隐约约就起来了。有一股呢就是说中华文化复兴，但是他们一直都在庙堂之上，当时的主流嘛。另外一块呢，就是回到最初的台湾先民，追溯我们的祖先香火根源，因为深切地知道我们这些人是从那边过来的，唐山过台湾嘛，认清楚之后有一部分人就去寻找过去的痕迹，陕西来的啦，哇，一个非常闽南语，非常台湾的一个土乡下，竟然有陕西的什么张巡庙，这个代表什么意思咧？可是另外有一帮子人，他们色彩比较鲜明，因为有现成的许多保存完好的东西嘛，一追就只追溯到日据时代。

赵中月：什么时代？

詹德茂："日据时代"，就是日本占据的时代，一种比较带贬抑的说法；也有人叫"日治时代"，就是日本治理的时代，比较带温情、和善的说法。

日本人在台湾 50 年，实际上台湾现在还有很多人受雇于日本，专门帮日本做报告，比方说水文、水利现在的发展状况是什么，有什么变化啦；或者说森林资源啦；或者说教育这一块它又发生什么变化……常年受雇于日本，帮他专业兼差至少一年写一份报告，一年写一份白皮书给日本。

所以几个力量在拔河，包括美国的力量。日本人走了之后，美国的力量对我们深化多少，带给我们的思维。所以几拨人永远在拔河，没停过。

那台湾其实也就是这个样子。我曾经看过一本书是洋人写的，就写台湾。台湾从几百年以来就是一个"基地"形态、"基地"心态。比方说早先荷兰人来，东印度公司啊，包括西班牙人，上来之后作为一个远东经贸的基地；然后荷兰人被郑成功赶走了嘛，那台湾就成了郑成功反清复明的基地；然后施琅又过来把郑成功赶走，清朝就是把它封起来，海禁，什么都不能进来。

也就是这样子，台湾那200多年根本没有文献可以查，基本上就是停顿。

那早先郑成功带来的这帮子人就在那里垦居。要不然就是后来被流放过来的犯人，要不就是在家乡混不下去，或者释怀着浪漫情怀，寄望于异地发展的人，偷渡过来的。就只有这几拨了。那后来直到日本人来了又走，国民政府又来了，国民政府又把台湾作为反攻大陆的"基地"。（笑）从头到尾就是"基地"的性质，所以台湾人有一种自卑潜藏着，有一种埋怨。

赵中月：也是一个历史积怨。

詹德茂：就像是恋爱不成的埋怨，你为什么不对我好一点啊？你怎么扭头就走了？他哪里比我好？那种感觉。

赵中月：我们大陆这边对台湾都有误解，都以为是国民政府过去之后在美国的扶持下，台湾的经济一点点好起来，基本都这种印象。对于日本那段，大陆这边很少见到资料。

詹德茂：其实台湾来讲，对自己的自信心还没有提升起来。

赵中月：他没有形成一个自己的主体文化吗？

詹德茂：它显然没有。比方说一个图腾，对于一个民族来讲，它有多重要！虽然它只不过是个形象，讲到黄河、长江、长城，我就是中国人；日本的富士山、樱花，我是日本人；美国的自由女神，我是美国人等等。一个图腾，代表一份认同、代表一份认同的骄傲，……台湾没有啊！找不到啊！

赵中月：您这个点说得好！看起来一个图腾很简单，但是它有高度的凝聚力！

詹德茂：台湾的玉山啊，长不出一个特别鲜明有力的样子出来，所以它也没变成一个成功的图腾。玉山它基本上是东北亚最高峰嘛，日本叫它能高山，已经快 4000 公尺了那么高，小小的岛能够这样拔尖出来已经了不起了，说把玉山当图腾吧？但它就是缺乏了一个深厚的历史底蕴、文化底蕴，有历史或文化的底蕴，才会有认同的底蕴啊！

我就住在台北，我望了一下我们旁边那个山，也就长那个样子嘛！美固然美，少了可供流传、缅怀的故事，平淡了，所以它没意义。

也有人因为台湾这个岛屿长得就像个地瓜，于是倡议以这个地瓜、地瓜的岛屿形象，来做为台湾人的精神图腾，可惜，它因为蓝绿选战的过度操作，它从意识形态的造作中破土，最终也要注定被这种刻意分化的意识形态牺牲、被这种意识形态蹂躏。

那我还能找什么呢？我找不到，这才是台湾目前在整体认同上，最大的困境。

处在这样前进也不是、后退也不是的困境里头，最怕的就是忽然要面临抉择的时候，搅动那积累数百年的埋怨，激起意气之争，做出莽撞的、意气的"困兽之斗"；这是经过历次大大小小的选战之后，我自己深深感受到的，潜藏在台湾社会意识底层的危机。

赵中月：好在有中医……谢谢詹先生！

香港：中国文化输出「试验田」

中华书局香港支局总经理赵晓东 和他的传统文化回归梦

中国近代史中最动荡的岁月里，著名教育家陆费逵成立了中华书局，全国设立 50 多个分支局，出版了大量教材，涉及文史、哲学、重要古籍、艺术等多个领域，旨在混沌的时代里，传承古学经典，普及现代科学，从而"开启民智"。

一转眼的时间，100 年过去了，喧嚣、浮躁的城市角落，依旧庄重的中华书局，孤独，也沉静。书店里，厚重的古籍、经典，散发着古朴的韵味，只是，已经很难吸引快节奏生活的现代人。

在香港，油麻地的繁华路段，中华书局香港支局就座落在这里。

在这块寸土寸金的土地上，香港中华书局面积虽不大，但格局雅致，不同于内地一些大型书市的嘈杂、喧闹，而是继承了百年书局的沉静、内守。书架上满满的书品，为读书、爱书之人，营造出一片静谧之地，可以细细品读文字的魅力。

略有不同的是，30 多岁的总经理赵晓东，带着"如何让中国传统文化走出去"的思考，两年前从内地来到这座中西文化交汇的岛城。上任以来，他一直坚持亲自挑选优秀的书籍品种，不论中西，不限古今，"田原寻访中医"的系列品牌图书也在其中。

这样地选择，潜移默化地改变着中华书局香港支局的整体格局，使其在传统与古朴的氛围之外，又注入了更多的新鲜生命力，更加适应香港这个多元文化交织的地带，更容易融入香港人生活的同时，也为将传统文化输出海外做好了铺垫……

采访现场：

采访时间 2012 年 7 月

采访地点 中华书局香港分部

参加人员

田　原（中国医药科技出版社，中医文化传播人）

赵晓东（中华书局香港有限公司总经理）

Kitty（书局资深员工，美籍华人）

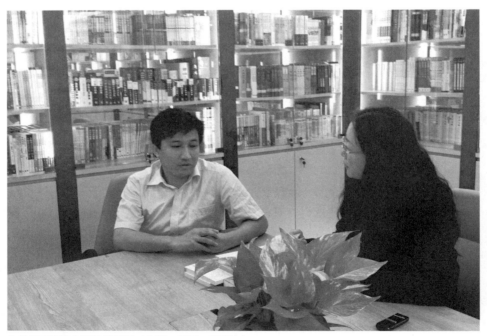

中华书局香港分部访谈现场（右起：田原、赵晓东）

上：带着出版人的梦想登上香港岛

餐桌上，赵晓东拿出几张照片，照片里是他和家人精心伺弄的菜园子以及家禽……我们的话题，就从这些照片开始说起。

1. 香港，"身在同乡为异客"

赵晓东：这是我们家里养的刚生的小狗。我们家热闹，鸭子、狗、鸡，什么都有。我的朋友在我的带动下都开始养了。

田　原：哟，真漂亮！

赵晓东：其实最初的动机，就是觉得吃一点自己放心的菜，我特爱吃韭菜，爱吃韭菜鸡蛋馅的饺子，但后来一看报道我都不敢吃韭菜了，越绿的菜呀我越不敢买，我就开始想自己种点东西。特别是家里有小朋友，就想让她健康一点。

还有就是我想让小孩子知道，我们小时候都会做这个，现在城市里的小朋友真是五谷不分。而且现在的小朋友真的没有童年，什么也不知道，一出门就是车，一吃饭就去餐馆，有这个种菜的地方，感觉完全不同了，小朋友有地方玩了。

田　原：您会让她自己去种菜？

赵晓东：对，她的生活跟班里很多小朋友的生活不一样了，她的性格明显呈现出来比较放松，自由一点。这种田园生活，不仅仅是吃绿色菜的问题，我在内地工作压力大，有的时候人际关系挺复杂，应酬多的时候，整理下菜园子，一旱的时候，都是自己弄的地，就得从自己家里拎水。北京缺水，旱的时候每天都得浇。也是陶冶自己，不去想乱七八糟的东西了。

田　原：我总想找个机会，找个北方农民做一个非常好的访谈，讲农作物的问题，还有季节的变换，土地怎么回事，因为我觉得它是中医里面的一部分。
种的东西够多的，吃得完吗？

赵晓东：吃不完。那一年顾不过来，说有一块地开了怎么办呢？我说咱们就种红薯，我买了 200 棵苗种下来，有些死的，最后红薯产了多少？前前后后我算一下，400 斤。我爱吃红薯秧，河南人很爱吃这个。

田　原：红薯秧是很好的一味草药啊，清热、清肠、去湿。

赵晓东：种红薯很有意思，要翻秧，一夏得翻两次，不翻秧红薯长不大，你不掐那个尖儿，它就老长，光长茎不长果，这是一个。再一个它得透风，不透风不利于下面长。

田　原：很难相信啊，香港中华书局的老总，都市帅哥，居然回家种红薯。（笑）

赵晓东：我就是农民出身，本能。我老跟他们这么开玩笑，我说你们香港的人别笑，我就是北京来的一个农民。我真是农民，我生活习惯就是农民，我来这里就不适应。他们都是城市人，习惯晚上睡得很晚，早上不起。我永远都是晚上9点钟就上床。到这边来大家吃饭，特别是聚餐，给我饿得都受不了，7点钟大家才来，然后还要等人、讲话，吃饭的时候8点，吃完回到家12点，没法睡觉了。我真不适应，这怎么弄啊。现在，坏了，躺着睡不着觉了。

田　原：当初来香港的时候，有没有为自己做一个规划？在香港的这块土地上，我能做什么？

赵晓东：我当初愿意来香港，就觉得很想探索一下，我们以前提倡中国文化走出去，这也是我的研究方向，我就老在思索，文化走出去，实际上就是文化传播的问题，那么如何走出去？首先要考虑的就是巨大的文化差异，其他国家和地区，其他的文化背景之下受众的接受能力……如果不考虑这个问题就麻烦了。

那么香港，我有一个比喻，是一块很好的"试验田"，假如把欧美乃至几大洲，看作西方文化一片广袤的海域，香港，就是一个让我们进入大海之前的浅水湾，一个中西文化能够在这儿碰撞、磨合，乃至交融的衔接地带。

田　原："碰撞"，这个词很有深意。

赵晓东：文化的碰撞。文化的冲突也是文化的融合。

我经常碰到，香港人对大陆人有某一种偏见，尤其是对现阶段的内地同胞。早十年也有，但是早十年的偏见跟现在的偏见不一样，有变化，但是这个偏见是一直存在的。这个是不容回避的。

比如您第一次来，觉得（这位）人非常好，对内地很了解，素质非常高，但是她多少有一点本位主义。

当然这么说不客观，我自己的体会。不是给谁找气受，我是河南人，山东人有时候也欺负我们河南人，酒桌上都说河南人不行，我的意思是它普遍存在，它是地域文化之间的一种冲突与融合。这跟中西医理论之间的差异有那么一点点是可以比较的。

田　原：这个话题挺好。

赵晓东：要有心理准备。其实每个人都会拒绝很多东西，但是有时候人就是这样的，环境决定了一个人的生存状态和他思考问题的方式方法。其实我们自己都是经常反思的，就觉得道德有点沦丧，在很多地方很不好，但是如果转换成在另一个地域中间某一部分人对另一部分人的态度的时候，你就会难受了，其实倒不是觉得自己怎样，但是你身在其中是绝对不会超然的。

我是河南人，全说河南人不好我当然无法超然，因为里面一部分是真实的，但另一部分绝对是偏见，是被"集中嫁接"的一个结果。

其实从我个人来讲，我这两年也很注意这些细节，一方面中西方文化有差异，生活地域有差异，要注意一些细节。另一方面，总有注意不到的地方，如果碰到就别太在意，不要理他（心存偏见的人），真的不要理他。

放在十年前，如果你讲普通话根本没人理你，但是现在理了就是另一种态度。香港人都是很实际的，他知道你现在要来消费，你买东西他笑脸，那笑是真的。

前一段很激烈的争论——在地铁里吃东西。在香港法律有规定，入闸之后在地铁里坐着不可以吃东西，但是我详细研究了当时引发问题的地方，要我说，完全不是香港报纸形容的那样，骂人那是不对的，只能说明他的素质低下。我在英国的时候，法国、德国他们喝啤酒大吃大喝、喧闹，没有人管他，没有人理睬他，觉得他们是另类而已，不文明什么的。但是为什么在这个地方，到最后激化成了报纸大幅刊载的严肃事件了？但这里面含着很深刻的社会问题。

田　原：大人没吃，给小孩子吃。

赵晓东：对。那个时候，一度内地游客走累了往门店一坐，就会有人宣读"你们是不受欢迎的"，但是西方的法律也有很明确的规定，人性是第一的，小朋友不能跟一般人对等，他在饥饿的状态下什么都可以，不管在什么环境下，这是一种人道。但是当时都处理得不好，有人就站出来制止，说你不可以这样，还有人反驳，反驳到最后就说脏话，有人中间就拉闸，地铁就停了，然后再有人添油加醋，媒体什么就报道。

所以，本来是一个生活的细节，就跟中西医一样，中医很多人不信就觉得你乱开药，类似于巫医，但实际上很多人对中医的理解他根本就拒绝认识。

田　　原：还有一个最大的问题，就是文化的不自信。

赵晓东：您说的特对。香港这边人的素质也不都一样，内地也有很多素质很高的人，我也不会一概而论。表现出来的是文化的差异，其实主要还是观念的问题。所以那些媒体什么的你老想跟大家展现香港特别好的一面……没有一个人是只有优点，没有缺点的，香港也是一样。

田　　原：从中医的角度来讲，毕竟还讲究道地药材，什么样的环境生长出什么样的东西或者文化。

赵晓东：那当然，橘生淮南和橘生淮北都不一样的。实际上现在内地对香港影响很大，15年了嘛。

但是，香港有很多人做义工，做义工，很了不起！了不起在哪里？体现了人与人之间的关爱、关怀，这是无私的，不带任何功利色彩的，他会带动整个社会向上的一种精神。很多人做义工可以周日不休息，但是如果老板安排周日加班，他就不会接受了。

田　　原：这是香港的优秀文化。从这个角度来讲，我们内地很多人，包括我都要深刻学习领会。

赵晓东：所以这是香港的美好精神。实事求是地讲，人有两种东西是必须具备的，第一种是敬畏之心，你要让我说敬畏什么我也说不出来，但是过去在内心里面有一个东西是你不能碰的，一定把握住这个底线，总之有敬畏。或者看到大山、大海了，敬畏之心油然而生。我觉得人得有敬畏之心，敬畏之心很重要，这样才会不断地汲取一些新的东西，要不然就没有敬畏之心就麻烦了，不管他有些想法多么好，只要他没有这个敬畏之心是不行的。

还有一个，我觉得人还应该有感恩之心，社会上那么多道理都要讲，但是我想一个人，就讲两种精神就够了，其他东西有了是锦上添花，没有了，只要有这两种心也无伤大雅。比如说食品安全出问题，就是因为内地人这个心没了，没有敬畏之心了，所以才饮食上不断地出问题，这不是法律制度能约束的。我想为这个事情挣钱的人，他们想过他们的孩子吗？他们想过他们的孙子吗？你可以坑别人，可以告诉自己的孩子不要吃，但是成了每个链条都这么做，总有一样是你避不开的，那就在制度上出问题了。

2. 香港不是"文化沙漠"

田　原：港剧流行的年代，港人日常生活被浓郁的传统文化氛围所浸润，令内地人印象深刻。

赵晓东：我直观的感受就是，对于中国传统文化来说，香港有些地方保留得比内地还好。虽然表面看起来，香港的体制、生活节奏甚至很多观念是被西化的，但是慢慢去体会它，会发现相当一部分传统文化精髓的东西，被内存在特别是老港人的思维和生活习惯里。这也是香港有滋味的一面，也是文化多元化的一种体现。

我觉得香港的魅力就是这一点，多元化。多元化的好处，就在于多种文化碰撞的这种社会环境，会迫使你去思考，多问几个为什么，无疑也会获得更多的答案，甚至产生更多新的东西。

田　原："碰撞"产生出火花。我们到全国各地采访中医人，福建、广东、东北，会发现不同的地域，都形成了各自不同的生态环境，这本身就是一个小的多元化交织的产物，这样的生态环境不仅生长出形态、属性大异的植物、药材，你会发现，当地中医人的思维，成为了这个小生态环境的结晶。这导致我在访谈的过程当中，产生很多矛盾，同一种病，比方说癌症，这个中医人这样理解，你觉得，哦，有道理，那个中医人说法又不同，也对，结果这些中医人的思维又在一起碰撞，由一个个点，现在形成了一张无边无际的大网，最终发现，生命文化多元而不可言说。

赵晓东：也可以这样讲，按西方的说法，"人类一思考，上帝就发笑"。按照中国的说法，人得有敬畏之心，在你之外永远有一种超自然的力量存在，我们可能无法超越，但永远都要探索一下。所以我也是带着一种探索的心态，香港既然是这样一个多元化的地方，能够相对容易地接受传统文化，接受中医药，经过一段时间的"培育"后，很好地消化、吸收，进而消除中西文化间的一些隔阂，是不是就能以更好的方式传播到西方去？带着这种思考我就来了。

田　原：是一个有力量的行为。

赵晓东：有些媒体说，香港是"文化沙漠"。真的是这样吗？我觉得香港真的不是"文化沙漠"，但是为什么会有这种声音？我也不想去考证最早是香港人提出来的，还是内地人提出来的，但是我觉得，这个说法过于片面了。实际上我可以说它不是"沙漠"有几个论据，第一，香港这么一个小岛建有七所大学；第二，中间三所大学都是亚洲排行最好的，北大、清华也位居其后。这是很有说服力的。

有些内地的朋友，说要去新加坡学习，我说你们到新加坡学什么啊？要么走远一点，去美国学，去牛津、剑桥学，新加坡大学还在港大、科大后面啊！可见内地对香港还不够了解。是"近在眼前的陌生"。

但是呢，好像香港大学的教授们，会更刻意地向西方的学术体系靠拢，愿意跟西方学校进行交流，而恰恰在这个过程中，华裔以及香港人的文化结构，被有意识地切割，具体表现，就是对传统文化元素的淡漠。

田　原：内地对香港的了解非常有限。必然有文化的隔离感，陌生的熟人一般。港人对中国传统文化是真的淡漠吗？还是因为历史的原因，只是产生了文化断层？

赵晓东：坦率地说，有传承也有断层。老港人的生活里面你会感受到传承得有滋有味，年轻的港人身上更多了西化的色彩。

田　原：这个感觉很有意思，也许在香港呆久了才能品出味道。其实就文化本体来说，历史的来看，总是在交织碰撞，你中有我，我中有你，甚至东西合璧。对文化的解读，在某种意义上，是人类对时间和空间的解读。就是对存在的解读。

赵晓东：因为香港就是中国的一部分。

田　原：我面对你的时候，发现有纠结，你到底是内地人？还是香港人呢？

赵晓东：我肯定是中国人。坦率地说，我是怎么看的呢？文化是个什么概念呢？文化就是人类智慧的结晶，或者说是一种提炼。慢慢地经过后人把它梳理、整理，进行体系化，这就叫文化。但是就文化本身来说，东方文化是一回事，中国文化是另一回事。

我觉得在世界文化文明里面中国很厉害，尽管有了"焚书坑儒"的经历，但是上下五千年这段历史在任何一个民族都没有保存这么多，好多都遗失了找不着了，那仍然是一个数量级，我就觉得中国文化特深。它深在哪里？刚才我说第一个就是量大，你读不完。

其实更重要的第二个就是它有些东西，我觉得中国挺有意思的，比如讲天人合一这件事，你细想一想它，为什么后来包括西方的科学发展，比如说太空等等，这些具体实施手段、路径、计算都是西方来的，这是西方文明带来的，它有一条主线，第一个很明显就是实证主义，第二个就是逻辑，这两个很厉害，这是西方

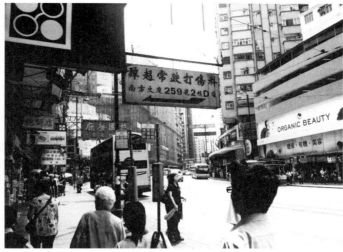

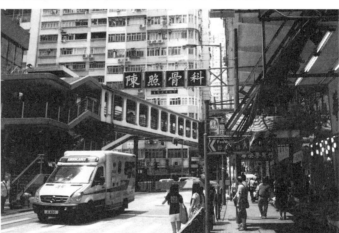

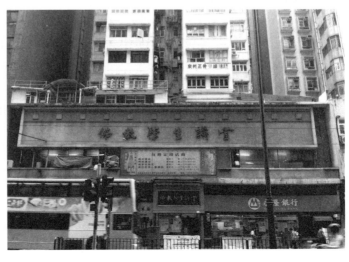

香港映像——像港剧中看到的一样，香港街头常能看到中式骨科、跌打馆，大多在居民区中，挂一块简单的牌子。

治跌打损伤的师傅，很多是楼上楼下的邻居。

文明的两个支柱。他们这条路走得很远，但是，这路是我们中国人的，很有意思，它转了一圈之后，好多时候会发现中国人就坐在这个地方，就用传统的哲学在等他们。用西方的哲学来看，就是由唯心主义的观点推导出来的很多理论，适用他们的东西。

田　原：中国人就坐在这个地方等他们"回归"，说得好。

赵晓东：对。谈到文化存在，我是怎么看的呢？文化是个什么概念呢？文化就是人类智慧的结晶，是一代代人，以生命为载体，将人类文明积聚、梳理、整合、提炼，最后形成不同的体系。但就文化本身来说，东西方文化的根性、原点，应该是相同的。

田　原：我采访过一个在中国待了17年的美国人，他在中医药大学学习的中医。他之前是滑雪运动员，很勤奋，后来因为受伤，人生有了一个很大的转变，他开始对人的身体与心灵之间的联系有了很多困惑，于是开始学习"运动心理学"，学着学着，他觉得这门学科解决不了他的困惑，后来又学"营养学"，再后来又尝试了静坐、瑜伽，慢慢摸索着，到最后，他决定到中国来学中医，他说自己和中医有缘，在中医文化中，有他所需要的"身心合一"观。17年，他不仅学习中医的针灸，还打拳，还学习中国传统文化，学习儒、释、道，最后他说：我明白了，我来中国并不是学中医的，是来寻道的。并且慢慢地发现，世界虽然分东方和西方，但那些在遥远时代创造出来的智慧是相同的。

赵晓东：说起来，中国古文明也是多元化文明，它汲取了古印度、古代波斯等很多地域的文化精华。我觉得中国人真的很优秀，超越了任何一个民族，上下五千年，能将自己民族的文化保存得这么长久，这么完好，虽然不可避免地散佚了很多，但它的主体是完整的。所以我觉得西方文明走到了一定程度，还是要回过头尊重东方的智慧。

中国文化真的是博大精深！我尝试着读《二十四史》，这是中华书局的老前辈们用20年时间，组织整理、出版的经典典籍，但是没能看完，但我觉得这没什么，因为我已经在读了。

田　原：您在读《二十四史》了，我很惭愧。有人说，到现在为止，中国人真正能通读的恐怕没有几十人。能把《二十四史》捧在手上，空闲的时候，静下心来读一读，我对您嫉妒啊。

赵晓东：真的是，长篇 40 卷，读读就头疼。我都觉得自己没办法，觉得自己不够勤奋。坦率地说，有人真的能读下来，这个你不能不佩服。还有当年的"诸子百家"，现在人知道应该是老子、孔子……这两年多一些人知道，还有孟子、韩非子……有那么一个阶段，这些传统文学的圣人们，他们的著作、思想，几乎快消失在公众话语里了。

田　原：前段时间，我们和台湾著名文化人，《刀剑如梦》等歌曲的词作者詹德茂先生接触。他的爷爷、父亲都是中医。跟他聊天我发现，台湾"文化寻根"的氛围很浓厚，相当一批文化人，非常关注大陆传统文化的传承和发展现况，当然也包括中医文化在内。您在香港可以感受到这样的氛围吗？

赵晓东：近在眼前的陌生。

香港的教授，港大的教授，他好像更刻意地向西方的学术交流靠拢，香港的学术体系是这样的，而且不像剑桥很诱人，他无所谓，他反而更喜欢西方，愿意跟西方交流。而恰恰在这个过程中，华裔，或者是华人，或者是香港人，他有意识地切割，具体表现……就没有汉元素，我不学，就因为授课，教材不翻，这样和内地学术界就有了间隔，有了差异。

我到现在去看也是这样，现在他重视，也知道到内地要学汉语，要学普通话，要学经济语言，他一周 2 个小时当国语学了，这能学什么呢？我说内地学英文的大学生，每天也得 4 个小时，我现在不知道中学什么水准了，我想中学学英语的水平大概一天也得 4 个小时（课时），我觉得香港小学教育一周给 2 个小时学汉语。这种推广你怎么理解？我觉得这种东西是造成两地文化认识与理解上有差异。内地不理解香港大学的学术发展水平，但是在全球排名，香港大学的各个学科门类，以及在国际权威的学术期刊中间发表论文数量很多，很靠前。

田　原：是这样，被"嫁接"得很有力度。可是香港人的语言又是怎样呢？

赵晓东：这个不好说，但是香港人说话，会经常夹着英文单词，这是他们说话的一大特点，但也只是日常会话用英语用得多，可能并不意味着英语水平有多高。广泛来说，其实还是粤语、普通话为主，还是占主流。

3. 曾经——传统文化教育的第一品牌

田　原：您希望通过出版以及书店，将中国传统文化重新灌溉？

赵晓东：对，我就觉得中国文化太厚重，生命力太顽强了，它给人类保留了太多对于宇宙和生命原初具有探索性的东西。给我们留下那么多的经典之作，数量惊人啊！从我的职业角度来讲，的确存在责任问题。你总得有一个身份认同，我觉得应该做些事情。其实，受西方的影响没有问题，西方有很多好的文化值得学习，值得效仿，甚至按照他的思维都没关系，但是作为一个黄皮肤的种族，对中国传统文化的了解是不可或缺的，因为这是中国人整个生命的根系所在。

田　原：说得好，我们说文化本身具有凝聚力、感召力，人类对自身生命的探索永远离不开文化的浸染。而母体文化的断层，会导致港人从西方文明中寻求答案。所以，无论图书的品质还是书店的布局，不难看出您对传统文化的钟情和眼光，您的努力方向一直很清晰？

赵晓东：对，不说熟读典籍，对自己的文化起码得有所了解，历史是怎么演进的？朝代更迭带来什么样的变化？还有传统中医文化的内涵，祖辈们如何看待生命，我们的生命究竟是怎么回事，疾病是怎么回事等等。对中文的学习真的有必要，了解中国传统文化，必须知道一些知识，这些东西是不可或缺的。所以，我就认为对香港人来说，不用对他们要求那么高，我觉得至少应该知道一些常识性的东西吧？特别是年轻人，应该知道一些，比如说历史这方面的，朝代的更迭，比如说传说、典籍方面的，有些东西不说通读，起码得知道。

田　原：您觉得目前香港有这个市场吗？

赵晓东：肯定有，尤其是历史文化，香港人还是比较感兴趣，但是他们比较集中在近现代史，太古老的就不太感兴趣。比如对民国、清末的历史还是比较感兴趣的。还有一个是中国文史，包括中医智慧、养生智慧。我觉得，对我来讲也是挑战，怎么能够让受西方教育这么多年的人，能够接受我想和他们分享的优秀的中国传统文化……我们中华书局在中国传统文化书籍的品种、品质等方面，绝对是全香港最好的，我真能这么讲。中华书局创建之初的宗旨就是"开启民智"，当时云集了一大批当代著名的学者来编辑教材，做顾问，教育和感召了几代国人。

田　原：中华书局，一直到今天，这个称谓仍然让读书人动心。似乎是中国传统文化的一面镜子。在眼花缭乱的商业社会里反倒清静、幽深。

赵晓东：没错，我想做的是，我会和大家一起努力，让中华书局重新成为传统文化教育的第一品牌。这非常有现实意义。中华书局当年就是以教科书为主，特别是解放前后，我们的书对好多人影响深刻，但是后来因为各种原因不做了，我们想今年重新恢复，恢复过去的传统，做这块工作。

田　原：有人说，中华书局以百年的时间，丰满了一个个中国人的生命，每件珍藏，都讲述着文脉典藏与民族兴衰……今天在香港，我仍然能感觉到中华书局的一脉书香。

赵晓东：很明显，我们就是选择传统文化方面的。毕竟是几十年历史的老字号了，先做一些教辅，应该比较容易一些。

田　原：香港中华书局在香港很有地位，书品精到、有底蕴，在香港还有其他的、比如说、民营的、国营的非常好的书店吗？

赵晓东：有啊，就从我们这里开始切入，就我们整个集团来说，我们三联中华商务，商务是115（周年），三联应该是85周年，他们太好了！但是有一条，您的这类书，关于中国传统文化方面的，我们这边是全香港最好，我真能这么讲，中华书局在关于中国传统文化图书的品种、及其他方面绝对是全香港最好的。

从数量来讲，我们商务书馆在香港有20多家店，三联也是，但是各有所需，比如说商务儿童书什么的就卖得特别好，三联在文学类、时尚类的书就卖得好，他的出版也好，我们就是选择传统文化方面的，相对来说有区分的。

田　原：这个区分在香港的读书人眼里会很明显吗？

赵晓东：很明显。因为持续这么久了，今年我们准备恢复过去的传统，现在很多老先生是中华书局的人，当年出教科书的，但是后来就不行了。过去二三十年代，或者四五十年代，刚刚解放前后，中华书局对好多人影响深刻，因为中华书局是出教科书的，后来因为各种原因不做了，我们想今年重新恢复这块。

我们要寻找一个合适的人，出版要做好，必须本土化。要有土生土长，对香港市场等都很熟悉的人。这值得做，我非常崇尚文化多元，我觉得出版社都应该这样。

我觉得，对我来讲最大的挑战，是把我认为中国传统文化优秀的那部分，怎么能够让他们受西方教育多年的人接受。

田　原：从您的话背后我听出一个弦外音，在香港几代人的情感里面，或者是文化基因里面，传统文化的精髓似乎慢慢被淡漠了，您想通过一种方式，通过出版，通过教辅类、传统文化类，中医文化类图书，把古老的中国传统文化点点滴滴灌溉过来……

赵晓东：对，因为这是我的专业，我也欣赏这个市场。我觉得香港的魅力就是这一点，真的。

我老说那个话题，《道德经》多厉害？《千字文》能说明什么？这些经典，随着年龄的不同，常读常新，体会不同，它的好处就是留给人的想象余地和自我解释、诠释的余地，香港的魅力也在这儿，多元化。多元化的好处就在于经常可以碰撞，碰撞的过程中间就会出现新的东西，最起码会迫使你去思考，迫使你去想，多问几个为什么，你如果全是主流的，那一般人都不会再思考了，全社会都这样子，闭着眼都这么走的，一张嘴说话前面一个帽子，后面一结尾，是不是啊？多元化的魅力就在于此。

田　原：说到养生的智慧，也很有意思，香港作为殖民地，你说意识形态改变了，但是香港人对中医的认同似乎比内地还好一点。

赵晓东：当然，这是另一个方面，他们对中国传统文化有些地方保留得比内地好。我没有研究过这事。我直观的感觉就是，不像我们内地，经过文革，经过种种政治的变化，它相对比较稳定。您要说对中国传统文化的理解，中医药肯定是最重要的一个方面，这是没问题的。

田　原：您给的这个答案或许是正确答案。

我走了很多药店，不管西医中医，都是无一例外的海参鲍鱼……各种补品，香港人注重养生和内地不差啊。

今天上午我找到了一个大概40多岁的中医人，坐诊。50块钱挂号。我排队排到了，他说你看什么，我说我看中医，我说我也是中医，他说你是中医？我说是。但我不看病，我是写中医的。他说你从哪儿来，我说我从内地，我从这个出版社过来的，他说这个出版社很好，我看了你们很多书……其实"中国医药科技出版社"在国内来讲，不是最大的中医专业书籍出版社，仅仅二十几年的历史。看得出来，在香港学习中医很局促。所以我觉得香港的中医人很纠结，一方面很多香港人依赖中医人，一方面在香港很难学习到系统的中医。我看到香港的一些老百姓，在社区里都有自己的中医，感冒了、发烧了就找你，到你这来就像到菜市场买菜一样，你是我生活的一部分。那个中医说，我每天很累，礼拜天、礼拜六都在看病。很累，晚上通常要看到 9 点钟。

赵晓东：是，香港人真的很辛苦。香港正常下班时间规定是 6 点，但是一般 6 点走不了，这是第一个。

第二个，大家更多的谈判时间，不是放到办公时间里。香港人这一点我也挺佩服他们的。比如说我是公事谈判，最好在工作时间，他不，一般是中午时间，我很忙，咱们有事要谈，OK，咱们先约个时间中午吃饭谈，或者，OK，晚饭上谈，其实目的全是工作。

田　原：香港这些中医归谁管？

赵晓东：不太清楚。

田　原：这种情况下，香港人特别需要中医，家住到这里，下面有个诊所，我感觉三步一岗，五步一哨，到处挂着中医诊所的小牌子？

赵晓东：原先我也没注意，昨天这么一看，还真是的，怎么那么多啊！

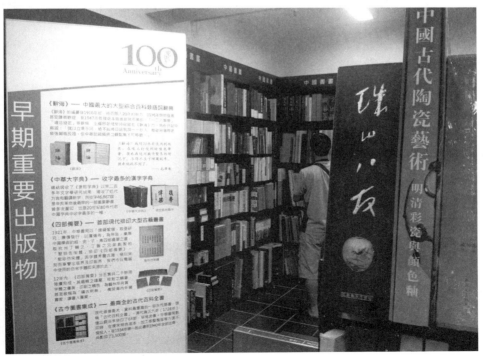

位于油麻地的中华书局香港分部书店一角

4.《黄帝内经》不只给学中医的人读

田　原：在香港我们能够有所作为的话，也希望能跟您互通有无。

赵晓东：做文化这件事情本来就应该开放，只有开放才有收获，这是一个。还有一个就是咱们做出版，我也接触出版，知道您的成功之处，不放过任何一个机会，也不放过任何一个意识到的潜在的可能性。我说的什么意思呢？我觉得我们合作的空间很大，很多点，真的，从现在来看，起码是两个地域，对不对？

另外一个来说，医学、中医本来就是中国传统文化的一部分，《黄帝内经》本来就是经典之作，我们这部新视野典籍里面就有《黄帝内经》，主题解读《黄帝内经》。

《黄帝内经》那书不只是学中医的人要学习、研读的问题，凡是学习中国传统文化的都要读一读。从这一点来讲，咱们之间的合作意义很大。

其实我想告诉您在香港，出版人的现状，香港几百万人，这么小的地方，市场这么大，我说中医为什么一定要把自己的市场固定在香港呢？香港只是一个本土市场，您应该把大陆、台湾、东南亚、欧洲、北美作为您更广泛的考虑，根据重要性、可能性，区分不同类别、级别的市场，为什么这样做呢？你看我们行业，就是因为受制于是传统性、古老的行业，但是和其他行业相比，其实我们更有优势，全球化优势，今天的经济的全球化和技术的全球化，其实这背后的支撑全是文化。

文化就是用来交流的，只有交流的时候才有价值。

全球化的前提下任何地方都是兵家必争之地，已经没有谁重要谁不重要了，我为什么这么说呢？你看香港它的优势就是一个内引外联的作用，如果把它的作用发挥到极致就很好，但是现在内地更是兵家必争之地，因为人口、消费力，还有一个是按照这么庞大的人口基数的精英的绝对值……

田　原：您一文化大倒爷。

赵晓东：但是我们不像他们小贩那么单纯的二传手，文化倒爷的水平，文化倒腾过程中，既丰富了自己，又可以衍生出文化交叉性的新东西，我觉得都可以做。真的，没有问题。我就是喜欢做文化的事，就是您说的文化"倒爷"，挺有意思。

田　原：和您谈话给我的信息量很大。

赵晓东：就是一个杂家，"家"都称不上，就是杂乱无章。

您下次再来，我给您推荐一位老先生，他是我的领导，他在内地出生的，60

多岁了，特别好，我真的挺佩服他，我觉得在他身上闪现的东西，我在内地好多老人身上看不到，他没有拘束，他很执着一些东西，把一些传统文化都留下来了，我在他身上看到中国传统文人身上闪现的东西，挺可敬的。我觉得他活得特有滋味。

田　原：我们回到当下，香港作为特殊文化交界处，它在西方向东方回转、学习的过程中，在香港我们应该能完成哪些任务？或者能做到哪些？从出版的角度。

赵晓东：从出版的角度来说，我们出版要做的，如果说超越了自身的地域和民族，它就是一种跨文化的交流，你要想做好这样一个跨文化的交流，就有几个要素：第一个，找出你自己的文化空间，你认为最优秀的；第二，你要拿出自己最优秀的文化，和你要传播区域的代表性文化相比较，去分析，然后比较之后，你要去挖掘受众，甚至引导受众，看对你想推介的东西能不能感兴趣，能不能接受，还要把接受的实施路径做出来，出版要做这个工作。

田　原：说得好，我们一起努力。

赵晓东：操作有直觉的一部分，有经验的一部分，还有调查的一部分。

但是说到出版，我也有感慨。对很多好的题材，找不到好的作者，有一类作者就是像您这样的人，为什么不好找呢？比如说现在口述历史是一种，口述历史要想做得好有两个要素，一个是采访的人得有水平，每一个关键的环节问到点子上，把逻辑能串起来。第二个，整理数据的人很到位，还得写得有文采，在文章的编排上能够有吸引人的地方，这种人是最难找的。

田　原：所以您很有责任感。从书店的图书规划中，看得出您对出版事业有自己的审美要求。

赵晓东：您过奖了。

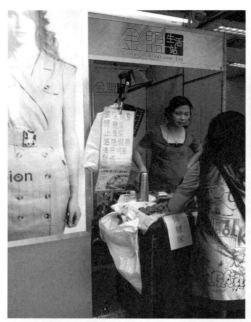
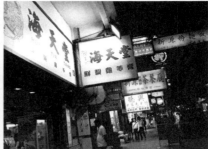
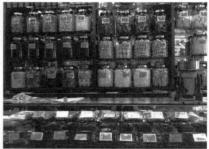
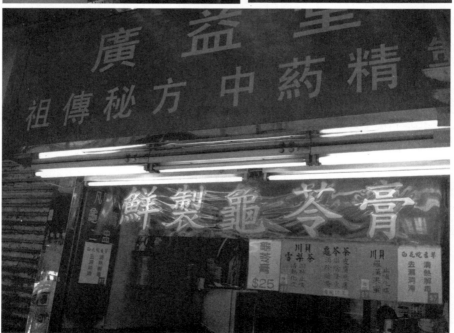

香港映像——龟苓膏和一些中药材，散见于香港的街市，像是我们在路边看到干果摊、零食摊那样——中医所说药材的"药性"，早已悄然融入香港人的日常生活、饮食。

5.外婆在疾病中坚守的生命尊严

田　原：咱们聊一聊和中医有关的事情……我怎么觉得您和中医的渊源很深呢。每个中国人和中医都有缘。（笑）

赵晓东：（笑）您说得对，我觉得过去的先人都可能是中医人。我就很崇拜我的外婆，我外婆是 102 岁没的，就是我到香港之后。

坦率说我现在还老梦见她。假如说以我这个年龄，对中国传统文化有所认识的话，除了我自己后天读的那些书给我的思考之外，很多东西都是我外婆带给我的。

田　原：家有一老，如有一宝，我不知道美国啊，我就觉得中国的老人真是宝贝，他们用自己的生命做载体，传承下来那么多好的传统、习俗和关于生命的种种……102 岁的外婆，您真的很幸运。

赵晓东：我很幸运，真的是感触很深。我小时候跟我外婆一起生活，我父母都是教师。我外婆不识字，小老太太，那时候我外婆坚决不要所谓的非农业户口，她就心系土地。

她冬天去干什么呢？去给我弄一个长绳，捡树叶串一串，烧锅用，还跟我讲很多故事，对她来讲无非是生活中的善报……都讲这些东西。

田　原：您平时都是喝热水，这是受外婆影响吗？

赵晓东：对，我从小身体不是太好，很多人都说我活不下来了，外婆可能对我尤其关照，就常给我喝热水。

我女儿从小都喝凉水，冬天也喝，她就不喝热水，但是对于我来讲我就必须喝热水，我就不喝凉水，天热也极少喝冷水。

我一直很遗憾的事情，就是我刚来香港的时候她过世了，我没能陪在她身边。

但是有件很奇妙的事情，她过世的时候，我正在这边的书店里，正伸手够架子，就岔气了，我当时也没在意，又跟我们同事去第二个店，要过海嘛，坐船上就疼得不行，我也没吱声。

后来到了江东的时候，我同事看出来了，她说咱们坐下来喝杯咖啡，歇会儿，然后我说不行，我得回家，太难受了。

就这样，睡了一夜，第二天早上起来觉得好一点，我就想坐起来，结果发现动不了了，我就一直打电话，就这样看了中医，先针灸，再用带尖的梅花针放血，两天，能动了。这个事情发生三天之后，我外婆外世了。第二天我也来不及请假，直接到了机场，先回去然后再补假。

只赶上送她。

田　原：现在经常会想起外婆。

赵晓东：经常想起，有些地方我做不到她说的那么好，但是我有那个意识，我记忆很清晰。比如她跟我说"命里只有八分米，走遍天下不满升"，年龄大了之后，你会慢慢体会到它的意思，人不可以和命争。这都是中国传统文化的一部分。

田　原：有的时候我会有一种悲凉的感觉，这种悲凉痛彻心扉，我的祖上留给我的东西不多呀，爷爷、奶奶过世太早了，我也是跟外婆一起长大的，但是在城市里生活的孩子，根本没有意识要向老人多学习什么。现在我出去采访，接触的很多都是七八十岁的老中医，我都会把他看成爷爷辈，打心里对他们爱戴、敬重。对他们的这份感情，这份爱，让我的访谈都是发自内心的。

赵晓东：您这是好事，也是积德的事，能够进入他们的内心世界，让他们把自己敞开，将很多不为人知，或者别人无法描述清晰的东西，用文字记录下来，那真是功德无量的事。

田　原：所以很喜欢台湾任祥的一套书《传家》，真是传家事于子孙。

赵晓东：其实我也有一个体会，我能走到今天，能力真的是极小的一部分，运气占很多成分，尽管还算不上成功。但是我为什么有这个运气呢？就是我跟好多老人处得关系特好，也像您一样，尊重他们。

我是觉得现在很多年轻人过于轻狂，这可能也是青春活力的一种表现，经过岁月的洗礼他也会慢慢沉淀，但是老人真的浑身都是宝，你要好好聆听，体会他们的一言一行，真的受益匪浅。

田　原：我妈妈，我原先觉得她是女强人，是事业型的女人，但是现在她老了，退休了，才发现她有很多东西是我不知道的，我需要向她学习的……当我们换一个眼光去读老人的时候，你会发现他们真的是一个宝贝。

赵晓东：宝贝！我们全家人都特佩服我外婆，我外婆90多岁的时候，还坚持自己洗衣服，一直到过世前，她的脑子都特别清楚。

田　原：不得了，这样的老人永远都有一种对生命的自重。

赵晓东：特自重。我外婆 50 多岁的时候乳腺癌，70 多岁的时候心肌梗塞……但是外婆很坚强的，后来 90 多岁的时候，她又中风，也是自己锻炼，恢复得挺好的，我印象特深刻，让我很感动。

我们姊妹四个都回去陪她，那时候我们的孩子还小，我们都让孩子见见她。当时我们轮流值班照顾她，后来我发现这班值不成，因为我值班我外婆都不喊我……

我觉得外婆这种对生命的尊重，我妈妈也继承下来了。

她从来没有忘记过劳动，要干这干那，像我，说出来很多人不信，我会做饭，在农村的时候，被子都是自己做出来的，都是她教我的，我们姊妹四个全会做，她教我们将来有一天，自己生活的时候都用得上，我小时候就有印象，她在院子里面做自己的寿衣，她的寿衣全是自己做的，裁、缝都是自己……

香港映像——在繁华光景背后，墙面斑驳的香港老式楼房

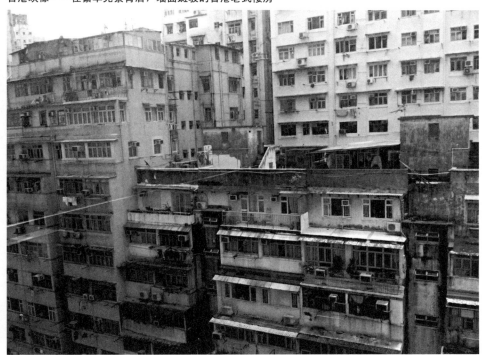

下："美籍港人"的中医情怀

1. 邻里般的港式中医诊所

田　原：其实通过这几天"暗访"，我发现香港人潜意识里还是很依赖中医。这边的中医诊所很有意思，常常上面是居民区，一楼的底商就有那么一两家小诊所，也就几平米的面积，有点儿三步一岗，五步一哨的感觉，看中医的人也很多。小桌子放在角落里，中医师坐在桌子后面，五六个人排队来看病。我跟一个中医师聊天，他说我每天很累，礼拜六、礼拜天也不得休息，每天晚上都要出诊到九点。所以到了晚上我们才有时间聊聊天。

来看病的好多都是"邻居"，就住楼上或者附近，有个感冒、发烧了，就到旁边的中医诊所看一下，好像是成为生活的一部分了。但是我发现里面坐诊的中医不多，医生和病人之间也很少沟通，简单地说两句，就给出方子了。

香港中医的管理体制是什么样的？

赵晓东：我觉得这点，您可以跟 Kitty 聊一聊。她是地地道道的港人，又在国外待了很多年，所以她身上汇聚了西方现代文明和中国传统文化的很多特点。

田　原：Kitty 在香港生活了多少年？

Kitty：哥哥在香港出生，我也是，我们是上海人。

赵晓东：你真的假的上海人，你说上海话让我听听。（笑）

Kitty：（真的来了两句上海话）我以前是教书的，教过 5 年，在去美国之前，我是教育学院的，教英语和 History，就是历史。后来呢，我觉得教书不喜欢，就一个人去了美国。

田　原：一个人去了美国，那时候您多大？

Kitty：当时 28 岁，就在美国念书啦，找工作啦，结婚啦，都在美国。后来呢，10 年之后，我跟我的先生分开了，我的先生是我的同学，是外国人。后来我就去加拿大，我的哥哥、姐姐全移民去加拿大了，所以，我又在加拿大住了两三年。后来呢，我爸爸是中华书局的，所以，我哥哥叫我回来中国，我就从美国来到这里工作，我来中华书局已经十年了。我爸爸现在如果没有去世是 101 岁，1911 年出生的。

田　原：爸爸很长寿？

香港映像——油麻地街边，随性步入一家中医诊所。诊室只有几平米，"坐堂"的中医师要在这个小角落里窝一整天，因为来看中医的人从早到晚，络绎不绝。

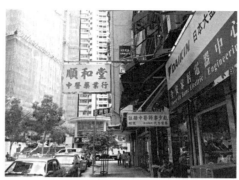

简单悬挂在街市边的中医诊所招牌

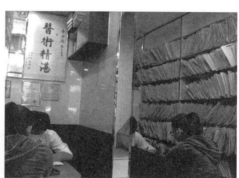

诊所很小，但病例却码放得整齐、有序

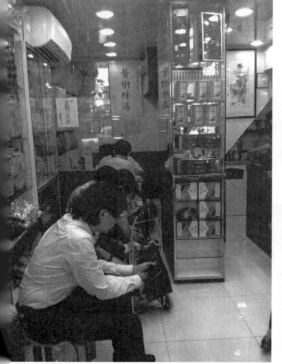

不大的空间排满了病人，不禁让人想起内地老中医，过去流行的老式"医寓"。

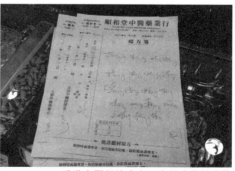

香港中医师给病人开出的中药处方笺

Kitty：是，我的父母呢，年龄都很大。我妈妈有十个孩子，我妹妹第十，在夏威夷，我是第九个孩子。她97岁去世。

田　原：真是了不起。刚才赵总说您对中医有感情，依您看来，现在香港的中医氛围怎么样？

Kitty：我们香港现在已经快要有一两个中医医院，以前从来没有过。

田　原：香港以前没有过中医院？

Kitty：以前没有中医院，就是一两个店给你，你就做中医，就这样。但是香港现在呢，不同了，有很多我的同学退休了，可能健康方面出了些问题，就自己去学习中医，他不是想做中医师，他是想保自己，对中医有兴趣，就去学中医的知识。

田　原：同学中很多这样的人吗？

Kitty：很多都这样。还有香港的中医大学，正规学院，也越开越多。我们另外一个公司，出的很多中医的书，在书展上卖得很好。就是说香港的中医氛围越来越好啊。香港人对中医，还有我觉得外国人对中医也感兴趣，因为它没有那么多副作用。

田　原：香港人认为中医好，首先是觉得它的副作用少？

Kitty：对。因为我们感冒，又没有发烧，但是不舒服，那么你没有发烧，没有什么其他的症状，不知道给你吃什么药，没有办法，但是你觉得里面呢，没有清出来，那么呢，我自己也去先把发烧的事情用西医解决了，好啦，没有发烧了，我就开始看中医，调理我身体的平衡。所以我每一次感冒呢，我就先看西医，那个喉咙痛，先解决发炎、发烧，之后两三天，就去开中药。

田　原：您自己也快成中医了。（笑）

Kitty：我家里的姐姐、哥哥啊，都喜欢看中医，但是香港呢，比较特别，他觉得西医很快，我吃了药就好了，中医呢，就比较慢。

田　原：我要跟您说，其实真正的中医疗效很快，尤其是普通感冒，一两副药，两天就好，不管发烧还是其他什么症状，好了以后呢，还没有任何不舒服的感觉。有时候如果完全用西药来治病，烧退了，炎消了，但是人会觉得不舒服，有好长时间会很难受。

Kitty：但是呢，香港奇怪了，一发病呢，通常就发烧、喉咙痛，如果发烧不马上压下来呢，可能有一些并发症啊。

田　原：能有一个量化吗，自己多长时间会感冒一次？

Kitty：我本身，一年一次（笑）。我还是比较少感冒，但是我的同事啊，两个星期，一个月，就要感冒一次。

田　原：您觉得自己为什么一年才感冒一次？是因为经常吃中药吗？

Kitty：不是，我是在外国住得比较长时间，我很懂得照顾我自己，要冷了我就穿衣服，去医院探病人，要戴口罩，很小心。

田　原：这是在美国的时候形成的一种生活习惯？

Kitty：是美国方式，因为我们知道有病菌啊。

田　原：防范意识比较强。

Kitty：就是防范。如果睡觉不够，我就不出去了，我就睡觉，自己要照顾好自己。我以前照顾我父母，因为他们都很老，我每天都要去老人院看他们，我妈妈97岁，去年去世，我每一天都去看她，我两个姐姐是护士长，我认识很多医生，所以我知道一些医学的常识嘛，所以我对身体比较小心。

2. 医保护航的香港中医

田　原：从您20多岁到美国，又到加拿大，然后又回到香港，这十多年的时间，一直在外面，受到西方文化的影响，但是中医好像在您的心里面生了根儿了，特别相信中医，这份认知和信任是从哪儿来的？是香港人本身就有的吗？或者说在美国也能感受到中医的氛围？

Kitty：美国也有啊，因为我刚刚去呢，我的荷尔蒙不调，去美国半年都不来月经，后来我去纽约，马上看一个中医，就马上通了。

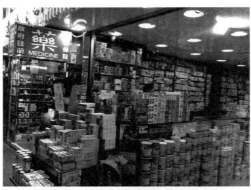

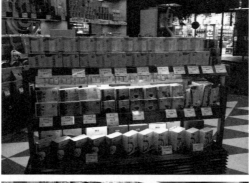

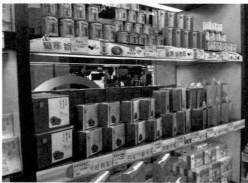

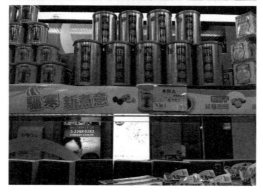

香港映像——药行里的中成药琳琅满目，很多来自日本汉方，这其中也包括与金匮肾气丸组方完全相同的一种好像叫「强力日本益安宁」的成药。

田　原：反而是在美国跟中医结下的缘分。

Kitty：是呀，我相信它，有些病我觉得西医都不可以医的，他只是说跟你谈半个小时，做调查，你为什么月事不来？他说你水土不服啊，但是他也没有药可以给你吃，但是它还不来，我就去看中医。

田　原：回到香港之后仍然看中医，能找到好的中医吗？

Kitty：我住的地方有一个。

田　原：是不是就是您住的楼下，就有一个药房或者小诊所，有一个中医会给您看病？

Kitty：他会给我看，因为我常常都看他，都觉得他好。他病人好多，一天就挨着看，有些人没有病，也去看，保平安嘛，保健，现在香港的人比较经常到中医那里保健、调理。

田　原：香港中医在养生保健这方面起了很大的作用？

Kitty：好好啊。

田　原：您的朋友也都找中医看吗？

Kitty：他们都有啊，我们如果谁有病，吃饭的时间，就去下面的中医门诊，他给你煲药啊，100多块钱一副，可以喝两天。现在你知道多好啊，我们的医疗保险要保中医。

田　原：香港的中医药也被纳入医疗保险的范畴了？比如说想喝点中药，到药房或门诊开100来块钱的中药，就可以写到医保里面去，全部都可以报销？

Kitty：报8成，现在看中医师也可以写病假单了。

田　原：真好！这对于像您这样喜欢中医的人来说是个福分。

Kitty：现在每个人都喜欢，我觉得身边几乎每一个人都去看中医，我知道。

田　原：这两天，我在香港的街头观察了一下，发现虽然挂的是中医药的牌子，进去一看都是海鲜、保健品，还有一些美国、日本进口的中成药和西药。平时就在这些铺子里买中药吃吗？

Kitty：现在不会，我不去这些地方买，我们都去大一点的连锁店去买，但是有些人，年纪比较大的，在楼下买比较方便啊，就买了。

田　原：到药房通常买什么药？

Kitty：如果是我，不买药，去看医生。因为香港是这样的，先开一个药房，然后一个中医在里面。有些中医就是店主，这是最多的，有的是中医和店里合作。

田　原：这些在药房里坐诊的中医有多少高手？

Kitty：高手很多。现在我姐姐在一家很大的医院里面工作，医院从中山大学请了中医博士来工作，有 5 个。我们看中医可以去医院啊，什么科的都有啊，眼科中医都有，看 cancer，癌症的中医也有，很好哦。

田　原：好到什么程度？

Kitty：我看我的朋友的爸爸、妈妈都去。

田　原：香港癌症病人多吗？

Kitty：有啊，都排队去看中医。

田　原：看西医的多吗？

Kitty：西医呢，你知道，如果你生了这个病，中医可以舒缓啊，他给你一些药吃，就没有那么痛啊，没有睡不着啊。我大姐现在去世了，有肺癌嘛，她 60 多岁，因为西医只是吃几片药，副作用很多啊，所以她要看中医，她吃不下东西，可能看中医给她一些开胃的药，还可以吃多一点。我就带她去看中医。

田　原：大陆很多癌症病人会接受医生的建议，手术治疗，香港病人怎么看待肿瘤手术？

Kitty：目前呢，不可以动手术，不给你动。因为晚期了，已经扩散了。他们分四期，第一期可以看，因为就那一点；第二期还可以，扩大了一点；第三期呢，扩散了，就不做手术了。

田　原：所以大家还是觉得中医挺好的？

Kitty：很好哦。西方人啊也开始对中医有兴趣，因为我在美国的书店呢，那些美国人对中医的书，现在越来越有兴趣。

3. 在香港"没有时间"

田　原：说到看书的话题，您刚才说到很多香港人喜欢中医，会去自己学习一些中医方面的知识，用来养生、保养，他们通常会选择哪种类型的书？会读像《黄帝内经》、《伤寒论》这样的中医经典吗？或者一些通俗易懂的养生保健书？

Kitty：香港就比较快，它什么都要快，我觉得如果我去买那个中医书，好像我是要减肥，中医怎么可以帮我减肥呢？我每天可以吃些什么东西呢？不要那么很难找的东西，可以超市里买来，马上可以煮给自己吃……

田　原：做什么都是快节奏。

Kitty：在香港没有"时间"。

田　原：也没时间看书，看中医书的人也少？

Kitty：少。但是呢，他要马上知道一个结果，比方说，人家给我一些燕窝、花旗参、何首乌，那我就想知道这些药材有什么作用呢？可以防什么？怎么来吃？每天吃还是怎么样？比如何首乌，他可能说你的白发很多，可以吃何首乌，但是怎么煮，怎么吃，还得研究……就看书。

田　原：内地电视台现在几乎都有讲养生的栏目，香港电视台会播出这样的节目吗？

Kitty：星期天有，早上，很少。因为香港广告很贵，年轻人不会坐在电视前看。

田　原：这几天我逛了不少的药房，空间虽然很小，但是药的品种很丰富，好多国家的药物都有，功能都写得挺清楚的，有美国的治疗失眠的药啊，日本的治疗心脏病的药……

Kitty：没有医生写的处方，我们不会随便买。

田　原：香港的这些药店，都是带着处方去买药？

Kitty：因为它不是医生写给我的药单，发生了意外，我的保险没有得赔。

田　原：只要医生开的方子就可以报销，可以承担责任？

Kitty：我觉得香港的药房，有一半是保健类的，不是真医什么病的。

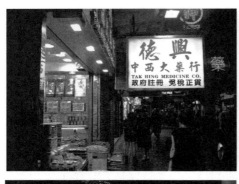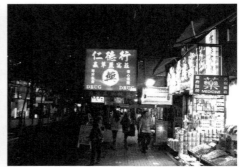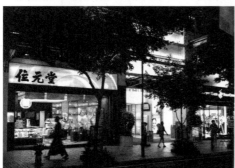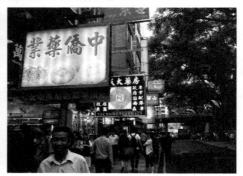

香港映像——香港中药行街景

田　原：医病的药，都要有医生的处方？

Kitty：是了，他写药单给你嘛。

田　原：我在很多中医诊所也没看见装中草药的药斗子。

Kitty：那个要去专门的中药房抓，去北京同仁堂那些地方，华润堂也有。都去买一些老字号的药。因为它们不卖假的东西，因为中医呢，很多假的。

田　原：有假中医你们也知道？

Kitty：知道，看报纸什么的，大家都知道。

田　原：香港政府非常关注中医药的问题？

Kitty：我不知道其他人，我是很关注。如果是我现在要看中医，首先看我的肝有没有问题，因为中医说，肝坏了，有黑眼圈啊，都跟肝有关系，还有贫血，还有对气呀、血呀流通的东西，我也喜欢。（笑）我要关注它。好像晚上要去洗手间，好多香港人，晚上要去两三次，为什么呢？可能有病，但我们不知道啊。怎么可以减少呢？可以早查，中医可以帮忙他的。

田　原：您说香港人晚上都起夜两三次？

Kitty：因为我的朋友他们这么说。40几、50几岁啊，我也照顾了很多老人家，因为我要去老人院做慈善的义工啊，我以前照顾爸爸、妈妈常常去老人院，我看他们都是起夜比较多。

田　原：夜尿勤，还有哪些比较普遍的问题？

Kitty：退头发，头发没有了，好多人有这个问题啊，男男女女都掉头发。

田　原：咳嗽的人多吗？

Kitty：多，哇，一咳啊，我们同事两三个月都不停啊。

田　原：女孩子痛经的呢，月经不好的人多吗？

Kitty：好多啊，因为她们吃冷的东西。

田　原：不孕不育的呢？

Kitty：都多。

田　原：男人有什么问题？

Kitty：男人可能他们喝酒喝得太多了，喝太多的酒，都是一个问题啊。香港人现在很喜欢喝红酒、啤酒，每个人家里都有一个酒柜。

田　原：喝酒、吃海鲜……

Kitty：所以皮肤有问题，会出红的小疙瘩。最主要是情绪有问题，工作感觉压力大。睡不着。

田　原：我觉得香港的空调也是一个问题，这个环境太冷。这几天不管到什么地方，我发现温度都调得非常低，比大陆要低很多，我很不能适应，我马上就要头疼了（笑）。您的手也挺凉的。长时间吹这么凉的空调不会头疼吗？如果我每天都这么吹肯定要感冒了。

Kitty：我没有啊。我们每天都是这样，我已经习惯了。我们也喜欢吃冰、雪糕，凉的东西，但是我不，只吃一点点，因为我要照顾好我自己。

田　原：您真的把自己照顾得很好，很漂亮。（笑）

Kitty：今天不靓啊，妆化得不好啊（笑）。我睡眠一天只有4个小时，不漂亮，但是我没有时间，我忙啊。因为我要帮公司装修，所以我三个月没有放假。我准备去加拿大休息一两个星期，去我姐姐家里。

田　原：到加拿大睡觉去。（笑）

Kitty：还真的是，最主要是爱护你自己。如果你不爱护自己，谁都不帮你，你太过放纵你自己呢，你自己要承担。我以前有一个保姆在家里，现在没有请她，她每一天晚上都用红酒加龙眼，泡一水瓶，早上倒出来给我喝，每一天都有啊，多好，现在都没有了。我现在怎么样，几年都是，每天早上都是剥个柠檬，半个，加水，每天早上都是这个。

田　原：有些人总结出来一个方法，每天早上起床后、午饭前，晚上睡觉前，都喝一杯600ml的温水，他们说头一周喝的时候不太适应，喝了一段时间，身体感觉舒服了，痔疮也好了……但是每个人的体质不一样，还是要认清自己的体质，选择适合自己的方法来养生，这很重要。

Kitty：我知道，因为我不可以吃凉的东西的，会头晕啊，比如说凉茶啊、绿豆沙啊，全都不可以吃。

田　原：等下次我来的时候，采访给您看病的医生，跟他们聊聊。

Kitty：好啊。我带你去香港每一个地方看看中医的情况。还有我一两个同学，在中文大学，有 4 年，学一些中医啊，我叫我的同学出来跟你谈。

田　原：好啊，多谢您！

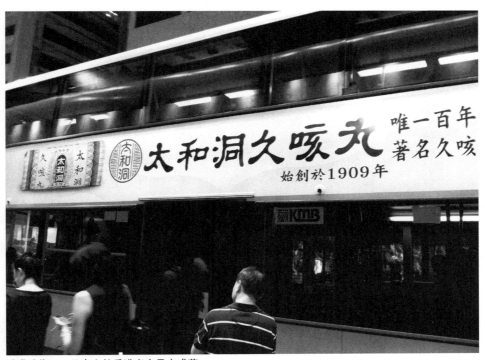

香港映像——公车上的香港老字号中成药

生命文化与中医实践

两重生命的互动—生命文化与医疗实践研讨会现场

主　办　北京市社会科学联合会　北京东方生命文化研究所
协　办　中科鼎创国际医学研究院

时　间　2012 年 1 月 7 日
地　点　北京魏公村中央社会主义学院，生命人寿大厦
召集人　陆丽娜（北京东方生命文化研究所所长，中国协和医科大学博士生导师，教授）
主持人　赵中月（中国医药科技出版社，中医文化策划人，作家）

陆丽娜：朋友们上午好。我先说两句。我们昨天在中央社会主义学院开了一个上百人的学术交流会，主题就是两重生命的互动——生命文化与医疗实践。这是北京市社科联、北京市科协主办的一个会议。今天呢，主题就是生命文化与中医实践，开这样一个学术研讨会，与会的各位专家也都比较关注这个问题。

下面，我们请主持人赵中月老师讲话。

赵中月：我们今天有新面孔，有老面孔，好不容易聚到一起了，先请各位用最简短的语言，一两分钟的时间，自报一下门户。就从陆教授这儿开始吧。

陆丽娜：我是东方生命文化研究所的所长，原任中国协和医科大学社科系主任。

赵锡银：我原是北京中西医结合医院的院长，学中医的，现在是北京中西医结合学会的常务副会长，有幸参加这个会。

苏京平：我是北京人民广播电台的记者，一直关注生命文化的研究，我们也期待着把各位的真知灼见在我们的节目中传播发扬，谢谢各位。

袁云娥：我在解放军总医院技术医学研究所工作。主要搞中医的可视化、影像化研究。现在作为中国中医药管理局推广的一个项目，对于中医的五脏六腑、相生相克、相互之间关系这方面提供一些物质性的，可重复性的研究工具和手段。

田　原：我在中国医药科技出版社工作，中医药文化编辑中心主任。近些年来一直走在寻访原创中医的路上。寻访了上百位优秀的民间中医和国医大师，欢迎大家关注"田原寻访中医"系列读物。

邢　岩：我在《求是》杂志社任工会主席，搞理论研究，对今天这样一个研讨会很有兴趣。

夏宏道：我在中国人民解放军总参谋部，主管医疗器械和药品装备，也负责上面领导们的健康，中南海里边有我们一个保健局，下面有 32 所院校，56 个旅团，还有在京的 60 多个门诊部。早年在北京中医药大学读研究生，现在从事人体生物工程，以及中医药方面的研究。

周志勇：我在北京市社科联学会工作，负责联系北京市民办社科研究机构和社科类基金会。

贾　谦：我是科技部情报所的研究员，最近几年一直从事中医药发展战略研究。

袁正光：我是生命文化研究所的研究员。

李传俊：我是卫生部党校的教授，主要研究人文医学、领导干部心理健康、现代医院管理风险等内容。

黄宗汉：我是特邀——被研究人员，因为我是一个淋巴瘤的晚期病人，得到中西医结合的有效治疗，使我能够幸存到今天，已经年过 80 了。我是病后第一次参加社会活动，听陆教授说今天有专门研究中医的，我们大伙儿得听听。因为非活性淋巴瘤是属于癌症比较难治的一个，像我这个原来已经给我判了死刑了。我押的3个月、6个月，现在已经到第4年，其间我擅自停用了中药，中药不好吃，苦呀。后来半年以后我就复发了，我认为是停用中药的错误，但是协和中西医都说不清楚是怎么复发的。你怎么得的时候说不清楚，你怎么复发的也说不清楚，你现在怎么治好了还是不大清楚……看起来癌症治疗非常深奥啊！我很关注这方面的科研进展，对生命文化我也特别关注，我觉得人的自然生命是有限的，但是人的文化生命，一定意义上讲是无限的。

我现在自然生命得到延续，我还希望我的文化生命也还能得到一些延续。但自己写东西有困难，现在翻来覆去做化疗什么这些玩艺儿，弄得我手脚麻木，视力减退呀，逻辑思维能力受到了影响。那么自己写东西有困难，所以就请中国社科院和北大一位社会学家帮我做口述，这个好了，我说，说完了以后人家整理完了给我看，然后提点意见。

张显阳：黄老本人是历史学博士出身。

黄宗汉：博士也有不同种别的，我大概属于中等的博士。所以我希望老袁写的这几本书，我还没有看呢，昨天晚上翻了翻，觉得咱们生命文化研究的理论框架好像已经初步有了，这事儿实在是太值得研究了。关于自然生命研究，生命科学研究这方面全世界都下了很大工夫，生命文化研究，中国人应该在这方面有一些举措，而且还有很多有利的历史文化条件。

我这人怎么就侥幸的又活下来呢，大夫给我说不清楚，我自己更不清楚。那么大家研究研究我吧。我就是被研究的对象。

赵中月：我补充一下，黄宗汉先生是著名戏剧家黄宗洛、著名作家黄宗英的弟弟，也就是电影艺术家赵丹先生的内弟，曾任北京市政府文化顾问，包括北京大观园、湖广会馆等人文景观，都算是黄老的作品。

张显阳：原来是中国社会科学院马克思思想研究所研究员，现在北京东方生命文化研究所。

董草原：我是广东化州的一个民间中医，医治国内外的各类癌症患者3万多了，有 200 多亩中草药种植基地。

许绍程：我叫许绍程，单位是中国运载火箭技术研究院。从 1958 年开始搞了我们国家的第一发导弹，一直到"长二捆"（长征二号捆绑式运载火箭）上天，把"东方红卫星"和其他卫星送上天以后，到 1993 年才退休。今年 7 月份，经朝阳医院确诊我得了胃癌。当时很震惊，也很害怕，人嘛，到死的时候总想活。所以心灰意冷，感到一切都完了。后来子女们到处求医访药，找到了董草原先生。9 月份开始服药，两个疗程近 20 天，我的病缓解了。所谓缓解就是过去的隐痛不痛了，不呕吐了。之后，又继续吃调理的药，现在什么症状都没有了。

病后减少了 6 公斤体重，两个月的时间，消瘦得相当快，消瘦了 6 公斤，12 斤肉呀，一大堆了是不是？吃完 20 天的药，不但脸色变了，有光泽了，也有点红润了，饭量增加了，也不疼了，病象都没了，而且我一称体重长了 5 公斤肉，一个月的时间，和喂肥猪的速度差不多了。所以我就感到中医非常神奇。

在这之前，我读了赵中月先生和田原女士所写的纪实文学《发现大药》。用了一个礼拜的时间全部读完。一页一页，一行一行地读，越看越感兴趣。读完这个书，我的病还没有吃药呢，从精神上说已经好了一半了。因为我自己感到有救了，增强了我活下去的信心。在这为什么要提到这么一点，提到赵中月先生和田原女士，他们功不可没，他们为了写这本书，付出的辛劳确实得到了收获。看我现在这个样子，恐怕谁也不相信我是一个癌症患者。

所以呢，我参加今天这个会心里非常感动，非常激动。我希望大家都要支持中医药的事业，弘扬国粹，造福人类。

赵中月：许老作为运载火箭方面的专家，曾和钱学森先生是搭档，也是功勋卓著了。

汪大洲：我有两个平台，一个是北京景藏健康科学研究院，另外一个是北京东方生命文化研究所。在这两个平台上我认识了很多朋友，研究中医的，研究西医的，研究生命文化、健康文化，今天跟新老朋友聚会在一起，非常高兴，谢谢大家。

赵建成：我是万国中医医院疑难杂病科的主任。跟董老师认识，原来贾谦老师给我介绍国医大师朱良春，我们曾发起一个中医肿瘤研讨小组，在全国范围内召集一些确实对中医有研究、疗效非常好的这么一批人。因为我们知道，肿瘤是一个世界性的难题，中医治疗肿瘤又有显著疗效。我从医 40 年了，看的疑难杂病也很多，以前在广安门医院，老师是段凤舞、余桂清，段老师是老北京外科三大名医之后，也是当年周恩来总理亲自点名，在北京组建中国第一个中医肿瘤专科的第一代中医专家。我帮着段老整理了《段凤舞肿瘤积验方》，这本书是 1991 年出的，现在已经绝版了。

孙惠军：我原是国土资源部的研究员，是一名文化学者，现在是"天地生人学术论坛"召集人。我们论坛在北京市有三个点儿，北苑，大觉寺，还有燕儿胡同——在鼓楼那儿。我们三个点每周有 9 次学术讲座，大家集中研究问题，怎样弘扬国学，发扬中医文化、辨证施治的哲学思维等。赵建成老师前不久和美国回来的一位西医大夫进行了一场很有意思地对话。他是西医出身，搞中医几十年，而那位马大夫是中医出身，到美国搞了 20 年西医，两个人就谈到了中西医的哲学思维，中西医实证方法，中西医的辨证、诊断学的区别，中西医的疗效和各自长项。我想从思想方法论上来研究中医，这是我最近特别感兴趣中医的原因。所以到这儿来跟各位中医学者们学习，不是学中医的，但是想研究中医，作为文化学者和哲学社会科学工作者，发扬中医的辨证思维，弘扬传统文化，这是我们的主要方向。

我第二个平台，是 600 位老将军和老军人，在研究传统文化，研究养生，研究中医哲学，所以我也代表这个平台里的老将军和老军人，向在座从事中医研究的专家学者表示敬意。

高学践：大家好。我在清华大学中国管理中心，自己做一个项目，主要是研究经络。

熊　忠：我来自重庆，是中医崇拜者。我思考的领域就是宇宙天体和生命文化，今天是来聆听各位专家对我的启发。

陈春玲：我是东方生命文化研究所的理事长。把中医的临床融入到我们生命文化研究，是一个重要的亮点，也可能是一个突破点。我第二个身份是一家中西医结合医院的医疗院长。我自己是西医妇科肿瘤的博士，香港大学妇科肿瘤的PHD，就是科研性的博士。从我们中医的角度治疗肿瘤，我真的非常高兴。我希望，在我们医院将来能够建立中医肿瘤治疗的一个特色专科，把我们中医的精华能够用在肿瘤的治疗中。

高福庆：我是东方生命文化研究所的研究员，职业出版人，供职于中国华侨出版社，贾谦先生 2006 年《中医战略》这本书是我们当时策划推出的，产生了很大影响，谢谢各位。

关　晓：大家好，我先生因为今天身体情况没能来，他原来是中国驻外大使馆的文化参赞，在哈萨克斯坦、捷克和波兰都当过参赞。我们对中医非常感兴趣。比如我先生得肺结核，严重的焦虑抑郁症，当时住在 309 医院，认为是心脏有严重问题。后来我们坚持出院，大夫说你要出院，随时有猝死的可能。后来他就说，我宁可死掉，我也不要疯掉。慢慢吃一些中药，适当的调理，再加上休息，自身免疫力好了些。

我得肝炎也是这种情况，一年半西药治疗，所有的指标都不降，后来索性也停掉了，那时候是在我妈妈所在的干校，跟着他们去劳动呀，自身免疫力强了，反而指标都好了。这么多年我们两个人的病再没有复发过。相反，西医治疗，我妈妈是常年头痛，去痛片吃了几十年，最后吃成尿毒症。大夫明确说就是因为吃去痛片吃的。

我父亲后来也是因为造血机能有问题，经过西医大量药物治疗，发高烧，不起作用。后来是赵主任给开了中药，住了几个月院，所有的指标都正常了，出院了。第二年没有坚持吃药，因为这是一个慢性病，没有坚持，复发了，在医院就只能天天输血，输血小板，一直到最后，西医也没搞明白，到底是什么原因。我爸爸临死都在问我，我到底得的是什么病？这是我们家的事例。

所以，我们不排斥西医，但西医治疗造成的负面影响我们体会太多了。现在也跟周围的朋友，甚至跟外国朋友在不断地推广中医文化。你像波兰一位副市长，每年都到上海来参加长寿生命研讨会，每年都来。

现在国际上对中医也很重视，国外很多朋友都说，对中医，我们不是不相信，也不是怕花钱，苦于找不到真正的好大夫。因为广告宣传也很多，各种各样的。我先生行动不方便，有时候是腰椎间盘，有时候是股骨头，我是始终打问号，究竟什么问题？但是在所有的大夫那儿，都说除了我，别人都治不了这个病，都是这么讲。所以我们也只能自己学习一些中医知识，看书吧，靠一些简单的办法来应对。

王　格：我是中医门外汉。去哈佛做博士后的时候，跟北大医院的教授们结识。他们都是搞糖尿病的，想把哈佛大学的一套中心系统引进国内来，涉及到很多知识产权问题，后来我帮他们做。从开始到现在已经十几年了。在引进技术过程中，在建立医院过程中，我发现他们主要是西方的那套东西，糖尿病是生活方式病，他们引进来一套非常庞大的系统。这个系统 20 多个子系统，1 千多项技术，以北大三个医院为主的专家，200 多个专家，分 20 多个小组，肾病的，眼病的，糖尿病有关的都涉及进来了。然后他们实施私人医生这种模式，对糖尿病进行终身化管理。但是后来我发现，一个是服务这块，一个是文化这块，是欠缺的。我就想把文化服务这块给做好。希望在医院里面不但把病人治好，还要把他的心理调整好，把他的社会适应性调整到位。

吕　铭：我是国家统筹城乡课题组副组长，主要从事低碳，环保建筑的研究。个人业余爱好和中医非常接近，也是研究双重生命，人的灵魂与肉体的关系。特别是早期癌症，还有一些说不清的病因与临床作用。还请各位专家指教。

赵中月：下面呢，我们大致分成两个板块，一个是有的专家学者们已经有了准备，要做一些主题性的重点发言。另外的时间，大家可以即兴发言和讨论，要把自己的话题组织好，把主要的见解和观点谈出来，因为时间比较紧张，每人限定发言 10 分钟。

首先请中国科学技术讲学团教授，"知识经济论坛"主持人，著名学者袁正光教授做主题发言。请大家欢迎。

袁正光：我经常说我是大文化学者。文化有狭义的，有广义的，科学文化，人文文化。我的根基应该是 STS，科学技术与社会研究，这是我一生的根基，现在上升到大文化，我这个学科正好可以作为西医和中医之间的介绍人。STS 就是要把科学文化和人文文化结合起来。不要说我们国家了，就是世界上这两种文化，就像两个星球一样，离得很远，所以就很难解决人类的许多问题。我立论的基础是三句话：科学是揭示客观世界的秘密，需要的是理性、事实、逻辑，追求的是真；艺术揭示的是情感世界的秘密，需要的是感性，因为他的价值判断标准是美；信仰揭示的是心灵世界的秘密，他追求的是善，他的思维方式是约定，心灵的约定。玄机重重，但是高深莫测。

中医至少在我们国家有 5 千年历史，西医只有 200 多年的历史，是诞生在基督教的基础之上的。1820年以前，大学是不准讲科学的，讲科学是大逆不道。所以达尔文不愿意到大学，所以出去乱跑，就跑出一个《进化论》。当时的大学讲什么？是讲神学。另外只有一样可以讲，就是解剖学。因为他要挽救人的生命。

所以西医呀，一开始我们说的西医他是有文化的。西医是以物质生命为基础的，因为科学是探讨客观世界的秘密。在探讨物质世界这个问题上，从器官，到细胞，到基因，应该说为人类做了巨大的贡献，我们一定要理性地看待这个问题。中医是以物质生命和精神生命的整体结合为对象，中医里面既有科学的理性，也有艺术的感性，还有信仰的悟性。这点是西医里面没有的。

我们明年研究所的重点之一就是研究中医中的生命文化。也就是说这个文化当中的符号，价值观和规范，我认为几千年的中医在这方面是一个丰富的宝藏。因为我们多年来，非要把中医跟西医两个去比，西医的长处是认识生命的物质基础，确实有他的长处。但是中国的西医，我一再说不是所有的西医，是中国的西医他却在认识情感世界和认识信仰世界失去了这个天地，所以中国的西医就显得更束手无策。

你看外国的医院有牧师，有心灵安慰，医院里有教堂。我经常说我们的医院前面是吃药、打针，后面是烧香拜佛，现在没有一个医院这么做。美国没有一个医院不这么做，而且美国的大学都有教堂，最好的建筑就是教堂。

所以，我就想把我们中医文化，里面既有科学的理性，又有艺术的感性，还有信仰的悟性——把它挖掘出来。美国那么多年挖掘，他没什么挖掘的，只有200多年的历史。我跟焦树德很好，焦树德是名中医，我们两个在全国图书评比会上，白天开会，晚上回来住在一个屋子，聊西医，聊中医。他很赞成我的思想，我也很赞成他的思想。

印度有印医，我们的西藏有藏医，现代西医还没有出来之前，很多民族都有自己的医学。但是在所有这些古老的医学里面，中医可以说是独树一帜，只有中医如此良好地保存下来。

今天我在这儿表态，明年以后，我们会认真做中医的生命文化研究。这么丰富的宝藏，如果我们不把它挖掘出来……今天许老在这儿，黄老在这儿，当年很多人，我在跟他们接触的时候，80岁的坐第一排，70岁的坐第二排，60岁的坐第三排，那个时候我还没有地方坐，说你小袁就在旁边站着，现在小袁也变成70岁的人了。所以现在就要挽救历史，再不挽救文化，这些人都作古了，怎么办？中医就有这个问题。所以我们要参与进来，把中医当中的文化提炼出来，推动中医的发展。

赵中月：袁教授自称是大文化学者，我觉得这个说法对于我们研究中医很有启示性，大文化不是一个空泛的概念，其主旨是在强调要用一种大文化观，用多元的视角来看待中医及生命文化，这样会有更多地发现。下面，请贾谦老师发言。

贾谦老师这些年做中医药发展战略研究，一些研究成果被高层决策采纳，做了很多开拓性的工作。这么说吧，我用一个词来评价您，不知道准确不准确，是中医文化的一个守望者，一位坚强的守望者。请大家欢迎。

贾　谦：这两年我一直提倡一个说法：中医是科学，更是文化。我曾经在我们的报告里面说亡国不可怕，可怕的是文化没有了。根据我们的调查，清末民初，我们国家是 80 万中医，那时候不到 4 亿人口。1950 年的时候，是 50 万中医，5亿人口。现在差不多 14 亿人口，多少中医呢，按官方的数字，27 万多一点，加上 2 万中药药剂师也不到 30 万人。我们对医院调查的情况，会开汤药处方的，能望、闻、问、切，判断疾病和治疗疾病的，大约不到十分之一，充其量是十分之一。剩下的不是开中成药，就是开西药，开化验单，开检查报告。

黄宗汉：那就是说，真正的中医现在只有 2 万多人。

贾　谦：对，也就是 2 万多人，民间原来估计有 15 万，后来估计大约还有30 万～ 50 万人。在这 30 万～ 50 万民间中医里面，有相当一部分人水平是相当不错的，但文化可能偏低，这就是我们中医的现状。所以有人就说，中医为什么沦落到今天这个地步，是由于中医不能够在理论上创新，200 多年中医理论没创新，所以中医衰落了。

根据我们课题组的调查，实际上不是中医理论没有突破，而是说由于西医有发言权，中医逐渐没有发言权了。现在我们崇尚的是什么？五四的时候崇尚赛先生和德先生，赛先生就是科学，把中国原有的思维搞乱了。我们开始也分析，什么叫科学，什么叫文化？我们说中医是科学，更是文化。我们曾经争过，中医研究院就应该叫中医科学院，我们曾经为这个争过，后来国家就把中医研究院改成中医科学院，我们非常高兴，高兴在什么地方呢？以后不要争论中医是不是科学了。是高兴在这儿！

举一个实在的例子。我老伴在中国最高级的中医院住院，住院 20 天，没有一个大夫号过脉，没有一个大夫说，你把舌头伸出来我看看。上来就检查。

我问大夫，你们为什么不号脉？回答说检测指标都出来了，还号脉干什么？

当时我老伴不行了，要抢救，一边掐人中，一边灸几个地方，护士马上就来了，你这个污染环境，你赶快停下来，说有人告状了！这就是我们现在的中医院。

所以我就说最主要的问题是什么，政策上没有放开，还是西医的科学性，所谓的检查，验证中医是不是科学。中医本来就是科学，科学广泛地说就是某种规律的集合，那中医就是科学。反过来说，中医更是文化，而不是西方所说的科学。真正的科学是研究物质层面的东西，而中医是研究人，研究生命这个层面，完全不一样。科学有一个特点，今天可以否定昨天的发现，明天可以否决今天的发现。我们过去认为农药化肥是科学的产物，抗生素也是科学的产物，今天看来，我们有必要理性的思考，如何去权衡它的利弊关系。

科学给人类造福了，火车、小轿车很好，但是存在的问题呢？科学已经把大气污染，把我们的食品也污染了一部分。我们吃的东西，不都是天然的东西，而是有人工合成的、地球上本来没有的东西。这个对人有好处吗？都需要去思考。科学的这把双刃剑，既对人产生有利的一面，又有能毁灭人类的一面。所以不要把科学认为是万能的，科学仅仅是一个我们利用的工具而已，而且这个利用必须在中医的整体论的指导下进行。

有人说中医需要保护起来，谈到保护，长城需要保护，长城过去有用，现在没有用了，要保护起来，让子孙后代都知道有一个伟大的墙；我们中医过去有用，现在有用，将来全世界人的健康问题还要靠中医，所以中医不能保护，不能放在历史博物馆。

也不能创新，一提创新就是现代化、科学化、标准化、数字化等等一系列的"化"，把中医全给管死了，中医就彻底化没了。

我最近总是做自我检讨。检讨什么？检讨中药现代化问题。中药现代化是1996年科技部和其他部委搞的课题，我是其中一个主要成员。完了以后，东西是我整理的，我是按照各个组的报告，然后统筹编辑成书。这本书叫《中医药现代化发展战略》。这本书出来以后在社会上引起反响比较大。但是很快我发现一个问题，错了！我开始反思，就到处调查，找老中医访问，也到药厂去了解情况，最后我发现完全错了。中医现代化是科技部提出来的，当时我是主要负责人之一，所以我应该检讨，走到什么地方，检讨到什么地方。我们不能把自己错误的观点永远不断地延续下去，贻害中医药事业。

我们课题组现在做什么呢？就是食品安全问题。就在我前几年的调查过程当中，发现一个要害点：动物不健康，人类就不健康。我到养猪场、养鸡场、养鸭场这些地方都考察过了，考察之后，我们就不敢吃这个东西了。不仅这样，重点是种的粮食，种的水果很多都是污染的，农药、化肥非常厉害，这种污染还没有办法解决。所以，我们课题组张超中同志带头，继续做食品安全问题。首先解决中兽医问题，我们现在中兽医全国也就是不到 200 人。而我们解放前，无论是大牲口，无论是家猪、家禽，它的问题全是靠中兽医来解决，现在没有了，全是抗生素、激素。这样我们吃进去的很多肉类、蛋类还是健康的吗？大家自己想一想。现在癌症逐渐增高，我们解放前没有这么多高比例的癌症，原因就是我们的抗生素，激素用得太多。所以癌症和其他一些疾病的发病率越来越高。

什么叫中医？第一个是中国的医学的意思；第二个就是中庸医学的意思。

不偏为中，不变为中。中医就是要保持脏器等各个方面的平衡，只要保持平衡，就不会有什么问题。而西医不是你这儿有什么病，就是那儿有什么病，就像我老伴儿，住院以后一查，血糖高一点，糖尿病、肾炎，然后用抗生素，用完了不会撒尿了，尿毒症，然后按照尿毒症透析，一透析我知道坏事了。可是我没办法，孩子们都说科学的，我不能说就是要出院。

一个例子，SARS 的时候，我带人到广州去调查，中医能不能治疗 SARS？回来给中央写报告：只有中医才能真正解救 SARS。全世界 SARS 的平均死亡率是 12%。而广州那边因为中医进入早，所以死亡率只有 3.4%。广州中医药大学第一附属医院治了 48 例 SARS 患者，最高一个花了 5 千块钱，而且是三个零的突破，零死亡，零转院，医护人员零感染，我又给加一个零，治好以后，零后遗症。

我带队到艾滋病村去，调查了 20 多次。艾滋病人，40% 人绝对不吃西药；有 40% 的人吃了以后反应不是太大，愿意吃；有 20% 的人吃了以后不错，但是这些人都是抄着手这儿转转，那儿转转，不能成为劳动力。而中医给他治了以后，他可以成好劳动力，甚至在雨地里面抢收麦子两个小时，居然没出问题。我们提倡的艾滋病治好了，标准是什么？不是细胞上升，也不是病毒下降为零，而是患者能吃、能睡、能劳动，上养老，下养小，不要国家照顾，这就好了。人不就为了活着嘛，活着健康，活着高兴嘛，你非得查体内有什么病毒，有什么意义呢？

中医有巨大的优势，将来全世界人的健康问题，不是靠西医，而是要靠中医。将来会大变！中医是主流医学。我站在科技部立场上，我是中、西医的外行，我是学物理的。我既不懂文化，也不懂医药。就是比较来、比较去，我就发现这里面存在的问题。还有一个比较的结果是什么呢？中药是万岁的药，几千年来中药一直在这儿，而西药从 1835 年到中国上市以来，一共是 7 千种西药，到现在还在使用的是 1 千种多一点，6 千种已经淘汰了。在短短 100 多年时间里面，6 千种淘汰了，我们可想而知是什么原因。

所以现在的大小环境问题已经成为最大的问题。科学已经造成了环境问题，已经造成了有可能毁灭人类的这样一种严重的态势。

山西省运城市卫生局，钱副局长原来是学西医的，后来就因为看见了我2003年的年终报告，说我什么都不管了，我就管中医。所以运城中医很快就发展起来了——民间中医没有行医证，组织考试，考试及格的，就给你发证，这个证就是运城的"地方粮票"，在运城这就是合法了。

今年我又发现甘肃省卫生厅厅长刘维中非常了不起，他采取了各种办法，比如说抢救病人的时候，如果没有中医参加，出了问题我要找你院长。如果说抢救过程有中医参加，出了问题我不找你麻烦。选了1千名师傅带徒弟，一个人带三个徒弟，政府给师傅6千块钱补助，给学生3千块钱补助。然后说凡是用抗生素的这些大夫，每个月都要公布用抗生素多少，用什么抗生素。前十名用抗生素最多的人扣奖金。诸如此类的做法，使甘肃的中医搞得非常好了。

我8月25号到甘肃找到刘厅长，他非常高兴，我说山西运城搞得不错，他马上派代表团到运城去考察。这是对中医支持力度最大的一个厅级干部。所以我现在是千方百计把国内一些有名的好中医介绍过去。

最后再说一句话，现在中医发展最大的问题就是后继乏人，后继乏术。只要能培养出大批的中医，中国人的健康问题就能解决。

吴荣杰： 我是从科学转到中医，然后用科学来为中医服务的。1996年参加美国红外技术放到乳腺癌的早期诊断，无伤害，能够比其他的早5年。王国强副部长把这个技术叫ATA技术，已经被列入到国家的19项中医专业装备里去。我觉得对中医来说是很有意义的。中医本来作为一个能量医学，整体医学，必须要有一个观测平台。

袁云娥： 我是军医大学毕业的。毕业以后在解放军总医院工作。从事医学科学研究。全国400多万西医，这种强大的医药体系之下，你要研究中医非常困难。所以我也搞了实验研究，但是要让西医界认识中医，要向中医里面去渗透，要优势互补，而不是集合，怎么办？需要一个技术和方法。后来我就做红外影像技术的研究。红外影像是上天赐给我们中医药学的一个技术，是我们中医药发展，要前进，要走向世界的一个天然绝配的技术。所以，这十几年来我一直在研究红外影像技术在中医领域的应用。我发现中医学不仅仅是理论医学，它具有科学性、哲学性、文化性。红外影像技术就是让中医具有重复性，具有科学性。中医非常的缜密，非常系统，非常完整，是我们西医所不能及的。王部长给我讲，他说这是从某个方面揭示了中医的奥妙。我给北京中医大学高校长介绍，高校长做了两个实验室。后来我到西北中医药大学去讲课，后来西北中医药大学，还有中医院全部都开展……要把中医科学性、物质性、重复性解决了，我们中医就能走向世界。

也只有中医学，这才是我们中华民族的原创技术。

田　原：我说几点在寻访中医过程当中的体会。

我到董草原医生的家里去，观察他对生活的领悟。他家里的前院、后院、楼房间隙种满了各种草药，什么药，什么功效，他都信手拈来，这个煲鸡汤，那个煮牛骨头，那个煮什么东西，后来我发现，不管他走到哪里，眼睛总是在观察当地的草药，山水风物、人文地理。他和很多民间中医一样，他们的根没有离开土地，始终没有脱离生活的原生态，而这个原生态现在无比珍贵，对中医药是这样，对未来生活更是这样。现在有一句话，"城市让生活更美好"，我个人的观点是，城市也许让生活有些糟糕。

10 天前去福建长汀采访，美食佳肴特别多，因为生态环境好，他们深爱着自己的这块土地，老祖宗传给他们的生活方式，饮食习惯，包括当地一些原生态东西都没有被破坏。事实上，对于每一个中国人来说，不管年长与年少的，每一个人都是中医。具体来说，中医深存在我们每个中国人的骨血和生活方式里。现在很多人浮躁，有些人临死还觉得自己没活明白，究竟哪儿没有活明白？是没有获得名，是没有获得利，还是没有发挥自己的聪明才智？其实都不是。他把作为一个中国人的根丢了，所以就活不明白。

长汀那位草药王，我把他定义为新赤脚医生。他没有医师资格，却在当地被称为"人兽医"，给人看病，给兽看病。有一户人家的牛，喝了装过甲胺磷水桶里的水，就中毒了，摇晃起来，动不了。找他看病，他就没看明白。但这个牛又挣扎起来，自己去找解药。找到什么呢？因为农村人的小便都是作为肥料留着，这个牛自己去喝这个尿，喝完之后 20 分钟，这个牛就正常了。这个人非常聪明，他就琢磨，人尿能把甲胺磷的毒给解了？后来再有谁家的鸭子，吃了田里的农药中毒，他二话都没说，捏起了一把尿素塞进鸭子的嘴里，20 分钟那个鸭子好了，自己去吃食去了。他有很多方法，用了武侠小说里"解药"的功夫。他女儿小时候脑袋生虱子，他就想，虱子、蚊子、苍蝇这些东西，喜欢肮脏的，不喜欢芳香的。好，他就找芳香的茴香、八角之类，捻成碎末撒进去，用布包严，10 分钟再解开，虱子掉下来了。他的思路就是这样，这是中医吗？我觉得这是地地道道的中医，他的思维是我们的生活智慧，其实每个人都有，你就是把它扔掉了，太相信现代科学，只要你肯回归，都能找到中医思维带来的智慧。

张显阳：现在到处是文化，什么酒文化、旅游文化。唯独没看见烟文化，也会有人去做的。文化是什么内涵？文化是一定要把价值概念提炼出来，你的才是文化。那么我们研究中医文化呢，我想从五个层次去看我们的价值。

第一，中医怎么看人？其实最初呢，西医也是比较完整地看人的。现在我们有了生命文化这个观念，那就是说中医是符合把人看成有文化生命和自然生命统一的这么一个有机体。这个是中医对人的看法。

第二个，中医对病的看法。这人怎么病，为什么病了？从这里提炼出中医的文化是一个什么概念。

第三是对药的看法，有很大的特点。比如以毒攻毒，那就是我们一个很特别的东西。你说蜈蚣是毒的，好东西，可以治病。以毒攻毒的概念——我们不去采取完全无害的药，而是说我们从对病的治疗的角度，这个药应该说怎么样使人体回归他的平衡，这是我们对药的看法。

因为时间关系我不去详细地讲了。深层次上，跟我们传统文化就联系起来了，叫作天人合一，内部平衡。就是文化提炼出来以后，还要去看它的层次。第一个是比较直观的，第二个层次讲到整体和平衡，这就有点深度了。所以往前查就到了天人合一。你不愿意离开老家，是因为你觉得你那个地方是天人合一，阴阳平衡，所以他就不愿意走，非常对。你那个地方的人治病，当地百姓是有效果，就比城里人，比北京去的人要好。为什么？那个地方的环境跟你的医疗观念，医疗技术非常协调。还要注意一个问题，我们不要排斥一些疗法。也就是说不要去排斥西医，更不要排斥现代的概念，不要排斥现代化。因为天下之大，可以为人类作出贡献的领域非常多。所以这是一个思想方法的问题。

我们研究这个问题，不必跟西医的观念完全对立。因为西医的观念最初他好多东西是非常人性的。比如说安乐死的问题，那就是在修道院里面开始的，这是关怀人呀。

袁正光：西医最早就产生在神学。

张显阳：所以不要因为我们有这样的文化，就排斥人家的东西，不需要。

袁正光：中医很重要的一个文化就是包容。

张显阳：还有一个大问题，我们中医怎么样培养人？去中药大学上了三年，就成了一个西医了，这个不行。就像语言一样，你的母语不是汉语，母语是英语了，再来学汉语，你成不了一个汉学家。中医也是一样，你的"母语"是西医，不是中医，然后你即便是上中医来了，他的行医过程，他的思维方式，还不是中医。中医还得要手把手，你说我这个脉沉，这个脉浮，写在书上你给我说说看？感觉是不能表达的，感觉只能靠感觉去交流。中医必须要师傅带徒弟，靠经验去体会。

袁正光：感觉是不能定量的，但是非常可贵。

张显阳：至于中医现在发展的势头不好，原因很多。从上到下，科学这个概念已经成了一个霸主，一个强权，大家就一定要往科学上靠，你这个靠不上科学，你这个不行。从我们整个国家体制来讲，当然西医是主要的。观念上有很多问题都没有解决。

袁正光：我们在谈文化的时候，必须要有三个组成部分才能算文化。第一个是符号，第二个是价值观，第三个就是规范。任何一个文化首先要有符号。所以我就想明年就寻找这个我们中医的符号。

赵中月：说中医是文化，如果定义中医的本质，文化就是中医的本质属性。如果脱离了文化，那么中医他就是一门技术，和西医也就是方法论层面上的区别。这个研讨会我觉得现在才出了一点味道，渐入佳境。当然也由于咱们今天与会人员来得比较多，另外专业背景也都不一样，所以今天谈这个有点散，有点杂，不过这个也不要紧，作为一次预热。像张教授所说的这样，大家碰撞碰撞，思维梳理梳理，从中筛选出一些有价值的话题。

现在推出一位资深中西医人士，赵建成先生。当然，资深中西医人士，这个名是我即兴给取的，因为赵院长原来学西医，后来转到中医界，为中医做了很多事情，有一定影响力。他本人也兼有多种身份，是赵朴初先生的后人，欢迎他发表见解。

赵建成：说到中医，我应该有一点发言权。因为我过去是西医转到中医的。

从接触到医学，大概也有40年了吧。说起中医这个话太长了。曾经有一届的教育部长，我问他一个问题，中国人从上幼儿园，到小学、初中、高中，没有接触过中医的任何知识，他怎么知道长大了以后找中医看病？小学有生理卫生课，怎么就没有关于中医的一点知识？他说这个东西是需要改革的。我们在临床上碰到好多人，前天还有一个病人去，你问那么多，什么吃喝，大小便，什么发冷、发热的，我就是尿酸高，你给我降下来就行了。还有好多人拿着片子找你说，西医专家说我什么什么病，诊断不清楚，你能说清楚吗？我说你不要拿西医的长处给中医的短处去比。我说有的老中医根本看不懂片子，化验单都看不懂，但是他能把你病治好，你认不认？刚才说的数据化的东西，我是坚决反对的！为什么这样说？人上一百，各形各色。运动员跑那么快，跳那么高，你达不到吧？如果你定一个标准，就像我们说的血糖、血压呀，我们见到好多病人根本不是我们限定的。

我见了一个99岁的老人，高压270mmHg、低压130mmHg，大家说高不高？肯定高！但是人家都99岁了，什么症状都没有。这就提出一个问题，你西医定的那个标准，实际是不标准的。因为他是通过大量的人群，然后作出一个平均值。对于社会上各种各样的人，我们定一个统一的标准是非常荒唐。就像我们做一件衣服，让世界上所有人穿上都合适，哪有这么一件衣服呀？所以我们现在要纠正好多错误的东西。我们在临床上看了大量的病人，好多也是大医院介绍过去的，所谓西医不治的病。我们的观察思路，站的角度不一样。我们是从整体去看，而西医确确实实把人分割成好多部分，分得越细，最后越麻烦。只见树木，不见森林。这个问题非常大，在我们国家已经到了再不扭转就会出现大问题的时候了。

关于西药的问题，我是坚决反对用的。我儿子今年27了，没有吃过一片西药，没打过针，没输过水。西药是人工合成的，是自然界没有的东西，我们中药是地球上本来就有，自然界赋予我们的，草根树皮，树叶子，这些和我们吃的粮食、水果、蔬菜是一个来源，为什么说药食同源呀？这些东西对我们身体来说是最容易能够接受的，在体内也不容易积蓄中毒的。所谓吃中药中毒的，他是不懂中医的辨证。简单的一个例子，一个虚寒的病人，非常怕冷。那么你吃附子，30g，50g，100g，药煎得时间长，不但不会中毒，而且身体会暖起来，会好起来；如果你是一个阳盛的病人，就非常怕热，吃一点附子就中毒，口舌生疮，流鼻血，大便干燥，睡不着觉，就会出问题。所以这个辨证施治对我们来说是非常要紧。

一个辨证施治和一个整体观念，这是中医的灵魂。

在美国，有好多人是中国的、中医界的精英跑过去了，日本也去了。你看韩国，本来是我们中国发明的针灸穴位，但是现在穴位命名的世界标准，98%是韩国人的，人家注册了。日本的中医，在网上可以看得到，再过 20 年，你们中国人要到我们日本来学中医。那么我们中医内部确实也有好多不争气的大夫，好多是西医化的东西，因为我从西医转到中医的时候，通过了三年的非常痛苦的一个过程。先入为主的问题非常麻烦。

我现在就专门培养一些学生，就是一天中医没有学过，跟我学了一年医，可以说有些行医几十年的中医比不过他，我都比过了。因为他一张白纸，你画他是什么，就是什么。过去毛主席 626 指示，抓农村医疗卫生。现在为什么搞不成？因为我们大量吃了西药，是方便了，但很多吃了这个药，那个病又出来了。就像陆广莘老师说的，那叫狗熊掰棒子，掰了一个棒子夹这里，再掰一个，这个掉了。那么按住葫芦瓢又起。西药的好多药长期吃下去，最后要给你算总帐的。所以好多名人，我不能点名说，我都观察到这些问题。张悟本讲中医以前，电视台首先找到我，我不讲，我说了几个问题：第一我不讲养生，为什么？因为电视上讲活了 100 多岁的老太太，你问她吃了什么？我喝粥，吃咸菜。喝粥、吃咸菜活了 100 多岁。另外有些人吃了一辈子肉，他也长寿，有的吃一辈子素，他也长寿。有一对老夫妻 100 多岁，男的是一点肉不吃，女的是天天吃肉，都是 100 多岁……所以，人和人是不一样的，不要用一个标准去界定。我们将来要普及中医的教育，让每一个人糊涂得明白，就是经过糊涂这个阶段以后，最后我们要明白起来。

我们中国人，我认为西方的好多东西，是一种文化侵略。我这一点不客气的，因为过来的很多都不是好东西，就像我们现在的汽车呀，什么电脑呀，大家都用手机，那么现在放射线厉害了，空气污染了，是不是高科技造成的后果呢？最后脑瘤出现得多了，跟这个有没有关系呢？像刚才田原老师讲的，回归自然。我们愿意回去吗？我们都在大城市里面待着，受空气污染，得各种各样的病，并且受西药的污染。我现在提出来，西药的污染是比我们食物里面吃的东西还严重呢。为什么这样说，我们吃了动物的尸体，动物吃了哪些所谓的药物，起码他体内要代谢一部分，我们吃它的肉，我们吸收的另外一部分。西药呢？就是直接吃到我们体内了。我要呼吁大家，尽量少吃西药。我们连一片 VC 都不会吃，因为好多的 VC 是人工合成的，人工合成的 VC 和自然界的水果、蔬菜里面的 VC 是不一样的。是"同分异构体"，分子式是一样的，但是它的结构式不一样。我们西红柿敢吃一盆，吃枣都没问题，你敢吃一把维生素 C 吗？你吃了试一试。所以我们大家要重新认识世界，重新把我们老祖宗传下来的，非常好的东西继续流传下来。

赵中月： 刚才建成老师说的几句话，说得我为之所动。我们当下存在一个关键的问题，就是国人缺乏对中医，或者对生活的一种自觉。前几天贾谦老师，张超中博士我们聊这个问题，就是中医的思维方式问题，这是一个哲学话题，我认识到，如果把中医的思维方式，嫁接或者转化成中国人一些日常生活的思维方式，这样的话，可以解决很多生活问题。现在我们的思维方式也几乎被全盘西化了。那么在民间中医这块，我确实找到了接通中医和人，或者说中医文化和个体人之间的一个通道。他们在生态当中体现出来的这种文化属性，我把它概括为中医文化生态吧，需要我们像小学生一样去一点一点地重新认知，那么多的养命的知识我们不知道却又似曾相识。因此，我们现在重要的，就是对中医的认识上的问题，也就是在认识论这个环节上在争来争去。其实没有那么复杂，简单说中医都在我们的传统生活方式里边。现在传统生活方式都被丢掉了，而外来的生活方式成为主流，两种生活方式里边的文化关系问题一直没有得到重视，大家都没有自觉，没有警醒。中医文化，能从根本上解决这种悖论式的生活方式。

张显阳：把中医文化变成我们中国人的生活方式。

赵中月：对。所以说我们要在这些方面做一点工作。比如我本人也不是学中医出身，没有认真学过中医。说是一种文化热爱吧。其实在我眼里看这个中医，不是中医学，中医学是我们按照西方学科分类法分出来的、是把它完全学术化的一个东西。中国历史上的文、史、哲、医是不分家的。要让我明确出来说，中医学绝不仅仅是一门医学，他就是中国文化意义上的人类学。因为人类学是近百年才从西方传过来的，是从西方人的视角出发的，体质人类学，文化人类学，包括语言人类学的东西在中医里面都有，都是用整体论的视角来观照人类和人本身。用来关照中医的话，中医里面很多新鲜的东西都会发散出来。

我们都知道现在中医已经形成了这么多的概念，理念，理论性的东西，但是对于概念怎么产生，之前详细的发生的过程，却鲜有人关注，而这不光是中医的根源，也是中国文化的根源性的东西。让我说，真的别把中医搞神秘了，搞复杂了，中医的原理其实很简单，完全贯穿在生活当中，贯穿在人与自然的关系当中，贯穿在你的整个生命进程当中，就看你自觉不自觉？

中医到现在，就需要如何来与时代相衔接，让年轻人接受，特别需要重新地认识。而我们现在认识的眼光、渠道、方法这些方面确实有很多问题，需要有识之士共同来正本清源。

陈春玲：将来医院的发展更多应该是中医的理念，中医为主导，然后以西医配合中医。这才是一个中西医结合医院。中医在医院的发展体系里面，怎么去发挥更大的作用？这一点还需要在一个更大的层面上去探讨。我希望大家也要研究中医文化、中医体系在中国医疗体系中的作用，能够有更大的机会去做一些推进，在各自的层面上去发挥作用。怎么去把中国的医院做成中国特色的医院？这一点我们还有很多的路要走。我们在座的各位都是重要的人物，我们要去做这些事情，不光说我们埋头做，我们还要抬头去做，还要唤醒和推动社会去做。我期望将来自己也像赵老师这样，怎么从西医转变到中医，然后怎么把中西医在原有的基础上……说结合我觉得并不科学，就是怎么去做好交叉吧。

贾　谦：结合这个说法不合适。给国务院写的报告说以后不要提中西医结合了，结合不起来，要提中西医配合治疗。

张显阳：我看一个网站专门讲中西医结合。在学术理论的层面上，根本结合不起来。

赵建成：不是你用点中药，用点西药就算中西医结合了。

董草原：中医是站在自然这个角度，从生命这个层次，用《易经》的辩证法去认识生命与疾病的一种医学，它的主要认识是阴阳生命力，中医是阴阳也是冷热医学，西医是站在物质这个角度，物质与生命是两个不同的层次。物质指标不是生命的指标。

赵中月：赵锡银院长准备了精彩的发言，从政策理念上进行一些呼吁。请发言。

赵锡银：下午中国民营医院在康平大厦有一个高层论坛，我得参加那个会。因为上午就开始了，听了大家的发言，我很受启发。我是中医出身，也算搞中西结合的。现在有一个观点，中医的基础是生活方式问题，再升华就到治未病，治未病的前提是生活方式问题。现在大家看到，人人都在讲养生，人人都成了讲养生的专家。电视台是铺天盖地讲，有名的讲，没名的也讲，讲完了也都有了名，通过什么关系去讲的？我不是很清楚。但是我觉得有些方面起了误导，也伤害了中医文化。

大家了解的张悟本，是有关媒体部门给他开了一个口子，也是某些人认可他这样讲的，最后把他引向了歧途。我去过他家两次，最后查封他的一次，我也去了。我跟他聊过，现在的中医药文化发展也有误区，要引起我们的警惕。真的东西能不能上大雅之堂，假的东西能不能离开大雅之堂，但是谁来辨别真假，这是关键的。比如现在的饮食文化，你敢吃什么东西？要按现在认真分析的检查指标，你什么都不敢吃，但你什么都必须吃。我现在准备了一个课题就是环境问题，中医药发展的环境问题。第一个是政策环境，第二个是他的饮食环境，包括他的饮食文化，还有一个就是药物环境问题。中医药文化的发展受这些环境的约束。如果国家政策不进行特别地干预，正本清源的话，中医药发展肯定受到很大的阻碍。我的观点就是，让好的、真的、实用的，实际的得到国家政策的支持。让假的、歪的、邪的受到国家政策制约。创造一个良好的中医药文化发展环境。谢谢大家。

李传俊：中医不要排斥西医，西医也不要排斥中医。这一点我觉得非常重要。西医的产生背景是从神学院，从神学出来的，所以为什么美国医院里都有教堂，查房的时候，有医师带头，还有牧师，还有社会工作者，他是这么一个背景。真正产生西医是文艺复兴以后，科学革命以后，有很多伟大的发现，有了技术，有了显微镜，于是解剖学，组织胚胎学一系列的科学发展，最后发展到既能定量，又能定性来诊断疾病。这是医学上一大进步，我们不能否认。包括现在我们很多高科技领域，大家公认的加强 CT 等等，中医是没有的。

我们西医，也包括中医，能真正治好病的很少。我看到两个文献，第一个，我们人体的各种症状异常 3000 多种，能明确诊断的疾病就 300 多种，能治愈的几十种，另一个文献报道，我们有名有姓的疾病命名的 7000 多种，能够治愈的也就是近 300 种。医生不是万能的，医学也不是万能的。到现在为止好多疾病的发病机理都不清楚。心血管专业的著名专家，在几次会上讲，高血压发病机理是什么，不清楚。肿瘤专家也说不清肿瘤发病机理是什么。高血压发病机理有肾脏缺血说，交感神经说，有各种各样的理论，真理没找到。肿瘤发病机理这个、那个都是学说，而不是真理。因此治疗上只能是摸着石头过河。

赵建成：他是诊断的方法都不一样，然后找了一个机理的方法。实际上是英雄不问出处，中医根本就不管你从哪里来，治好病才是好医生，讲别的没有用。

李传俊：但是科学是什么，找规律，找定性呀。

赵建成：中医有规律，不是没有规律，按西医的方法去找规律，找不出规律的。

李传俊：另外，我们还要借鉴西医很多好的东西。比如说 1977 年美国内科医生恩格尔发现西医的弱点，是从生物属性看待疾病，于是提出了"生物－心理－社会医学模式"。现在又提出一个循证医学以及价值医学模式，我不详细介绍。都是对人的人文关怀。另外，值得我们借鉴的，是西方的西医当中特别讲公正，讲公平。1960 年，当时肾透析仪刚刚问世，需要透的病人特别多，给谁先做呀？中国是谁先来谁先做，谁有钱谁先做。谁排号前头谁先做。西方什么理念？当时加州只有 50 台，需要做的人好几万，给谁先做呀？人家成立轮流委员会，体现公正。不是按你官大，也不按什么级别……

袁正光：乔布斯呀，死的时候原因之一就是因为排队，乔布斯都排不上。

李传俊：是，他完全是平等的。我们国家的医学文化是有这些缺陷的，瘸腿的，这点我们要借鉴，谁也不要排除谁。

另外，我们平均寿命现在提高到 73 岁、75 岁，千万别忘记了西方抗菌素的贡献。大家知道上世纪 40 年代我们对肺结核没办法，束手无策，痨病眼看着死，青霉素问世了，传到我们国家已经是 40 年代的末期了，拯救好多人的性命。但是过度用抗菌素也造成依赖，有很多副作用，这些不用多说了。所以西医的文化，西医的精神，我们一定要借鉴。他们也应该借鉴我们，谁也不要排斥谁。

赵建成：但是有一条你要明白，抗菌素现在滥用，国家也在限制。因为抗菌素的研制和抗菌素的失效期，产生耐药性有不同比例。如果研究一种抗生素需要 10 年，那么产生耐药性两年就来了。1971 年用青霉素的时候 1 万单位就够了，1972 年就得 2 万单位，你看现在用到几千万单位，所以到最后没有抗菌素用。将来用什么抗菌素都不管用的时候，和原来就没有抗生素是一回事。这个东西不是根本的办法。

李传俊：所以西方高新技术逐渐引进以后，紧接着提出生命伦理学。经过伦理化的检查，不是人人都给做的，要把关。现在咱们三甲医院都有"生命科学委员"吧？都有了。要审查的，不是谁说了算，伦理委员会审查该不该做，浪费不浪费资源？把这个关，这些东西值得我们借鉴。

赵建成：协和医院 1905 年左右建立的，当时为什么建这个协和医院？洛克菲勒，石油大王的儿子眼睛看不见了，在德、奥、英、法四个国家没看好，跑到中国，中国大夫用中药灌了灌就好了，所以他就来这里，要在中国投资建立一个医院，要研究中医药。现在协和医学院根本就不研究中医药。

李传俊：协和医学院是 1917 年建立的，90 多年了。

赵建成：那个时候是筹建，就是说什么问题，当时他们也看重中国的中医，觉得非常神奇。

李传俊：中西医在发展中探索，中医也不是所有问题都解决，西医也不是所有问题都解决，都在摸索中前进，这才有科学的希望。

赵建成：你说得对，我没有说排斥西医。但是西医他那种找毛病的方法是不对的。好多病找不出来毛病。美国的误诊率达到 30% 左右，中国是一半都有了。中医不需要找毛病，治好不就完了。

李传俊：三甲医院误诊率 30% 是正常现象。

赵建成：什么叫正常现象？你西医发展那么高级，到现在了，还有 30% 误诊率？

赵中月：我看两位先不要争论了，这些问题也很难达成一致。下面请徐老讲一讲他的见解，好不好？

许绍程：我对医学确实是一窍不通。饭前黄老说过，他是被研究的对象。那么我呢，是被治疗的对象。

我特别想说这个问题，中医文化几千年的历史，到现在还仍然有一些不认同，用土话说不太感冒，特别是年轻人。七八十岁的人在认知方面还比年轻人要高一些吧。所以这里面就有一个问题，什么呢？就是国家政策上的扶持问题，对中医药人才的培养就大有好处。第二个对中药的种植或者是培植会起很大的作用。因为现在土地很紧张，中医药，靠山上的野药不现实。一个是对人才的培养，一个是对中药的种植，都必须得到国家和政府的支持，没有国家和政府的支持都不可能办到。第三个呢，媒体的宣传力度要加大，广播、电视、互联网，把中医文化的氛围搞好，这样才能够让年青人慢慢认同。

田　原：徐老我跟您说一个感觉。大家能不能大胆设想一下，如果我们回到从前，身边没有西医，没有西医的医院等着你，没有去痛片，没有抗生素，没有这些东西你活不活？怎么活？用什么思维来活？我就在想这个问题。

赵建成：过去几千年中国人怎么活了？还不是靠着中医。

田　原：我最近到四川泸州，看到一个民间中医人研究出来的烫伤膏，纯中药的。疗效到什么程度？也很巧，多年没有烫伤的经历，这一次给孩子做火灸时，沸油滴在手指上，就被狠烫了一下，我顺手把他的药膏抹上，10分钟止痛，然后包纱布，半小时以后全部疼痛消失，第二天手指没起泡，一切正常。所以我就说，没有西医院的这个地方，我不考虑你，我应该怎么活着？我肯定会尽力避免很多东西。然后我会重新思考我生命的方程式是什么。

赵建成：但是有一个前景，中医必须壮大，否则不够用。刚才那个统计数字很说明问题，你找不到什么好中医，怎么办？你只能又跑到西医那里看病去了。

田　原：这里面有一个问题，当你不依靠医生的时候，自我的能力一定会强大起来。因为我们的身体有大能量，而自己完全不知道，是因为把它全部交给医生，忽略了自身的能量。其实我们日常生活里很多东西都是药，大家视而不见罢了。这是一个严重的，对自我、对生命文化信仰的缺失。

吕　铭：我就接田老师的话，如果中医也不用，西医也不用，有病该怎么办？那就追溯到远古。远古还是精神疗法，神灵疗法。因为我研究这个的，可能听起来有人会觉着格格不入，但这个是事实存在的，是在我们人体中存在的。什么是经络？经络就是一个通道。通的是什么？通你的灵魂。什么是灵魂？很多人不理解，其实灵魂很简单，就是你的思维和精神。没有精神了，这个人就死掉了。死掉了就找不着经络。原因是什么？他不在那儿，走了。他的表现形式就是一口气，人活的就是那口气。所以找到这口气，把这口气调动好，自身就能治病。动物不需要有动物去给它看病，它天生就会也好，动物妈妈告诉的也好，它自己就能去找草药，甚至去舔一舔土，就治病了。刚才讲到那个牛自己去喝尿，这是本能。本能来自于哪儿，不是来自于肉身，是来自于你的意识支配。

真正要想治本，治根，还是要靠中医治，但我认为中医不应该妄自尊大，大到互相之间不相往来，西医总搞学术交流会，搞普及教育，中医就没有。所以这个悲哀，是因为各自妄自尊大了。中医还有一个问题，会诊极少。西医治病他是会诊，他必须把各科叫来会诊，中医其实也应该这样搞，顶级专家或科室大夫经常要有协作会诊，这样判断病情才可能更全面，下药才能更对路。

陆丽娜：今天我们发现了更多的资源，有很多的生长点。我们可以把在医学领域里面的生命文化做得更加深入。我们学术委员会主任袁教授，刚才他已经说有很多思考了，下一轮准备申请什么课题？大家怎样结合起来，共同来努力。

赵中月：时间不早了，还有专家没有发言，恐怕也只能留待下一次了。今天难得一聚，大家各抒己见，谈得也很精彩，尤其贾老师，黄老，还有许老，几位老人家非常难得，提出了很好的意见。

要把这次会议碰撞出来的一些好的观点梳理清楚，下一步怎么深入？怎样把这些好的观点扩展、达成更多的社会共识？生命文化这个主题已经成了一个学科，以陆教授、袁教授、董医生等为代表的东方生命文化研究所，经过多年研究探讨，对这个学科建设已经搭起了框架，取得了很多学术成果，今天这个会议产生的诸多观点，对于进一步加深和拓展生命文化内涵肯定是大有裨益。也希望诸位专家继续今天的思考，以后找机会我们再来交流成果，让中医所代表的生命文化，更好地为国人的生命和健康服务。

再一次谢谢大家！

（编者注：本文根据现场速录稿整理，原文7万字，根据需要有所删节调整，未经发言者审阅。）

中国民间中医抗癌纪实

（三）

"书稿读到一半的时候，我还感觉是在空谈。可慢慢读下去，我被作者的描写说服了，我被主人公的精神感染了，犹如重读徐迟的报告文学《哥德巴赫猜想》。由此说明，该书的写作是成功的。其成功在于阐述了一种理念：癌症是可治的，癌症病人相当多的是被医生吓死的，用中医的整体观念治疗癌症是疗效确实的。现在不是没有能治好癌病的医生和药物，而是没有纠正治癌错误理念的大师。该书正是在观念方面填补了有关空白。"

——资深编审 张年顺

编者记:

广东化州中医执业医师董草原，历经 40 余年艰苦探寻和实践，创建了"阴阳力致癌 - 治癌理论"，并取得了卓著疗效。

董氏认为：一切生命，不管高级、低级，都是以物质为基础，以阴阳力、即冷热力为动力。冷热力越大，物质和生命发展变化的范围越大，速度越快。"阴阳者，天地之道也，万物之纲纪，变化之父母，生杀之本始……"，阴阳力就是冷热力，它像纲纪一样地牵引和限制着物质的变化和生命的发展变化。人体内的正常细胞，之所以会质变成癌细胞，就是人体内部整体或局部的阴阳生命力，亢进增大的结果……同样，董氏以其"治癌先治热"、"癌症不宜攻补、宜解泻"、"一剂治整体"、"药物治、环境治、精神治三管齐下"等重要观点和方法，以其发明的中草药系列治癌药物，给众多癌症患者带来了福音。

——《中国中医药报》曾将其理论名之为"董氏中医学原理"。

为考察董草原治癌真相，本书作者三次奔赴岭南地区，对董草原其人、其治癌思想、产生和发展历程、临床治疗方法、及其治愈的数十名代表性患者，进行了较为全面、深入而细致的现场考察，前后持续二年，写成此书。考察结果完全可以证明：董草原的治癌思想是系统的，其理论见解是独到的，是行之有效的，也是完全能够立得住的。发前人所未见，想前人想不到，或不敢想，是他花费了几十年心血得出的结晶。

尤其是他对癌症的研究，对于"致癌 - 治癌"的观点和方法，对于中国文化原型的深刻体认，对生命科学规律的艰苦探寻和创建，独辟蹊径，有理有根，具有很高的学术价值和应用价值，同时，更具有建立人类新生命观的启蒙价值。

本书采用现场纪实的写作方式，对董草原其人、其思想、其中医药治癌行为进行了客观书写，杜绝虚构，时间、地点、人物完全真实，就是现实——当下时里的真人、真事，堪称百分之百纪实，具有一定的艺术感染力和思想穿透力。是目前国内外惟一一部针对癌症产生、治疗、校勘生活方式谬误、对人类命运充满忧思和关怀的前瞻性文学作品。

（续上期）

之三： 地有大德曰"生"

1

经过 5 个多小时的行程，车子驶进化州市丽岗镇董草原中医诊所。

大院被一片茂盛的绿荫覆盖着，院内景色依旧，后面半山腰上的寺庙还在扩建，只是没了唱经声。

在诊室门前见到了莫芙娟医生。她总是不习惯握手，还擦一下手。我说："在广州就听说您 20 天治好了一个肝癌病人，祝贺您！"

她有几分腼腆地笑了，也有几份掩饰不住的欣慰说："不是 20 天，是一个月呀！"

"抽时间您要好好给我讲一讲这个过程。"我很认真地说。

莫医生仍然不好意思地笑着："没什么好讲的嘛！"

她照例是不多说话。几次前来，她说过的话只是数得过来的那么几句。不了解时，以为她就是中国乡村常见的，朴实、勤劳的家庭妇女，总是在为家事忙碌，见不到她有半刻休闲的时间。她总是低着头，走路时更是这样，像是看着自己的脚步心里才踏实，又好像寻找地面上的什么——像作家习惯于在内心搜寻、品味那些能否及物的词语，静坐时也垂着头，好像是在小憩，只有听到你问话时才抬起头来，乌黑的眼睛注视着你，间或闪现出光芒——那种苦难也无法蒙蔽的真诚的光芒。

外人绝看不出这位拙于言谈、外表木讷的乡村女性，竟然有那么大的本事，深谙上千种中草药，掌握大量卓有成效的偏方和验方。董草原的治癌理论和经验，有些也是受她的启悟而得来的。临床几十年，医好了众多癌症病人，而且受了多大冤屈也听不到半句怨言，可以感觉到她固守的传统女性品德。

用董小奇的话说："外人都看我爸爸名声很大，其实我妈妈也起了很重要的作用，只是她隐在后面，决不显露自己。"

我曾经问过她："您临床治疗的依据是什么？"

她呶了一下董草原说："都是从他的理论中来的。"

我才记起，当初第一次来这里，听董草原讲他的理论时，莫医生是一直在座的。当时我还有点疑问，这位比家庭妇女还像家庭妇女的女性坐在这里干什么？能听得懂吗？

现在才知道，董草原的治癌理论她早已烂熟于心，并经过充分的体会。我能感觉到，她不只是听，而是在结合自己的临床实践做深入的体会和思索，就那样和我们一起整整听了 5 天的讲座。

可以说：她不只是一位执业中医师，而且是一位经验丰富、卓有疗效的治癌专家。

时令已经到了 12 月份，令人不太明白的是，池塘边的那两株龙眼树好像还停留在半年前的时光里，总体上没有任何变化。

那时它结了果子，后来果子成熟时我也品尝过，可现在它依然是青翠的，完全看不出有繁殖过的痕迹，时间在它身上没有停泊过，是水一样漫流过去的那种感觉，或许是繁殖的过程让它在暗中获得了新生？

总之始终是那种绿色不变，绿得让人生疑。还有那棵披拂在药房门前的五指艾，翠绿的叶片像五指一样伸展开来，颜色不变，姿态不变，于不变之中维系着它作为药者的性能。

——下午的阳光从侧面照出癌症楼的立体轮廓，闷头闷脑的让人看不到底，依然显得深不可测。我们正常人不知道关于癌症病人的生活和内心，也不屑于知道，似乎那是一个与我们无关的、遥远的、多余的世界，可是一旦你意识到，自己随时都可能成为其中的一员时，那个世界对于你来说还是多余的吗？

——癌症就像一个分水岭，这边的生活与那边的生活，都是我们可能面对的，而两种生活将呈现出不同的道德走向，决定你生活的合法性。就像这种绿，绿得没有变化、没有停歇，陪伴着季节的无声转换，就这样把岭南的特性融汇在盎然的生命感觉深处。北方人往往以树木枯荣盛衰来判断季节的生活经验，在此全部失效，随之失效的，还有我们以往的健康及生命观念。

2

当天晚上，按董草原的意思，我还住在他家的4楼——我上次来时，住的那个空旷的房间里。客随主便，我理当顺其自然。但是晚饭后，一直不怎么说话的董小峰却拉着我说："这里您也住过了，没什么意思，还是送您去城里住宾馆吧，这样您也能好好休息一下。"

老实说，这一周时间内容太满，过得很疲惫，劳心劳神，身体也是勉强支持。当然主要的还是因为"不自在"，真需要放松身心好好休息一下。为此，我对董小峰的安排表示谢意。

一路上我发现，这个25岁的青年人，为人处事都有着与他年龄很不相称的老道，总能在细微之处让你感到他的用心。而且我也感觉到，他已经由一开始对我的戒备、谨慎心理，转变到现在一种很友好的态度。我想问明其中是什么原因所致？

于是我直率地向他提出了这一问题。

"很简单啊！"董小峰大口地吸着香烟，我看到，他昨天刚买的一条双喜牌香烟，现在只剩下两盒了。他拿出来，码在桌面上，准备要"计件"式地把它吸光，否则心里就不能痛快似的。

"我们吃的苦太多了，所以不敢轻信任何人，受不起伤害了。所以请您不要见怪。"烟雾缭绕的后面，我看到他心事重重。20几岁的人总是锁着眉头，吸烟想心事。

"不妨说一说，我怎样取得了你的信任感？"我问他。

董小峰抬起眼看着我说："其实那天去机场接站，我并不情愿去，是被爸爸逼着去的。去了我也不进去，躲到候机楼外边吸烟。我就是这样，别人认可的，我没有感受到，你说得再好我也不认同。我按照自己的处事原则去做。"

"你的处事原则是什么？"我喜欢他这样坦率的谈话方式，于是追问他。

"不轻易相信别人，交朋友要看是否有真心？"他慢条斯理地回答着。

"您下飞机的当天晚上，我们在一起吃饭时您谈的一番话，让我觉得您是一个正直的人，是一个有责任感的人。尤其是在江门的那几天，我感受到您在付出心血……老实讲，这些年我们接触过的记者和文人很多，但没人像您这样用心来关注我们这个事业，没人这样感同身受地去关注这些癌症病人，这一点让我很敬重您。所以有些怠慢和照顾不周之处请您谅解。"

说到这里，董小峰紧锁的眉头展开些，咧开嘴笑了。

但我心里却不轻松。

随着与董氏家族的深入接触，我能感受到其中每个成员心头都郁结着那种畏怯，对外界力量不可名状且自己左右不了的那种力量的畏惧和怀疑，包括董草原，尽管外表是那样疏狂傲慢，那只是一种理性自恃，依此来平衡情感的脆弱和易受伤害。他们不得不层层设防，来保护自身善良的"本能"。

就如"作茧自缚"一样，保护了自己，却也隔绝着自己。

这也是他们这些年治癌取得了如此成果，却又得不到外界广泛认可的原因之一。

因此我感到，与董小峰的交谈有必要深入下去。从他的视角，可以看出一些我尚不清楚的内幕和隐情来。

3

12 月 2 日。

也就是到达化州的第二天，上午 10 点钟，在化州国际假日酒店的一个房间里，我与董小峰进行了一次坦诚的对话。

宽大的落地窗下边，是两条江水交汇时翻动的层层波涌，在绚丽的阳光照耀下显得有些刺眼。从这个角度上，使我对董草原这位历经苦难的民间中医人有了更深刻地认知。

董小峰居然掏出三盒香烟来，码放在茶几上，颇有一番一吐为快的意思。

"从我懂事开始，我就抗拒我爸爸。"董小峰这样展开他的讲述，"抗拒他的蛮横、他的偏激，还有他的自以为是。尽管他给了我们很好的生命启蒙，但我们还是抗拒他。"

"很好的生命启蒙——什么意思？"我不解地问。

"这是他的一个教育观点。他认为，小学生第一步学习的知识应该是关于生命的，如何养命、保命等与生命有关的知识，从此出发，然后才是其他外延的有关自然与社会知识。现在呢，是学了很多知识，结果对自己的生命却一无所知，有点病就只能被动地将自己交给医院和医生，这是本末倒置的。这样非常不合理、不科学。天地之间以生命为最大，一切知识都应该以生命为本体开始。我爸爸给我们从小就灌输这些，因此我们的知识结构与当下人都是相反的。"

我问："怎么相反的？"

"比如，他不教写字和算术这些实用知识，而是先让我们懂得构成生命与身体的最基本的阴阳原理，并以此去辨识春秋气候，山水草木，由此我们逐渐懂得了自然与身体的关系，懂得用阴阳相谐的眼光去看待事物、去处理生活关系，当然，也由此进入了中医药及中国文化。不瞒您说，我大学 5 年，基本不需要家里给钱，自己给人看风水挣的钱就够自己花销的了。"

董小峰是不吸烟就不能很好说话的那种人，他又取出一支烟，同时下意识地做出一个将我的烟与他自己的烟盒区分开来的细微动作。

"但是，你为什么还抗拒他？"

"因为他好像不愿意我们有幸福感，总是给我们找别扭，让我们活得沉重，不得轻松。我知道他这大半生过得很不容易，他是有意在我们身上复制他的人生体验。比如他的'庭训'制度，每天晚上都把我们集中到他的房间里面，讲他的理论，他的经历，讲那些阴阳大道理。他坐着，我们站着，一讲就讲到大半夜，天天如此，谁也受不了。后来我们就想方设法躲避、逃跑，这种态度更激怒了他，他对我们的训斥和辱骂就越发地变本加厉，导致我从初一的时候就开始每天反思自己，反思一天的事情，明天怎样？做什么？心理负担很重。

1998 年，他带我去南宁参加一个中医药的会议，会没开完他就走了，把我扔下就不管了。这个会还要到越南去开，他让我自己去，自己再赶回来，路上遭了很多罪。那年我才 15 岁。我因此对父亲充满了怨恨，我能感到身后他的那只手在刻意地操控我、摆布我，按照他的意愿在塑造我。但我体会不到他的良苦用心。我抗拒他这种塑造，我要按照自己的意愿去开创人生。"

说到这里，董小峰停了一会儿，他大口地吞着香烟，像是吞食一种可口的食品。你能想象一个 25 岁的青年锁紧眉头时的内心活动。他在努力地保持着理性。

"我记得很清楚，1999 年底的那一天，我突然被人从学校叫回来，说我父亲病危了，我从没想到失去父亲的生活会是怎样，那一时刻，我感觉到天要塌下来了。他正躺在床上被急救，我看到母亲握着他的手在呼叫他，昏迷中，他还在喃喃地呼叫着我的名字，是希望我快到他的身边来。他的手心都是冰凉的。醒过来后，他拉着我的手说：'我遇到了大难，活不过 2000 年，现在要安排后事，你一栋房，你弟弟一栋房，你们要好好地学本事，不要追求什么利益，要善待别人，不要放纵自己。'"

我问董小峰："1999 年底，是他患了肝癌那段时间吧？"

董小峰说："当时我们都不知道他已经患了癌病，他没让任何人知道，只是自己扛着，我们都以为他是长期的劳累和压抑导致的大脑缺氧，假性死亡。他自己能预测的，他说他扛不过这一关，到明年就没命了。当时我非常害怕，我看到他的眼睛含满了泪水。也就是这一刻，才带来了我人生第一次启蒙和转折，我才知道，我在他心里的分量很重，他期待我能快些成熟，能像大人一样扛起这个家庭，能担负起这份事业和责任。

2000年7月份，我正在化州读高中一年级，我准备将来考文科的名牌大学。但他又打断了我的大学梦，突然带上我和二姐小琼去了北京，把我们送进一所中医专科学校，分别时跟我说：'你要用心学中医，快点成熟起来吧。'然后就扔下我们去了承德。

我们哪里知道，他此时心理上已经到了极限，无法承受了。于是断绝了尘念，扔掉了一切，去承德是要出家当和尚呀。

当时我懵懵懂懂，刚到了首都，什么都不适应，只记住他说给我的话：要尽快成熟起来。可是在学校也学不到这些，都是小孩子，完全找不到成熟的感觉。后来就克服自己的羞怯心理，去问老师：'怎么样才能成熟起来呀？'老师回答的倒是很干脆：'你碰壁去，多碰钉子去，就成熟了。'"

说到这里，董小峰又咧着嘴笑了。这一笑让我看到当年那个天真少年的模样。

"后来我认识了一群在北京打工的化州人，他们都住在地下室，早晨出去，忙到半夜才回来，非常辛苦、贫困，其中很多人得了肝炎也没钱医治。我就给他们看病，望、闻、问、切，找出症状，然后打电话给我母亲说明，母亲给开出药方，我就在这边抓药，给他们吃，真的治好了很多人。也不要钱，就是找经验，找成熟的感觉。医好了病人，自己特有成就感。真的，从这时起，我才开始对中医药产生了感情。"

我问："从小就生长在中医家庭，怎么能对中医药没感情呢？"

董小峰摇着头，说："没有感情，只有反感，都是让我父亲造成的逆反心理。所以我当初读高中的志愿就是想考一所文科大学，心里还有一个当作家的梦想。从北京回来之后，我又考入了解放军第一军医大学的中医学院，继续深造。"

"这5年读下来，有什么收获？"我问。

"今年才毕业。我是一个很散漫的人，一进到军校丛丛的规矩当中，肯定要经过一个不适应的阶段。但令我兴奋的是，我左手拿着西医的书，右手拿着中医书，把中西医对照着读，看到西医研究多年的一个理论成果，其实只是证明了中医的一句话，两千多年前的《黄帝内经》里早都说明白了的。如此种种，让我更坚定了对中医药的信念。"

说到此，我也想起另外一个话题，就问他："我看到《中国中医药报》发表的'消癌根临床检验报告'上有你的名字，你参与这次对'消癌根'的实验了吗？"

董小峰回答说："事情还是我引起的。在军医大学，我对导师陈达理教授说起过和《南方日报》打官司的事，说记者们不相信我们家的'消癌根'能治好癌病，写文章诬蔑我父亲是骗子，等等。陈教授就说：'你再说你们的药好都没有用，拿来我做一下实验不就全明白了吗？'

这时我才认识到这一问题的重要性。于是赶紧给父亲打电话，拿一些药来，请陈教授做实验。为了保证实验的准确性，又联系了广州中医药大学，就消癌根的癌细胞杀伤率，是否有毒副作用等分别做了检验。"

我说："检验的过程顺利吗？"

董小峰说："并不顺利，因为受检验的条件限制。"

我问："哪些条件限制？"

他说："第一次用药的时候把小白鼠全喂死了，因为当时消癌根的药粉还很粗糙，小白鼠无法吸收，硬给灌死了，白瞎了一批小白鼠。后来吸收的也只是一小部分，因此得出的38%的有效治癌率是偏低的，实际疗效应该更高一些。

其实，我一直想在我们家里建一个实验室，建立一个现代标准和规范的实验室，对消癌根，对我父母掌握的上千种药物和配方都做出科学的检验结论，然后可以申请一系列专利。针对我们的现实状况，我还有个计划，就是收进来30个癌症病人，做病理，做模型，治愈后分别进行科学检验和论证，然后再进行公证，写出论文，这样就可以以科技成果发布的形式一炮打响，引起轰动。这样，我们就可以堂堂正正地做大我们的事业，而不再会被无端地攻击和打压。"

我说："这倒是一个解决问题的好方法，可你为什么还不开始操作呢？"

董小峰说："主要是我父亲不同意。他说我们的做法有些方面还不是很成熟，需要再继续验证。但我认为疗效是第一位的，我们已经取得了可靠的临床疗效，正需要这种标准化的检验，予以提高和进一步完善，最终形成一套'可重复性'的中医药治疗癌症的模式，这样就可以免去人们对我们治好了还是治坏了的随意性评价。这种模式经过放大，比如我们一直想建一个现代中医院，这样可以使更多的癌症患者受益。"

我赞叹道："这是一个有价值的规划，应该尽快做起来。"

董小峰苦笑着说："说起来容易做起来难。来自我爸爸的观念阻力很大。比如我们家的电话多，大家都说化州方言，外地人根本听不懂，我就选聘了一位小学教员来做电话员，我爸爸就很不高兴；比如我在互联网上开一个博客，将他的治癌理论公示和传播出去，他也反对。

他竭力让我把这个家担起来，可是一点小事我也做不了主，比如，过节要杀一头猪，总务就问我，杀不杀？我说，杀。总务还问，要不要问一下董医生？我就很生气，问什么问？我说杀就杀！但我也要给父亲打个电话，他命令说，不许杀。我刚刚传达说，不杀了。过一会他又回电话说，杀就杀吧！

您瞧瞧，这事情还有法儿办吗？因为观念不同，我们也是经常吵，甚至还拍桌子。"

听得我也憋不住地乐："他是不想放权。可能他认为你还没有完全成熟吧？那么你就再等等。"

董小峰伸手搔了搔自己的圆脑袋，说："是得等等。我也认为自己差火候，还得继续磨练吧！"

4

12 月 3 日下午，我回到了丽岗镇董草原诊所。

董小峰说，他爸爸希望我回来住，说有要紧的事情。不过我猜测，可能是在城里住这样的宾馆他有些心疼钱。

董草原对于该花的钱不吝啬，不该花的钱他花一分也心疼。这符合他的农民本色。当然，何所谓该花与不该花？除去传统农家坚守的朴素原则之外，就只能看他的"感觉"了。

我发现董家的流动资金很有限，因为全投在基础设施建设上了，五栋楼房，日常维护费用，包括十多名工作人员开支，大量的中草药原料费、加工费，而且原料还在持续不断地涨价，还有正在建设中的 100 多亩的药材基地……

总之，我看到董家日常开支很拮据，生活也很简朴，子女们的花销都要定期报帐，包括董草原本人，每天花销估计不超过 10 元钱。我替他算了一下，全年穿那套"工作服"，没有穿衣的开销，抽的水烟丝也几乎不花钱，出去考察也从不坐飞机，甘愿长时间地在火车上逛荡，他说坐火车时是他思考问题的最佳状态。由此只花个吃饭钱，而且以素食为主，他又不饮酒。

——当然，也许我的猜测是不准确的。因为我一下车，董草原就带着我走进了癌症楼——这座回字型楼房的 1 楼 101 室。

我们刚一走进去，董草原就被人抱住了胳膊，随即是语不成声的感谢话："谢谢董医生呀，谢谢你救了我儿子的命！"

透过室内暗淡的光线，我看到一对 50 多岁的夫妇拉着董草原，那位母亲已经眼含热泪。再一细看时，我吓了一跳，床上被慢慢扶起、坐定的，是一位体形庞大、腹胀如鼓的男性癌症病人。

如果不是他那双恍然转动还有意识残存的目光，我会将其视为死者。

病人年龄在 30 岁左右，从面目轮廓上看，是一个原本很英俊的小伙子，但现在已经丧失了所有生机，面色乌黑，双眼转动得十分缓慢，目光的焦点很不明确，你只能感觉到他是在看你。

他能够说话，但是声音沙哑，能感觉到气息是从喉咙间艰难地拔上来。膨大的、积满癌液的胸腹顶住他的头颅向后仰起，只能用双臂撑在床上勉强坐住。与膨胀的躯体相反，他的胳膊细瘦如同木棍，这让我想起电视上看到的非洲饥馑濒死的儿童。

他姓武。为病者讳，我隐去他的名字，简称他叫武大个，因为他身材过于高大。他是晚期肝癌患者，住院进来 22 天。

"看看这癌毒，已经把他身体上所有的细胞组织都榨尽了。"董草原捏着武大个的肩膀。

我也用手捏了一下，皮下的肩骨冷峭，很硌手，几乎感觉不到肌肉的存在。

我又去捏他的腿，肿胀得大象腿一般粗，手摁下去如同摁在一块橡胶上边，死丁丁地没有一点弹性。再去按腹部，也没有一点弹性，甚至感觉不到体温。撩起衣服看，膨胀的胸腹皮层闪着凶险的紫黑色幽光。

"他的腿已经是死掉的了。"武大个的母亲按着儿子的腿说，"现在刚刚有了一点点弹性回来。"

经过交谈我了解到，武大个，今年 31 岁，是广东省台山市一家饭店的大师傅，专门制做烤鸭和烧鹅。

2007 年 5 月份发病，找民间中医药治疗，基本上算是控制住了一些，但是到 2008 年 9 月份就严重起来，持续高烧 39.5℃，烧了两个月了，退不下来。9 月 23 日到广州第八人民医院检查，肝腹水晚期，医院说什么也不收，告诉回去准备后事，说也就三五天的事了。

武的父亲是位中学教师，他不甘心，就在图书馆里查找，终于找到了《民间中医董草原》（2007 年广州出版社出版）这本书，就决定最后来这里试一试。

我问："当时病情到什么程度了？"

"到了要死的程度了。"武母快人快语地回答说。

"11 月 8 日来化州的时候，往面包车上抬就抬了一个多小时，车内的座椅全部拆掉，才能将他放进去……他的下半身已经死了，身体比正常人膨大出好几倍，肚子像水缸一样粗，从前胸到后背一米多厚，腿比腰还粗，脚肿得有半尺多厚，就剩下嘴里还有一口气在捯着。本来从江门到化州是 5 个小时的车程，我们走了 11 个小时，像长征一样艰难。晚上 9 点多才到。来了一看，心就凉了，这里也不像个医院啊，看董医生的样子也不像个医生，怎么能治好癌症？没办法，死马当活马医吧，这也是最后一条生路了。"

我问她："董医生当时是什么表现？"

"他当时站在院子里等，这一点让我们很感动。他只说了一句话：'这么重？开点药吃，先观察 6 天，不行就回去吧。'"

我问董草原："这么重的病人，你怎么敢收了呢？"

董草原说："在电话里我知道，他没有经过化疗，没做手术，也就是说内机能还没有被彻底损坏，这让我觉得还有点希望。再加上他们的诚心诚意，千里迢迢有胆量送来，奔我来了，我不能拒绝。但没想到这么严重，腿以下是冰冷的，身体组织 90% 都死了，一动都不动，呼吸也看着就要没了，用电风扇对着嘴吹半天才喘上来一口气。

我知道收下他有风险，但我不收是我的问题，收下他怎么反应是他的事。"

"刚住下就拿了 3 包药，煲了药，10 点钟喂下去，半夜 2 点钟就开始排便了，小便像红茶一样，大便是黑色。"武母接着说，"第二天排了 16 斤水，第三天 10 斤，近二十天每天排 6 斤左右，现在你看，一点点在好起来。"

我仔细看他的肚子，紫黑色的皮肤上面毕露着密布的血管，从大腿根往上直到双乳都是肿胀的，高高隆起。

武大个说："这腹水一直顶到我的喉咙呀，顶得我根本无法喘气，要把头用力地往后仰起才能喘上一口气，当时肚子硬得按不动，现在你摸摸，有些温度了。"

我又摸他的肩背，完全可以用形削骨立来形容，全是硬硬的骨头支楞着，两边的髋骨上都贴着白纱布，我问这是做什么用？

原来他瘦得皮包骨，侧卧的时候骨头压着皮，皮都被碾破、磨烂了，现在正敷草药治疗。

5

晚上，在董草原的房间里，我问他："像武大个这样危重肝腹水的病人，取得现在这样明显的疗效，用的是什么样的治疗思想呢？"

董草原说："我在长期临床实践中已经证明，腹水病人用西药是排不出的，不管是利尿药、消炎药、白蛋白，包括放水、利水的消肿药，对武大个这种危重病人都无效，只能加速死亡。"

我请他说得详细一些。

董草原吸着水烟筒，想了片刻，很认真地回答说："第一，消炎药。因为消炎药是化学产品，没有生命性质，对人体内机能有防碍和损害作用。癌水在人体里时间长了，把生命细胞的机能侵蚀到最低点了，这时再加上西药的副作用，非但不能排水，反而加重功能负担，促使机能衰竭，就没救了。

第二，利尿药。西药的利尿药物，对肾的损害非常重，导致肾功能进一步衰竭，腹水永远也排不出来，加速死亡。

第三，抽腹水。因为癌水大部分是在细胞里面，没办法抽出来，只是把腹腔里的水抽出，其他水会向腹腔里涌入，会导致腹水更多、更严重。作为化学药物的西药，其毒副作用会同时妨害内机能，而水是机能作用排除的，一旦内机能被损害了，只会加重病情。

第四，白蛋白。白蛋白是高热量的营养物质，会使体内温度进一步增高，细胞热量增高，越发热，吸收的水分越多，只能使腹水进一步加重，输入这种高营养只能起到相反作用。

第五，放射性疗法、电热法。杀死一个癌细胞同时也杀死了一千个正常细胞，大部分生命功能由此也被破坏了，不起作用了。"

说到这里，董草原加重语气、郑重地强调说："治癌，一定要靠本人的生命机能作用。千万要记住，最终消除腹水的不是药物，不管中药还是西药，都不能治癌。我的治疗有效，也只是设法调节和改善病人的内机能。最终的决定因素，还是病人的生命机能作用是否得到改善和强化。"

"现在的人只相信科学而不信生命力，所以对癌症就没办法，只能等死。"

休息了一会儿，我继续追问："武大个的病因，以及从入院开始，你是如何辨证、如何用药的？"

董草原分析说："他的病因与职业有关，整天烤鸭子。"

我问："是接受多了高温和热量引起的吗？"

董草原说：“不是，是水汽。吸收相应的水汽水分太多，吸收相应物质严重超标。”

说到这里，董草原有些气愤：“你知道吗？他每天要烤200多只鸭和鹅，工作时间12小时以上！他几乎是整天站在炉前，吸收着鸭、鹅蒸发出的气体。鸭是湿性的，是增加水分滋阴的，滋阴过度，水分超标，肾由强壮变成肾虚，与肝功能失调，正常的肝分泌出多余的水分，通过肾排出去，肾负担过重，反而排不出去，再加上他劳累过度、肾功能下降了，因此造成他的肝肾功能失调，产生大量肾腹水。水排不出去，积蓄在血管和细胞里，引起肝恶病。

因此，临床辨证时，首先要辨明他是肾腹水，还是肝癌腹水。我判断他的病因是由肾腹水引起的，导致肝里边滞留了很多营养、水，增加热量，导致癌变。”

我问：“辨证时他的身体有反应吗？”

董草原：“当时基本是处于呼吸停止状态，眼睛没有光，像死鱼的眼睛。大腿摁下去是黑的，不回复，可是细看还有一点白，这也证明细胞还没有完全死掉，还可能复苏。”

我问：“用什么方法开始治疗呢？开的什么药？”

董草原回答说：“方法也并不复杂。第一步，不用治癌药，主要是调节他的肝肾功能，用‘消癌根’4号和8号，加强血液循环，用防风、生姜、桂枝，为了扩张他的毛细血管，扩张了，动脉血就流过来了，同时把生姜打烂，加酒、加热，擦他的脊骨，也就是督脉、大动脉的部位，加热后血液就流开了，血一流开，水分就出来了。第一天就排出了16斤。当时他是有上气没下气，第二天就能张口说话了。”

我问：“第二步如何用药呢？”

董草原：“第二步就是调理他的肝、肾、胃等五脏六腑的功能。舒肝、补肾，主要是用川莲子舒肝，用杜仲加速肾脏血液循环。当然药量很小，量大了承受不了，要死人的，配合‘消癌根’4号和8号单方，综合起来使用。”

我问：“效果怎样？”

董草原说：“效果就是你今天看到的样子，基本上脱离了凶险期。当然也绝不能大意，仍然很危险。”

6

夜已经很深了，我仍然无法入睡。

武大个给我带来了强烈的震动。这是我第一次看到如此严重的癌症病人，从死亡谷里被一步一步地拉回到人间，这场人力战胜死神的战争过程远比我想象的还要惊心动魄。由此，我决定要进一步接触这位患者，看他的生命究竟能否复苏？就像他的眼睛，看第一眼时，我感觉那就是有眼无神，只略带一点光亮的目光，像是从后面很远处看过来的，含一点笑意，黑白轮转之间闪着儿童般的羞怯和天真神色，这点神色，使他黑褐色的面容现出些许生机。这点生机得来是多么的不容易啊！我能想到他的目光在22天前是何等的绝望。至此，我不由得在内心深处对董草原产生了敬重。我想起了我的父亲、大哥、岳父，他们都是得癌病死去的，还有众多此刻正在死亡线上挣扎的癌症病人。是的，他们是不幸的，他们没有遇到董草原这样的医生，只能说他们没有这样的福分。——当然，仅仅一个董草原，也救不了这世界上成千上万的癌症病人。因此，把他的治癌方法和理论记述并传播出来，可谓意义重大。

7

4日早晨9点起床。

由于昨夜睡得太晚，没有赶上例行的查房。我正在与董草原交谈查房的情况，莫医生面带微笑地走过来。难得见她笑的时候，我猜想可能会有好消息。果然她用很不熟练的普通话告诉我："你不是问我刚治好的那位肝癌病人吗？刚巧，他回来取药来了。"

在院子里，那位病人已经取完了药，跳上了一辆"半截子"小卡车，我没想到这位身形轻捷的男人是刚医好不久的癌症病人，而且已经60多岁了。正急着赶回去下田干农活。

我与他进行了简短地对话。

刘朝志，家住广东信宜市隆葛村。今年10月份在市医院确诊巨块型肝癌，肝区有一个8厘米大的肿瘤突起，很硬，是晚期，做了3次CT检查才查出来。

我问："这么大的肿瘤，做一次CT就可以查出来，为什么还要做3次啊？"

刘很生气地回答："做完第一次，医生说看不太清楚，要再做一次。其实医院是在骗钱，做一次CT收1000多块钱，我也没办法，就只好再做第2次、第3次，光检查这一项就花了3000多。确诊是晚期肝癌，就坚决不收我住院，可能是看我穷吧，让我回去等着。孩子们都在外地打工，听说后连夜往回赶，因为医生说我活不了几天了。"

我问："后来怎么知道董医生的？"

刘回答："镇医院院长知道董医生，就对我说：'你到化州去还有可能保命。'当时我挺有信心，医院给的药都没吃就赶过来。10月8日上午10点赶来的。"

我问："因为你没有吃过药，肿瘤没有抗药力，所以一吃药就见效了吧？"

刘说："反正吃完3副药，我老婆摸着肿瘤逐渐变软，明显见好。就这样治了一个月后，肿瘤没了，体质也恢复正常，觉得比病前还好一些。"

我问："在这里花了多些钱？现在感觉怎么样？"

刘说："各种费用加一起，花了1万元多一点，还承受得起。现在难受的是不让吃肉，排骨放在桌上不敢动，看着眼馋，可心里又告诉自己说：听医生的话，不能吃就是不能吃。现在回家一个多月了，还是不能吃肉，好在让喝汤，喝汤也行。"

看上去他也就是50多岁的人，笑容真挚，面色红润，目光充满热情。他说："家里还有80多岁的父母，是四世同堂了，日子过得挺红火。儿女们都在深圳打工，家里有很多活计要等他回去做。还是个硬劳力呢。"说完就和我握手告别。

一双劳动的大手，很有力。

我还惦记着广西钦州的那位黄瑞庭老先生，也就是1995年董草原治愈的第一个癌症病人，他的肝硬化腹水被治好至今已经13年。听董草原说，今年初又复发了。当年他临回家时就规定他不能吃鸭子、糯米的，结果他吃了很多糯米馅，导致癌症复发，有6厘米的包块，也有腹水。于是在正月十六那天又来到化州，吃了3副药才治好了，4月份回去的。

我原打算要赶往钦州实地了解情况。可董草原说，太远了，500多公里，要翻山越岭的，在一个小山村里，交通非常不方便。已经给他打电话了，他可能会尽快地赶过来与我见面。当得知老人已经80岁之后，我又劝阻了董草原，请他打电话告诉黄瑞庭不要往这里赶了。我去很辛苦，老人家赶过来会更辛苦。

——仅仅为了多一个证明案例，也没有多大必要。

董草原说："也好。不过很巧的是，楼里边就住着两位钦州的癌症病人，都是黄瑞庭介绍来的，你可以和他们谈，情况他们都很清楚。"

8

午饭后，与董草原坐在院子里的龙眼树下喝茶，见一辆白色轿车缓缓驶入、停下，走过来一对中年夫妇。女士看上去也就 50 多岁，走过来，亲近地与董草原握手，半鞠躬性地十分敬重。

董草原也不站，就坐在小矮凳上简慢地与他们拉着手，呵呵地笑着对我说："你好运气，不请自到，又来了个证明人。"

李女士来自湛江市电信局，是 2001 年被董草原医好的癌症病人。现在看上去神清气爽，挺拔的身材，身穿一身咖啡色的毛衣和长裤，外套雪白的马夹，带着一副品质精良的眼镜，宁静的目光含着笑意注视着董草原。看得出，这是一位心地善良，有修养的女性。

一问她的年龄，让我又吃了一惊，她今年已经 71 岁了！

一旁，她的女儿和女婿看我发愣的神态，忍不住笑了。

2001 年 6 月 9 日，经过湛江市中心医院 CT、核磁共振检查确诊，李女士患了多发性晚期肺癌，已经转移扩散到颈椎第 5 节。医院建议开刀手术将肺切除，但颈椎里面的肿瘤无法切除，多发性，切了这个还有那个，而且手术费要 15 万元，于是就没同意做。后来看电视里介绍董医生，就来到化州。吃了药很有效果，3 天来一次，治疗一个多月，再去医院检查，肺里肿瘤不见了，有疤痕，也没有转移扩散，癌细胞已经坏死，颈椎里的肿瘤也消失了。现在已经 7 年多，没有复发，很稳定。

我问："您这次来是为什么？"

李女士回答："现在检查有点心肌缺血，想请董医生再看一下。"

我转过来看董草原，他说："这是自然的。大部分肝、肺癌病人，都伴有心脑血管病、高血压、糖尿病等。这个好办，拿点药你吃，调理一下就好了。"

抓完了药，李女士的女儿有点不好意思地、小声问董草原，说她现在患了子宫肌瘤，问能否有办法治愈？

董草原拖着声调说："你这个就是小儿科了，我治这个跟治感冒一样容易。"

大家笑过之后，董草原又恢复他的严肃神态，告诫说："你不要做手术，也不要做病理分析，做什么 CT 之类的。这个肌瘤你不要管，一管它就出事，尤其一经过放射性之类的治疗，很快就极变成癌。我告诉你一个简单的方子，多吃白萝卜，最好将白萝卜加黑豆，煮烂了吃，再加点姜，吃一段时间就好。注意不要吃鸭子，不吃'反季节'的食物和水果。可以经常喝点米酒，送海蜇，一起吃。

这个方法很有效的。"

他又强调说："食物是最好的药，可以消除肿瘤生存的条件，因为致人死亡的不是肿瘤。"

说完，董草原就要了纸笔，开了个方子，递过去。

我不便要过来看。董草原看出我的意思就说："很简单，一个食疗的方子。吃东西很重要，大部分肿瘤病都是吃出来的。"

我追问："现在女人患子宫瘤的很多，病因是什么？"

董草原想了想，说："概括说吧，不生育的女人易得子宫癌，不哺乳的女人易得乳腺癌，饮食不节制的人易得胰腺癌……现在时兴这个，都是时代致病。"

李女士夫妇在女儿的搀护下上了车，一家人在车里向我们打着招呼告别，然后缓缓离去。

此情此景让我心生羡慕。我转过头对董草原说："你做了太多的公德之事。"

董草原看着我，有点感动地叹了一口气："只有你这样评价我呀！"

（未完待续）

参考文本：

台湾有鹿文化出版公司《发现治癌大药—中医攻克癌症实证》

上海人民出版社《中外书摘》杂志"直击民间中医药抗癌患者"

注：本文摘选自赵中月、田原所著《发现大药：中国民间中医药抗癌现场纪实》一书

奇人・绝学・绝技・命运的真相
"田原寻访中医" 十年品牌丛书

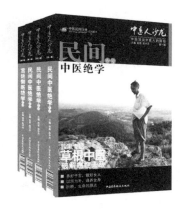

《中医人沙龙》系列

中医原来是这样！

我们遍访海内外有绝学、秘技的中医奇人，不论院府或民间，将他们毕生的经验精华、千百年的家学传承及对宇宙、生命的独到感悟，以通俗易懂的语言一一呈现，旨在多元化、大视角地挖掘和展现与人类文明共同"进化"的古老中医的真实面貌。

第一辑
广东草根中医董草原 **破解癌症天敌**

　　八百年古传王氏女科——养好子宫，做好女人
　　秘方中医董有本——以泻为补，通养全身
　　腹针创始人薄智云——肚脐，生命的原点

第三辑
广东本土中医陈胜征 **发现脸上真相**

　　农民医师姚建民——阳气就是正气 温阳才能健康
　　中国督灸第一人崇桂琴——打通人体1号线
　　气功按摩大师连佑宗——用"太极"品味生活
　　身心中医徐文兵——话说"神"与身体

第二辑
湖南儿科老中医何曙光 **揭开体重秘密**

　　台湾医师萧圣杨——来自海峡那边的中医新感悟
　　爱蜂之人姜德勇——养小蜜蜂，过慢生活
　　沙龙直播室——《求医不如求己》幕后一日游

第四辑
北京御医之后王兴治 **解秘宫廷竹罐**

　　御医传人刘辉——不健康的皮肤＝不健康的身体
　　满针传人王修身——破禁忌 见神奇
　　沙龙直播室——中里巴人的"药之道"

注：《中医人沙龙》5～9辑已上市，更多大医、奇人，更多绝学、绝技。

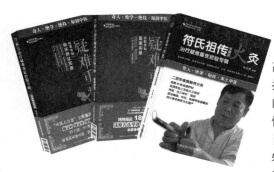

《中医传承与临床实战》系列

奇人・奇医・奇术
临床・案例・验方・秘方

高手在民间！本丛书为"田原寻访中医"拓展读本。本系列陆续将访谈中出现的民间奇医，其数十年珍藏的医案整理出版，怪病、杂病，验方、秘方一一独家呈现。目前已出版《陈胜征治疗疑难重症经验专辑》一、二；《符氏祖传中草药火灸治疗疑难重症经验专辑》（全彩图录）。

"田原寻访中医"系列读本

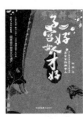

★ 子宫好女人才好：百年女科养女人

妇科病不是无故发生的，这一切的秘密，都在子宫里。

山西平遥道虎壁"王氏女科"专治妇女胎前产后、崩漏带下、月经不调、不孕不育等女人病，传承800余年。第8代传人，与明末清初医家傅青主交好，深得其女科精华。本书寻访到"王氏女科"第28代其中一脉传人，四兄弟首次公开祖传绝技、秘方，全方位解析妇科病始末。

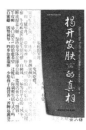

★ 揭开皮肤"病"的真相

不健康的皮肤 = 不健康的身体

与御医后人、中医皮肤病专家刘辉一起，揭开湿疹、青春痘、荨麻疹、银屑病（牛皮癣）、白癜风和带状疱疹等皮肤病的致病真相。

★ 脸上的真相：民间中医解"毒"现代身体

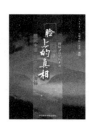

鼻梁发青、发黄，意味着什么？

大肠藏有浊毒，在眼皮和嘴唇上如何表现？

多动的孩子为何嘴唇都偏红？

红鼻头象征着脾和大肠正处于怎样的危机之中？

伟人都长了一个大鼻子吗？

哪种长相的人吃肉也不胖？

舌头的颜色、胖瘦，透露了哪些健康的重要情报？

……

您仔细观察过自己的脸吗？脸上的种种异常，意味着身体发生了哪些变化？你的五官形态，构造出了怎样的命运格局？寻访岭南奇医，解析脸上的健康秘密。

・其他・

中医名家的中国智慧（新生态生命文化丛书合订本）　人体阳气与疾病

深入腹地：掌握腹部治病密码　　　　　　　　　生活处处有中医

破解重大疾病的迹象　　　　　　　　　　　　　你的眼睛还好吗

解密中国人的九种体质　　　　　　　　　　　　现在女人那些事

中里巴人健康私房话　　　　　　　　　　　　　拿什么拯救你我的中医

祛湿一身轻　　　　　　　　　　　　　　　　　21世纪中医现场（2005 ~ 2008四卷本）

中国男人书

田原主编丛书一

"九种体质人生攻略"系列读本

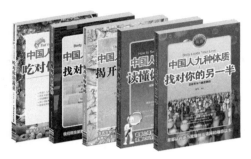

"你是谁？"
"你什么样？"
"你能做些什么？"
……

本丛书为《解密中国人的九种体质》拓展读本，以获得国家科技奖项的"中医体质学说"为基础，首次以中医视角，全方位解答关于爱情、事业、健康、生命的困惑。

中国人九种体质之 吃对你的蔬菜

你是哪种体质？易得哪些疾病？千百种蔬菜，哪些是适合你的，常吃能够帮助调整体质，预防疾病发生？哪些蔬菜不宜多吃，易导致体质的进一步偏颇？……

中国人九种体质之 找对你的另一半

爱情向左，身体向右。体质决定了你的情感特质，这样的你，与哪种体质的伴侣结合更容易获得幸福？你的Ta是哪种体质？你们是命定的一对吗？为什么如此相爱，却矛盾重重，冲突不断？你和Ta容易生下什么体质的孩子？孩子将来的健康倾向是什么？……

中国人九种体质之 揭开星座密码

星座决定命运，还是体质决定命运？你是双子，为什么既不外向，也不乐观？你是金牛，怎么没了沉稳，多了暴躁？你是白羊，居然胆小如鼠，常怀忧郁……

中国人九种体质之 找对你的工作

体质决定了你是哪种性格？选择什么样的工作，更符合你身体和内心的 需求，能轻松胜任并大有前途？哪些工作是不适合你的，勉强为之可能事倍功半？……

中国人九种体质之 读懂你的上司

你知道吗？不同的上司因为体质不同，才有了不同的性格和喜恶，从他们的外形和性格特点能够轻易辨认你的上司是什么体质？什么样的下属易得青睐？你的体质与哪类上司更合拍，更容易获得赏识？哪类上司是你的"体质天敌"，与其彼此纠结，不如另谋出路……

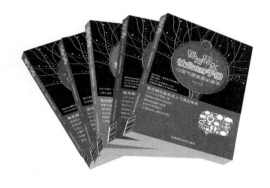

B 型气虚体质 **白弱男女** 社会生存手册
C 型阳虚体质 **虚胖男女** 社会生存手册
D 型阴虚体质 **败犬男女** 社会生存手册
E 型痰湿体质 **熟男熟女** 社会生存手册
G 型气郁体质 **郁闷男女** 社会生存手册

田原主编丛书二

"新生态生命文化"系列读本

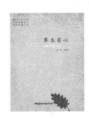

★ 草本有心

每一夜 每一页 侧耳倾听 草生叶长

本书根据田原访谈中里巴人的《中里巴人健康私房话》部分内容编写而成，给我们的日常生活一个"心"的认识：跟大自然学习智慧，感悟世界的万般现象，守住真心，实现心灵的健康与自由。

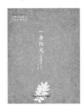

★ 一身阳光

在光里 在尘里 来于此 归于此

本书根据田原访谈李可的《人体阳气与疾病》部分内容编写而成，让名老中医李可告诉你，"阳气"到底是怎么回事儿，对每个人为什么那么重要？愿"阳光"每时每刻照在你的心里。

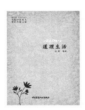

★ 道理生活

一起看天地间最有趣的秘密

本书根据田原访谈樊正伦的《生活处处有中医》部分内容编写而成，不谈道理，只谈如何用"道"来理顺生活中的万般细节，如何用中医思维打开我们脑袋里不曾打开的窗子。

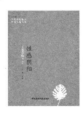

★ 性感阴阳

生命的力量来自冷热相宜

本书根据田原访谈董草原的《破解重大疾病的迹象》部分内容编写而成。世界躁扰？不妨将阴阳视作放大镜，从容窥得山水风物、身体和健康的诸多奥妙。

· 单行本 ·

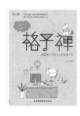

★ 格子禅

在格子间里打坐？——最囧最欢乐的办公室健康宝典

扶正"树干"，修整"树杈"，灵活四肢，疏通能量循环通道……整天为琐事郁闷的格子间白领猴小欢，遇到了"格子禅"传人河马大叔之后，会发生怎样的故事？星云大师曾说：禅，是在衣食住行的生活里扎的根！